Rehabilitation Medicine
Illustrated

見て知る
リハビリテーション医学

柳澤信夫 監修　小松泰喜 編集

青木昌弘・安保雅博・石合純夫・石川ふみよ・大島隆一郎・角田 亘・鎌倉惠子・田中敏明
田中勇治・辻 哲也・椿 淳裕・萩野 浩・福光英彦・益田宗彰・松本浩実・渡部一郎

丸善出版

監修者序文

　リハビリテーションは，傷病から回復し，日常生活動作（ADL）を向上させて，生活の質（QOL）を高めるための広範囲にわたる医療・医学の分野である．

　少子超高齢社会のわが国では，21世紀を迎えて，"健康日本21"（第一次：2000～2012年，第二次：2013～2022年）による生活習慣病予防を主とした21世紀における国民健康づくり運動が推進されている．かつては成人病と呼ばれ，現在のメタボリック症候群を中心とする生活習慣病の予防活動は，広い意味でのリハビリテーションに含まれるものである．

　また，医療とともに介護保険の対象となる高齢者では，慢性疾患，急性傷病の後遺症，脳の老化による認知症など，多くの障害がみられ，これらの病態の回復，進行阻止のために，生活指導，機能訓練などのリハビリテーションは大きな役割を果たす．

　このように，現代の医療においてリハビリテーションの役割は大きく，また新しい機器や手技による訓練・治療の成果を確立・普及させるリハビリテーション医学のニーズも高まっている．

　本書は，そのようなわが国の現状の中で，リハビリテーション医学を学ぶ理学療法士，作業療法士，言語聴覚士などの卒前・卒後の学習・実習のための教科書・参考書として企画，執筆された．しかし結果としては，豊富な内容と水準の高さから，リハビリテーションのチーム医療にかかわる医師，看護師，保健師，社会福祉士，医療ソーシャルワーカー（MSW）など，多くの医療職のための参考書としても適切な書籍となった．

　具体的にみると，リハビリテーション医学の総論的立場から，基礎の各項目，保健・医療・介護・福祉における役割，近年発達が著しいロボット工学などを多面的に述べ，各論では頻度の高い運動器系疾患のリハビリテーションから，がん，内部障害，精神・発達から老年期に至る障害まで，現在のリハビリテーションの実際について，"見て知る"という表題に示されるように，豊富な内容を分かりやすく解説している．

　執筆陣には，各分野の代表的な指導者，教育者が選ばれたが，全国の大学専門学部の教授が多く，日ごろの教育と現場の指導から得られた重要項目が分かりやすく，系統的にまとめられている．

　読者のみなさんが，本書によってリハビリテーション医学・医療全体の歴史的な流れ，現状と問題点，将来の方向を学び，学習と実践に役立てていただきたいと願っている．

2015年12月吉日

信州大学　名誉教授，関東労災病院　名誉院長　柳澤　信夫

編集者序文

　一昨年，2013年の人口動態統計（厚生労働省発表）によると，同年の死亡総数のうち脳血管疾患は全体の9.3%（2013年度）を占め，死亡原因の第4位となっている．脳血管疾患の死亡率・死亡者数は低下傾向にあるが，脳卒中の総患者数は123万5,000人（2011年患者調査の概況）とされ，同年の国民生活基礎調査では，介護の原因として，脳卒中をはじめとする脳血管疾患が21.7%と第1位となっている．脳卒中は今後も医療および介護の対象として大部分を占めることが予想され，脳卒中対策基本法の早期成立を目指す活動を推し進めることが，さらなるリハビリテーション医学の発展に寄与するものと思われる．

　一方，リハビリテーション医学の基礎研究は，ニューロリハビリテーションの概念の定着から，装着型ロボットによる歩行介助システム，磁気刺激法やボツリヌス毒素治療など，目覚ましい発展を遂げている．さらに国際生活機能分類（ICF）は，2001年5月の世界保健機関（WHO）総会での採択以来，普及が促進されている．また，2006年にWHO国際統計分類（WHO-FIC）ネットワークに設置された専門家会議によって，"疾病"と"生活機能"の両面からの評価を可能とする共通言語として注目を浴びるようになった．国際障害分類（ICIDH）からの脱却以降，その動向は不安定であるものの，ICF実用化に関する新たな提案としてICFコアセットによりその概要がとらえられ，課題と対策が明確化となり，今後ICF実用化が着実に推し進められることが予想されている．

　本書は，理学療法士（PT），作業療法士（OT），言語聴覚士（ST）など，保健医療に従事する職業を目指す学生諸君のための学習テキストとして上梓された．本書の執筆陣には，神経内科医，整形外科医，リハビリテーション医とリハビリテーション医療に関係する医師，看護師，PT，OTなど関連職種を迎え，リハビリテーション医学の第一線で活躍する専門職の視点を生かした最新の情報が集約された内容となっている．また，最先端の学術的知見はもとより，リハビリテーション医療を目指す初学者から臨床家を目指す卒後の教育までを対象とした多くの情報が網羅されており，リハビリテーション医，PT・OTを中心としたリハビリテーション専門職，医療と保健・福祉の垣根を超えて活躍するケアの専門職の方々の臨床ツールとしても有効な内容となっている．

　さらに，医療のみならず，地域や介護といった高齢社会を意識した章立てとなっており，今後の社会保障制度を占う地域包括ケアシステムについても言及するなど，できるかぎり章ごとの特徴を前面に出し，リハビリテーションとその役割への理解を深めることにも役立つ．140点を超える図表と，人体や生物に造詣の深い伊藤丙雄先生・岡本泰子先生のイラストにより，手に取る方々のさらに理解度が増すような工夫が凝らされている．

　わが国のリハビリテーション医療は脳卒中にとどまらず，心臓，呼吸器，腎臓にも及び，運動器においてはロコモティブシンドロームという新しい概念から健康寿命を意識した政策が推し進められている．リハビリテーション医学を取り巻く変革と転換の大きな潮流の中において，本書は，リハビリテーションの理念を大切に，基礎から臨床までを見据えた多くの情報を提供し，国民の健康に寄与することを願いとして1冊にまとめたものである．リハビリテーションがよりサステイナブルなものとしてその殻を抜け出し，親和性をもって障害を社会化させていく一助となれば幸いである．

　具体的な臨床におけるアドバイスを賜った監修者・柳澤信夫先生，執筆者に加え，本書の企画立ち上げに尽力くださった丸善出版・添田京子氏，そして編集担当の堀内志保氏に御礼申し上げる．

平成27年11月吉日

東京工科大学医療保健学部理学療法学科　教授　小松　泰喜

執筆者一覧

監 修

柳澤 信夫　信州大学　名誉教授
　　　　　　関東労災病院　名誉院長

編 集

小松 泰喜　東京工科大学医療保健学部理学療法学科　教授

執 筆

青木 昌弘　札幌医科大学医学部リハビリテーション医学講座　助教
安保 雅博　東京慈恵会医科大学リハビリテーション医学講座　主任教授
石合 純夫　札幌医科大学医学部リハビリテーション医学講座　教授
石川ふみよ　上智大学総合人間科学部看護学科　教授
大島隆一郎　東京工科大学医療保健学部作業療法学科　准教授
角田 亘　東京慈恵会医科大学リハビリテーション医学講座　准教授
鎌倉 惠子　東京工科大学医療保健学部理学療法学科　教授
田中 敏明　北海道科学大学保健医療学部理学療法学科　教授
　　　　　　東京大学高齢社会総合研究機構　特任教授
田中 勇治　北海道科学大学保健医療学部理学療法学科　教授
辻 哲也　慶應義塾大学医学部リハビリテーション医学教室　准教授
椿 淳裕　新潟医療福祉大学医療技術学部理学療法学科　准教授
萩野 浩　鳥取大学医学部保健学科／附属病院リハビリテーション部　教授
福光 英彦　元目白大学リハビリテーション学研究科リハビリテーション学　教授
益田 宗彰　独立行政法人労働者健康福祉機構総合せき損センター整形外科第七整形外科　部長
松本 浩実　鳥取大学医学部附属病院リハビリテーション部　理学療法士
渡部 一郎　青森県立保健大学理学療法学科理学療法学分野　教授

（五十音順，2015年9月現在）

目　次

監修者序文／i　　編集者序文／ii　　執筆者一覧／iii　　目　次／iv

1章　リハビリテーション医学とは何か　　　　　　　　　　　　　　柳澤　信夫　　　2
　　はじめに　　　　　　　　　　　　　　　　　2
　1.1　リハビリテーションの語義と定義　　　　2
　1.2　ノーマライゼーション　　　　　　　　　3
　1.3　リハビリテーション関係法規と国連宣言　4
　1.4　リハビリテーションの種類　　　　　　　6
　1.5　リハビリテーションの今後の発展と課題　8
　1章のまとめ／9　　問題／9　　文献／10

2章　リハビリテーション医学の対象になる障害──その病態と評価　　渡部　一郎　　12
　　はじめに　　　　　　　　　　　　　　　　12
　2.1　診察と理学所見による評価　　　　　　13
　2.2　意識・認知　　　　　　　　　　　　　13
　2.3　運動機能障害と評価　　　　　　　　　14
　2.4　生理学的所見　　　　　　　　　　　　18
　2章のまとめ／23　　問題／24　　文献／24

3章　リハビリテーション医学と障害の分類・階層　　　　　青木　昌弘，石合　純夫　　26
　　はじめに　　　　　　　　　　　　　　　　26
　3.1　ICFの特徴　　　　　　　　　　　　　27
　3.2　ICFの基本構造　　　　　　　　　　　27
　3.3　ICFに基づく考え方と生活機能の増大　29
　3章のまとめ／29　　問題／29　　文献／30

4章　リハビリテーション医学における急性期・回復期・維持期　　　　小松　泰喜　　32
　　はじめに　　　　　　　　　　　　　　　　32
　4.1　リハビリテーション医学における急性期　32
　4.2　リハビリテーション医学における回復期　34
　4.3　リハビリテーション医学における維持期　38
　4章のまとめ／41　　問題／41　　文献／42

5章　リハビリテーション医学における職種とチーム医療　　　　石川ふみよ　　44
　　はじめに　　　　　　　　　　　　　　　　44
　5.1　リハビリテーションに携わる主な医療関係職種と
　　　　その役割　　　　　　　　　　　　　　44
　5.2　リハビリテーションのステージ（医療の場）と
　　　　チームの機能　　　　　　　　　　　　51
　5.3　効果的な連携を図るには　　　　　　　54
　5章のまとめ／55　　問題／55　　文献／56

6章　保健・医療・福祉の連携（介護保険制度）　　　　　田中　勇治，福光　英彦　　58
　　はじめに　　　　　　　　　　　　　　　　58
　6.1　保健・医療・福祉の連携の意義　　　　58
　6.2　保健・医療・福祉の連携に関連する諸制度　59
　6.3　保健・医療・福祉の連携に関連する諸機関　60
　6.4　地域連携クリティカルパス（地域連携パス）　61
　6.5　地域リハビリテーション　　　　　　　62
　6.6　介護保険制度　　　　　　　　　　　　63
　6.7　障害者総合支援法　　　　　　　　　　67
　6章のまとめ／68　　問題／68　　文献／68

7章　脊髄障害に対するリハビリテーション　　　　　　　　　　　　　益田　宗彰　　70
　　はじめに　　　　　　　　　　　　　　　　70
　7.1　"髄節"と"索路"　　　　　　　　　　71
　7.2　麻痺の重症度と高位　　　　　　　　　73
　7.3　残存機能と日常生活動作（ADL）の予後　77
　7.4　脊髄障害急性期・亜急性期における
　　　　リハビリテーションの実際　　　　　　78
　7.5　回復期・慢性期におけるリハビリテーションの実際　79
　7.6　リハビリテーションの阻害因子　　　　82
　7.7　今後期待される新しい手法，技術　　　85
　おわりに／86　　7章のまとめ／86　　問題／87　　文献／87

8章　神経筋疾患のリハビリテーション　　　鎌倉　惠子　……88
- はじめに …… 88
- 8.1 総論 …… 89
- 8.2 各論 …… 95
- 8章のまとめ／105　問題／106　文献／106

9章　運動器疾患に対するリハビリテーション（上肢，下肢，体幹）　　　松本　浩実，萩野　浩　……108
- はじめに …… 108
- 9.1 種々の運動療法 …… 108
- 9.2 物理療法 …… 112
- 9.3 代表的な運動器疾患の治療とリハビリテーション …… 114
- 9.4 運動器疾患による歩行障害 …… 120
- 9.5 日常生活動作（ADL）のリハビリテーション …… 121
- 9章のまとめ／121　問題／121　文献／122

10章　脳卒中のリハビリテーション　　　角田　亘，安保　雅博　……124
- はじめに …… 124
- 10.1 脳の可塑性と機能的再構築 …… 124
- 10.2 ストロークユニット …… 125
- 10.3 脳卒中の急性期リハビリテーションの目的と開始条件 …… 125
- 10.4 脳卒中の急性期リハビリテーションの内容 …… 126
- 10.5 回復期リハビリテーションの目的 …… 128
- 10.6 脳卒中の回復期における理学療法 …… 129
- 10.7 脳卒中の回復期における作業療法 …… 129
- 10.8 脳卒中の回復期における言語療法と嚥下リハビリテーション …… 130
- 10.9 脳卒中の回復期に遭遇する症状とその対処法 …… 130
- 10.10 脳卒中に対する新しいリハビリテーション的介入 …… 131
- 10.11 脳卒中患者にみられる高次脳機能障害 …… 132
- 10章のまとめ／133　問題／133　文献／133

11章　悪性腫瘍（がん）のリハビリテーション　　　辻　哲也　……134
- はじめに …… 134
- 11.1 悪性腫瘍（がん）の基礎的理解 …… 135
- 11.2 がん治療の概要 …… 138
- 11.3 がんのリハビリテーションの基本的理解 …… 140
- 11.4 がんのリハビリテーションの実際 …… 144
- 11.5 原発巣・治療目的別のリハビリテーション …… 145
- 11.6 リスク管理 …… 148
- 11章のまとめ／151　問題／151　文献／152

12章　精神・発達障害に対するリハビリテーション　　　大島隆一郎　……154
- はじめに …… 154
- 12.1 人間発達 …… 154
- 12.2 小児のリハビリテーション …… 159
- 12.3 精神障害のリハビリテーション …… 165
- 12章のまとめ／168　問題／168　文献／170

13章　内部障害に対するリハビリテーション　　　椿　淳裕　……172
- はじめに …… 172
- 13.1 呼吸器疾患のリハビリテーション …… 172
- 13.2 循環器疾患のリハビリテーション …… 178
- 13章のまとめ／183　問題／183　文献／184

14章　老年期障害に対するリハビリテーション　　　柳澤　信夫　……186
- はじめに …… 186
- 14.1 老年期の特徴 …… 186
- 14.2 老化予防と高齢者の自立 …… 187
- 14.3 高齢者の主なリハビリテーション対象疾患 …… 188
- 14.4 パーキンソン病 …… 188
- 14.5 認知症 …… 192
- 14.6 骨粗鬆症と転倒骨折 …… 196
- 14章のまとめ／198　問題／199　文献／199

15章　福祉・リハビリテーション工学　　　田中　敏明　……200
- はじめに …… 200
- 15.1 福祉・リハビリテーション工学とは …… 200
- 15.2 福祉用具（機器）の種類 …… 202
- 15.3 機器開発までのプロセス …… 209
- 15章のまとめ／211　問題／211　文献／211

問題に対する解答 …… 212

索引 …… 213

1 リハビリテーション医学とは何か

> **学習目標**
> - "リハビリテーション"の語源と定義を述べられる．
> - リハビリテーションの範囲を医学的，社会的，職業的，教育的な立場から述べられる．
> - "ノーマライゼーション"という言葉の意味を，障がい者，地域および行政の役割を中心に述べられる．
> - リハビリテーションを実施するよりどころとなる法律について述べられる．
> - 国際障害分類（ICIDH）と国際生活機能分類（ICF）の相違を述べられる．
> - 少子・超高齢化社会におけるリハビリテーションのあり方と，リハビリテーション医療従事者〔理学療法士（PT），作業療法士（OT），言語聴覚士（ST），看護師〕の役割を述べられる．

■ はじめに

　リハビリテーション治療は，近代医学におけるほかの治療手段（薬物，手術，放射線ほか）に比べて，学問としての歴史は浅い．しかし"臓器のみに目を向けず，人を診る"という現代医学の基本的な理念の中で，急速に重みを増し，発展してきた．リハビリテーションの内容を示す接頭語が，医学から職業，社会，地域と発展し，領域が広がる中で，人としての自立が常に目標に置かれることを意識して学ぶことが大切である．

1.1 リハビリテーションの語義と定義

a. 言葉の意味

　リハビリテーション（rehabilitation）という言葉は，re（再び）＋ habilitate（適応する）＋ ion（名詞にする接尾語）からなり，"再び適応する"という意味である．歴史的には，中世は宗教上の破門の取り消し（宗教的復権），近代（16〜19世紀）では政治的名誉の回復，権利の回復，犯罪者の服役後の社会復帰を指す用語として用いられた．現在はもっぱら障がい者の社会復帰を目指す活動を医療・福祉の面から示す言葉として用いられている．

b. 定義と内容のまとめ

　現在のリハビリテーションは，対象疾患および有効な方法・処置が広がる中で以下のように定義される．

　"身体あるいは精神に障害のある人を，身体的（physical），精神的（mental）および社会的（social）にできるだけ早く，機能的能力を十分に回復させる処置のすべてをいう"．

　"身体的，精神的および社会的に"という意味は，世界保健機関（World Health Organization：WHO）の健康の定義"健康とは，完全な身体的（physical），精神的（mental），社会的（social）に良好（well-being）な状態である"という考えに沿ったものである．ただし，リハビリテーションの手段としては"社会的"の中に，自立のための経済的，職業的に加えて，家庭生活のために技能的，集団生活のための狭義の社会的能力の回復も含まれ，おのおのの専門的技法が存在する．

　医療が病気を治すという古典的技法を基本とすることを考えると，リハビリテーションの内容はWHOの健康の定義により合致したものといえる．したがって現在においても，リハビリテーションは一般の医療よりも幅広い内容を有することを理解しなければならない．

c. 初期の定義

　リハビリテーション医学は運動障害の回復を目的に発展してきた．そして対象とする疾患，臓器

の広がりに伴って，目的，理念が変わってきた．その経過を表 1.1 に示す．

全米リハビリテーション協議会（1942 年）はすでに，身体的能力に加えて精神的，社会的，職業的，経済的な能力を最大限に回復するという包括的な内容を示した．WHO（1968 年）は，医学的，社会的，教育的，職業的手段を組み合わせ，調整して用いるというリハビリテーションの具体的方策を示した．そしてわが国では，1975 年の国際連合（united nations，以下国連）による"障害者の権利宣言"を受けて，障がい者が人間らしく生きることができるための対策として，目標を"人間性の復権"とした（厚生白書，1981 年）．

表 1.1 リハビリテーションの基本的な定義

1. 全米リハビリテーション協議会（1942 年）
   障がい者を，最大の身体的，精神的，社会的，職業的な能力を有するまでに回復させること
2. 世界保健機関（WHO）（1968 年）
   障害がある場合に，機能的能力が可能な限りの最高水準に達するように訓練するために，医学的，社会的，教育的，職業的手段を組み合わせ，調整して用いること
3. 厚生省（現：厚生労働省）（厚生白書，1981 年）
   障がい者が 1 人の人間として，障害にもかかわらず人間らしく生きることができるようにするための技術および社会的，政策的対応の総合的体系であり，単に運動障害の機能回復訓練の部分だけをいうのではない

1.2 ノーマライゼーション

ノーマライゼーション（normalization）は，現在リハビリテーション医学・医療でしばしば用いられる言葉であり，"人間性の復権"と共通の意義をもつ．ノーマライゼーションは，北欧で知的障がい者に対する援助方法の反省から生まれた社会理念である．その趣旨は，"リハビリテーションの目的である**正常化（ノーマライゼーション）**は，障害を軽減して正常に近いものにすること，あるいは施設内の生活環境を一般社会に近いものへと整えていくことではない．障がい者が，地域であるがままの姿で健常者とともに社会生活を送ることが正常であり，そのための条件整備を行う"というものである．より詳細なノーマライゼーションの考え（概念）を表 1.2 に示す．

その基本理念は，国連が 1981 年に定め，1983 〜 1992 年の 10 年間世界での活動として実施した"国際障害者年"のテーマである"完全参加と平等"に表されている．

表 1.2 ノーマライゼーション

歴史	北欧で知的障がい者への援助方法の反省から生まれた社会理念である．
	○障害を軽減して正常に近いものにすること，あるいは施設内の生活環境条件を一般社会に近いものにすることではない．
	○障がい者が，地域で健常者とともにあるがままに社会生活を送ることがノーマルであると考え，そのための条件整備を行う．
概念	
障がい者の能力	障害者が各自の精神的・身体的能力の範囲内で，多様な価値を生かし，健常者にまじり，互いに助け合いながら社会を形成し，その進歩に寄与する．
環境	障がい者を取り巻く環境を変えて，可能なかぎり健常者の生活と同じにして，ともに生きる社会を実現する．
生活条件	障がい者の住居，教育，労働，余暇などの生活条件を，健常人のものと可能なかぎり同じにする．
共生社会	すべての人々が一緒に，家庭や地域のなかで支えあって暮らす社会が健全な社会である．

国連障害者の 10 年（1983 〜 1992 年）のテーマ "完全参加と平等" がノーマライゼーションの基本理念である．

1.3 リハビリテーション関係法規と国連宣言

リハビリテーションは，社会保障のうちの**医療保険**，**公的扶助**，**社会福祉**など各種の制度を用いて実施される．これらの制度はそれぞれの法律で定められ，国，地方自治体，そのほかの組織が実施母体となる．リハビリテーションに関連する法律は時代の変遷に伴って制定・改定される．また，その理念は国連の決議・宣言などを実現するわが国の立場から，法や制度に反映されている．主な法律と国連宣言の歴史的経過を**表 1.3**に示す．

わが国では 1949（昭和 24）年に制定された"身体障害者福祉法"が現在まで身体疾患のリハビリテーションの枠組，分類の基本となっている．一方，精神障がい者に対する保健・福祉の法律は 1950（昭和 25）年の"精神衛生法"にはじまり，医療と社会的理解の変化により，隔離病棟や措置入院を改める改定が繰り返されてきた．2006（平成 18）年から実施された"障害者自立支援法"は，はじめて身体障がいと精神疾患をまとめて療養と社会生活への参加を推進することを目的に制定された法律である．

a. 身体障害者福祉法

1949（昭和 24）年に制定され，現在に至るまで障がい者の医療・福祉の基本として機能してきた．数年ごとに医療の進歩や新しい病気について検討し，疾患や病態の整理や追加を行っている．最近の改定は 2010（平成 22）年に施行され，C 型および B 型肝炎などによる肝機能障害を対象に加えた．本法の制定は第二次世界大戦の敗戦後間もない時期に行われたが，以下の内容を骨組みとする優れた法律である．

1) 法の目的： 身体障害者の自立と社会経済活動への参加を促進するために，援助および必要に応じて保護し，もって身体障害者の福祉の増進を図る．

2) 自立への努力および機会の確保： すべての身体障害者は自ら進んでその障害を克服し，その有する能力を活用することにより，社会経済活動に参加することができるように努めなければならない．

3) 国，地方公共団体および国民の責務： 身体障害者が障害を克服し，社会経済活動への参加を促進するために，国および地方公共団体は援助と必要な保護（更生援護）を実施し，国民は社会連帯の理念に基づき，協力に努めなければならない．

なおこの法律では，"身体障害者"とは別表に掲げる身体上の障害がある 18 歳以上の者で，都道府県知事から身体障害者手帳の交付を受けたものと定められている．この別表は，**表 1.4**に示すように，医療およびリハビリテーションを必要とする状態であり，リハビリテーションの主な対象疾患を重症度に応じた等級を付して列挙している．

リハビリテーションの対象は，肢体不自由としての運動障害が最も多く，原因の多くが脳卒中である．内部機能障害は，内臓の障害を指し，心臓機能や呼吸機能のようにそのリハビリテーションが近年健康保険の給付対象となったものが含まれる．なお身体障害者福祉法は，固定した身体障害を対象とすることから，心臓ペースメーカー装着，腎不全の血液透析，腸管や尿路の人工肛門（ストーマ），広範囲小腸切除に対する中心静脈栄養など，リハビリテーションとは異なる定期的医療を必要とする障がい者が含まれる．

b. 国連"障害者権利条約"

国連は 1975 年"障害者の権利宣言"を行ったのち，1983〜1992 年の 10 年間を国際障害者年として，"完全参加と平等"をテーマに開発途上国を含む国連参加国で市民運動を含むキャンペーンを行った．2006 年，国連は"障害者権利条約"を採択した．その過程で障害者団体が世界的ネットワークを形成して国際障害同盟（International Disability Alliance：IDA）を創り，ロビー活動を行った．この条約の前文には，"障害のある人の多くが差別，乱用，貧困に晒されていて，特に女性や女

表 1.3　リハビリテーションの関連法規，国連宣言の歴史

1949 年 日本	"身体障害者福祉法"
1950 年 日本	"精神衛生法"
1950 年 国連経済社会理事会	"身体障害者の社会リハビリテーション決議"
1970 年 日本	"身体障害者対策基本法"
1975 年 国連	"障害者の権利宣言"
1981 年 国連	"国際障害者年"完全参加と平等
1983〜1992 年	"国連障害者の 10 年"
1987 年 日本	"精神保健法"
1995 年 日本	"精神保健及び精神障害者福祉に関する法律"
2000 年 日本	"バリアフリー法"
2006 年 日本	"障害者自立支援法"
2008 年 国連	"障害者権利条約"

表1.4 厚生労働省による身体障害者福祉法施行規則 別表の要約（身体障害者障害程度等級表）

■視覚障害（1～6級）
■聴覚又は平衡機能の障害（2～6級）
■音声機能，言語機能又はそしゃく機能の障害（3級，4級）
■肢体不自由（1～7級） ○上肢機能障害（1級：両上肢の機能を全廃，あるいは両上肢を手関節以上で欠くもの，～7級：一上肢の機能の軽度障害など） ○下肢機能障害（1級：両下肢の機能全廃，あるいは両下肢を大腿の1/2以上で欠くもの，～7級：一下肢の機能の軽度障害など） ○体幹機能障害（1級：体幹機能障害で座位を保てない，～7級：体幹機能障害で歩行困難）
■内部機能障害 　1級：自己の身辺のADLが極度に制限 　3級：家庭内でのADLが著しく制限 　4級：社会でのADLが著しく制限 　　○心臓機能障害（ペースメーカー装着，ほか） 　　○腎臓機能障害（透析，ほか） 　　○呼吸機能障害（呼吸困難のため歩行がほとんどできない，ほか） 　　○膀胱または直腸機能障害（腸管のストーマ＋尿路変更のストーマ，ほか） 　　○小腸機能障害（小腸切除により，中心静脈栄養が常時必要，ほか） 　　○ヒト免疫不全ウイルスによる免疫機能障害（ヒト免疫不全ウイルス合併症で日常生活のほとんどに介助を要する，ほか） 　　○肝臓機能障害（平成22年4月施行，肝移植後免疫療法実施，ほか）

表1.5 障害者自立支援法〔平成18（2006）年施行，厚生労働省〕

■趣旨 障害者の地域生活と就労を進め，自立を支援する観点から，これまで障害種別ごとに異なる法律により提供されてきた福祉サービス公費負担医療などについて共通の制度の下に一元的に提供する仕組みを創設する
■対象者 身体障がい者，知的障がい者，精神障がい者，障がい児
■元となる法律 身体障害者福祉法，知的障害者福祉法，精神保健福祉法，児童福祉法
■給付の内容 ○障害福祉サービス：ホームヘルプサービス，ショートステイ，介護給付費，および自立訓練（リハビリテーションなど），就労支援の訓練など ○公費負担医療：心身の障害状態の軽減を図るための自立支援医療など
■費用負担 市町村，都道府県，国

の子が家庭内外での暴力，ネグレクト，搾取などに曝されやすい現状にあることを指摘し，個人はほかの個人とその個人の属する社会に対して義務を負い，国際人権法に定められた人権を促進する責任がある"と述べられている．

障害者権利条約では，従来のリハビリテーションの主旨である"障害者が自立して社会に参加する"という，障害克服のための主体的な活動を重視する立場ではなく，障がい者の **自尊心**（self-esteem），**自己決定権**（right to self-determination）を重視する視点が前面に表れている．そしてリハビリテーションの位置づけとしては，障害克服の機能訓練が人権侵害となる可能性を憂慮するといった，現実のリハビリテーション医療からかけ離れた視点が示されている．

c. 障害者自立支援法と障害者総合支援法

国連による"障害者の権利宣言"，権利条約の流れの中で，従来から諸外国に比べて手厚い福祉サービスを行ってきたわが国において，障害の種類別に異なる法律で提供されてきたサービスを一元化したのが2006（平成18）年に施行された"障害者自立支援法"である．その骨子を**表1.5**に示す．

この法律は身体障がい者，知的障がい者，精神障がい者をまとめ，いくつかの法律を基礎にリハビリテーションを含む障害福祉サービスと公費負担医療を提供する法律である．本法のキーワードは"リハビリテーションによる自立"である．しかし責任をもった自立努力を期待して，一定以上の収入がある対象者に訓練費用の一部負担を導入したことに障害者団体が反対し，相次いで訴訟を起こし，政府はこの法律を2012（平成24）年"障害者総合支援法"と改定することを決め，これは平成25年4月に施行された．その内容は"自立"を除き"支援"を前面に打ち出したものである．

d. 国際障害分類（ICIDH）と国際生活機能分類（ICF）

リハビリテーション領域の障害分類として国際障害分類（International Classification of Impairments, Disabilities and Handicaps：ICIDH）が長らく用いられてきた．これは，WHOが国際疾病分類（International Classification of Diseases：ICD）の補助分類として1980年に制定したものである．障害を，①機能障害（impairment）：身体の臓器レベルや精神機能の障害，②能力低下（disability）：個体としての日常生活動作（ADL）の低下，③社会的不利（handicap）：社会的活動レベルの障害による不利益，の3つに分類した．この3つは，いわば**障害を階層性レベルによって分類**するもので，リハビリテーション医療の現場では有効に利用されてきた．

日常生活動作（activities of daily living：ADL）は，1940年代米国のディーヴァー（Deaver）とブラウン（Brown）により作成された評価法である．患者の介助量や自立度，障害の特徴や程度を示し，治療計画の策定や治療効果の判定に有用であった．ただし，これは一定の環境下で残された**能力**（ability）を評価するもので，原則として**身体運動機能**であり，生活に関連した応用動作や精神機能，社会的レベルの障害は含まれない評価法である．したがって，家庭生活や社会生活への復帰を目指すリハビリテーションの評価法としては，ADLを評価するI（instrumental，手段的）ADLや，日常生活における実践能力を評価するバーセルインデックス（Barthel Index）や機能的自立度評価法（Functional Independence Measure：FIM）がより多く用いられている．

その後WHOは，ノーマライゼーションの考え方に基づいて国際障害分類を国際生活機能分類（International Classification of Functioning, Disability and Health：ICF）に変更した（2001年）．これは障がい者の障害は生涯にわたって存在すると考え，障害をその人の特性としてとらえて，そのうえで社会参加を支援するという立場からの分類である．この分類では，(1) **生活機能とその障害**として，① 心身機能と身体構造（body function and structure，その障害は機能障害impairment），② 活動（activity，個人の課題遂行行動で評価），③ 参加（participation，個人，家族，社会生活への参加で評価）に区分して評価する．また (2) **背景因子**としては，**環境因子**と**個人因子**に分けて評価する．このICFは3章で詳細に述べられる．

1.4 リハビリテーションの種類

近年，障がい者のノーマライゼーション，障害者権利条約など，障害を個人の特性として社会に受け入れる考えが強まっているが，この社会的視点はリハビリテーションの定義である"身体的・精神的障害をできるだけ速やかに回復させる処置のすべて"という内容にいささかも影響を与えるものではない．

人間の身体の臓器および精神はすべて，① 使わなければ衰える〔廃用症候群（disuse syndrome）〕，② 加齢（aging）に伴う老化現象として機能低下は自然に生ずる，③ 加齢に傷病が加われば機能低下は急速かつ重篤に進行する，という特性をもつ．一方，人間の脳は生後1年までにすべての神経細胞が生まれ，青年期までに学習と記憶によって神経回路網が発達し，脳の各部位に局在をもった機能が保持される．成人以降に傷病によって脳が部分的に損傷されると，言語中枢のように回復が困難な機能もあるが，運動機能は学習と記憶によりほかの部位が機能を代償する**可塑性**が備わっている．したがってリハビリテーションは，傷病が発生した早期から基本的な医療行為とならんで実施されなければならない．これを**医学的リハビリテーション**（medical rehabilitation）という．チーム医療が最も必要とされるのは，この医学的リハビリテーションにおいてである．

さらに障害をもちながら自立し，社会参加をするために，**職業的リハビリテーション**（vocational rehabilitation），**社会的リハビリテーション**（social rehabilitation），そして**地域リハビリテーション**（community based rehabilitation：CBR）がある．また，発達障害の児童に対しては**教育的リハビリテーション**（educational rehabilitation）がある．これらにおいては，医療専門職以外の多くの専門職が参加するので，それらの人々とのコミュニケーションが大切となる．

a. 医学的リハビリテーション

医学的リハビリテーションは，"疾病，外傷による身体的・精神的障害に対する医療において，機能回復および障害進行の阻止を目的として行われる学習と記憶および生活適応力改善のための諸処置"と定義される．医学的リハビリテーションは，障害出現の時期と経過により**急性期リハビリテーション，亜急性期リハビリテーション，慢性期（回復期，維持期）リハビリテーション**に分けられる．このうち急性期，亜急性期，回復期リハビリテーションは，設備のある医療機関に入院して行われる．特に回復期リハビリテーションは，一般病床と異なる専門の病棟（回復期リハビリテーション病棟）でリハビリテーション中心の医療を行う．これら入院して行うリハビリテーションの手順，内容，スタッフを**表1.6**に示す．

医学的リハビリテーションの具体的内容，チーム医療のあり方，

退院に向けての外来診療，福祉との連携については本書の各章に詳しく述べられている（4～6章参照）．

回復期を過ぎた維持期のリハビリテーションは，療養型病院のリハビリテーション病棟への転院，退院してからの外来通所リハビリテーション，在宅リハビリテーションなど，療養の場を定めて，自立，社会生活への復帰を目標に行われる．

b. 職業的リハビリテーション

これは，"障害者が職業に就き，それを通して向上することができ，それによって社会参加を促進する"〔国際労働機関（International Labour Organization：ILO）〕ことを目的として，施設，スタッフを用意して職業訓練を行うものである．職業的リハビリテーションの定義，職業訓練および就職のための施設と関与するスタッフの職種，職業的リハビリテーションの問題点をまとめて**表 1.7**に示す．

医療専門職以外の職種のスタッフが実施する活動であるが，医学的リハビリテーションから移行するものとして理解しておく必要がある．

c. 社会的リハビリテーションと地域リハビリテーション

社会的リハビリテーションの概念は広い．障がい者が社会的に不利益を被らないように，施設の確保，適正な賃金，教育機会，環境-街造り，関連した法律の整備（**表 1.3**）などの社会的資源を整える．障がい者はこれらの社会的資源と人的資源を十分に活用して，地域社会での役割を果たせるように自らの社会的生活能力を向上させる努力を行う．そのための行為を社会的なリハビリテーションという．このように障がい者の社会参加は，環境整備とともに障がい者の自立努力によって可能となることが大切である．各種の法整備は障がい者の自立を支える理念に基づいている．

地域リハビリテーションは，障がい者の地域生活を継続的に支えるリハビリテーションをいう．病気の前と同様に，住み慣れた地域で旧知の人々とともにいきいきと生活できるための医療，介護，福祉，行政の各面からのサービスを含む．地域リハビリテーションの内容は，① 維持期の医学的リハビリテーション，② デイケアサービス，訪問介護，移送などの福祉サービス，③ 図書館，教養施設，文化活動参加などの文化的サービス，さらに必要に応じて ④ 地域での職場確保，健康診断などのサポートを含む．

表 1.6　入院リハビリテーションの手順，内容，スタッフ

場所	手続き	項目	スタッフ
医療機関 （回復期リハビリテーション病棟，ほか）	治療方針決定 ↓ 障害評価 訓練計画 ゴール設定 ↓ 訓練 ↓ 中間評価 ↓ 訓練 ↓ 退院時評価 ↓	薬物，手術，リハビリテーション，ほか ADL，移動手段，ほか ｛国際障害分類（ICIDH） 国際生活機能分類（ICF） バーセル・インデックス，FIM，ほか｝	医師，看護師，技師，セラピスト，ほか リハビリテーション医，セラピスト，看護師，臨床心理士，義肢装具士，ほか 退院計画チーム
自宅・施設	退院	在宅・生活指導，通院計画	医師，セラピスト，外来看護師，医療ソーシャルワーカー，施設関係者，ほか

表 1.7　職業的リハビリテーション (vocational rehabilitation)

■定義
- 障害をもつ人々すべてが適当な職に就き，それを継続し，かつそれを通して向上することができるようにすること，ならびにそれによって障害をもつ人々の社会参加を促進すること（国際労働機関 ILO）

■施設
- 障がい者が訓練を受けて職業生活に就くまでの利用施設として多くの福祉施設がある
- 生活の場
  - 自宅のほかに，身体障害者療護施設，身体障害者福祉ホームなど
- 職業訓練および職場紹介の施設
  - 障害者職業能力開発校，職業紹介所（ハローワーク），地域障害者職業センター，精神保健福祉センター，障害者雇用支援センターなど
- 関与する職種
  - 障害者職業カウンセラー，就労支援コーディネーター，ソーシャルワーカー（社会福祉士），職場適応援助者（ジョブコーチ）など

■問題点
- ○専門的技能を有する患者は職場復帰ができやすい（労働者健康福祉機構労災疾病等研究）
- ○患者の自立意欲，訓練施設，職業紹介施設，企業の連携が課題

1.5 リハビリテーションの今後の発展と課題

a. 関連領域の学問と技術の進歩

心身の回復のためのリハビリテーション医療の手技やタイミングについては，運動の脳内機序に基づいて試行し，評価することで急速に新しい方式が開発されつつある．例えば，脳卒中において健側の肢からの求心性感覚情報をブロックする手技はその1例である．大脳半球間の運動抑制の神経機構を利用したもので，健常肢の運動を抑制する constraint-induced movement therapy（CIMT）という従来では考えられなかった治療法が開発された．

また，脳の局在機能の画像〔単光子放出コンピュータ断層撮影（single photon emission computed tomography：SPECT），近赤外線光による光イメージング，陽電子放射断層撮影（positron emission tomography：PET）〕も脳の障害部位や治療法による可塑性評価に利用できるようになり，新しい治療法の科学的評価に役立っている．さらに，脳の局所を電気的に賦活する経頭蓋磁気刺激（transcranial magnetic stimulation：TMS）や，逆に筋痙縮を改善させるボツリヌス毒素（ボツリヌストキシン）筋肉内注射や髄腔内バクロフェン療法などのブロック療法も運動療法の併用治療法として確立されつつある．

また，障害された部位の代替機能や治療のために，種々のロボットが開発されている．体に装着することによって，身体機能を補助・増幅・拡張することができる装着型ロボット hybrid assistive limb®（HAL®）や各種の歩行支援ロボット，上肢機能の評価，治療のための arm trainer や，マイスプーンのような食事支援機器など，目的に応じて種々のものがある．

このような代替機器の開発は，理想的なものを求める研究とともに，患者の病態に応じた地道な努力が大切である．瞬目や眼球運動を除いて，言葉を含むすべての骨格筋収縮力が廃絶し，しかし意識・知能が正常な神経難病である筋萎縮性側索硬化症（amyotrophic lateral sclerosis：ALS）では，従来からパソコンを用いて瞬目による意思の疎通が行われてきた．種々のパソコンソフトが開発された現在，一層円滑で豊富な内容の意思伝達法の実現が望まれている．

学問・技術の進歩の利用は，運動機能回復の理学療法領域にとどまらない．作業療法の領域でも，発達障害や高齢者の認知機能訓練，そして脳の局所損傷による高次脳機能障害のリハビリテーションにおいて新しい技術や指導，大脳機能維持法の研究が進められている．

b. 職域の拡大

リハビリテーションの領域は，ノーマライゼーション，障害者権利条約など障がい者の社会参加の推進とともに拡大している．その中で医療専門職の果たす役割も今後拡大が期待される．また少子・超高齢社会において，高齢者の自立は大きな社会的課題である．介護保険開始（2000年）から5年後の見直しにおいて，要支援と要介護1認定者の増加に対して"予防重視型システム"への転換を強調した介護保険制度改革（2006年施行）が行われた．いわゆる介護予防のために廃用症候群やロコモティブシンドローム（locomotive syndrome）の予防のための予防的リハビリテーションが種々の有料老人ホーム，介護老人・福祉施設，通所，居宅において実施されている．ただし，予防的処置は基本的に医療保険の対象とはならないことに注意しなければならない．

運動機能以外にも，認知機能は高齢者の種々の原因による就床生活で急速に低下する．健常者を含めて，高齢者の認知症予防活動に医療専門職の参加が大きく期待される．

c. 課題

2010（平成22）年6月，厚生労働省は全国の病院および分娩取扱い診療所（10,262施設）を対象に"病院等における必要医師数実態調査"を実施した．その結果は病院勤務医師約17万人に対してなお約2万4千人の必要医師数が補充されていないというものであったが，診療領域ではリハビリテーション科の医師の不足が最も多かった．大学医学部・医科大学におけるリハビリテーション医学講座の数は少ない．関連領域である整形外科，神経内科が学会専門医を取得して基幹病院のリハビリテーション科の医師を充実させる努力が必要であろう．そして専門職である理学療法士（physical therapist：PT），作業療法士（occupational therapist：OT）が自立してリハビリテーションのチーム医療の中核として活動することが期待される．

また，障がい者の自立のための職業的・社会的・地域リハビリテーションの各分野において，医療以外のスタッフとの十分な連携のもとに医療専門職が活動する場を拡大していくことが，わが国のこれからの障害者保健，職場復帰を促進するために強く望まれる．

1章のまとめ

1. リハビリテーションの語源と定義
   ① リハビリテーションは，re（再び）＋ habilitate（適応する）＋ ion（名詞にする接尾語）からなる言葉である．
   ② "障害者を最大の身体的，精神的，社会的，職業的な能力を有するまでに回復させる"という古典的定義（1942年全米リハビリテーション協議会）から，近年のリハビリテーションでは，人間性の回復が重要視されるようになった．
2. ノーマライゼーションとは？
   北欧で知的障害に対する援助方法の反省から生まれた社会理念であり，① 障害を軽減して正常に近いものにしたり，生活環境を一般社会に近づけることではなく，② 障害があるがままに，健常者とともに社会生活を送るように地域社会を作りあげることを，正常化（ノーマライゼーション）と考える．
3. 身体障害者福祉法の対象疾患にはどのようなものがあるかを知る．法律の記載順序に従って，① 視覚障害，② 聴覚または平衡機能の障害，③ 音声機能，言語機能，咀嚼（そしゃく）機能の障害，④ 肢体不自由，⑤ 内部機能障害が含まれる．内部障害は内臓機能の障害であり，心臓，腎臓，呼吸，膀胱・直腸，小腸，肝臓の各機能障害とHIVによる免疫機能障害である．
4. 国際障害分類（ICIDH）と国際生活機能分類（ICF）はどのようなものか？
   (1) いずれも世界保健機関（WHO）が定めた国際疾病分類（ICD）の補助分類である．
   (2) 国際障害分類（1980年制定）では，障害を① 機能障害（impairment），② 能力低下（disability），③ 社会的不利（handicap）の3段階に分けて評価した．
   (3) 国際生活機能分類（2001年制定）は，ノーマライゼーションの考えに基づき，障害を永続するその個人の特性ととらえて，社会参加を支援する視点から行う分類である．生活機能とその障害として，① 心身機能と身体構造，② 活動（activity），③ 参加（participation）に区分して評価する．そして背景因子を① 環境因子と② 個人因子に分けて評価する．
5. 傷病の治療から社会復帰までの各段階でどのようなリハビリテーションがあるかを知る．
   (1) 医学的リハビリテーションは，① 急性期，② 亜急性期，③ 慢性期（回復期，維持期）に分かれ，それぞれ目的，方法が異なる．
   (2) 職業的リハビリテーション，社会的リハビリテーション，地域リハビリテーションのそれぞれについても，目的，実施場所，参加スタッフがどのようなものかを知る必要がある．

問題

1.1 ノーマライゼーションの考え方で適切なのはどれか．正しい答えを1つ選びなさい．
   A．障害の有無を比較しない社会にする．
   B．障害のある人が優遇される社会にする．
   C．障害のある人の生活環境を一般社会に近いものにする．
   D．障害のある人は障害のない人に頼らずに生活する．
   E．障害の有無にかかわらず地域の中でともに生活する．

1.2 身体障害者福祉法の対象に含まれないのはどれか．2つ選びなさい．
   A．片頭痛
   B．咽頭がん手術後の嚥下障害
   C．インフルエンザによる肺炎
   D．心臓ペースメーカー装着
   E．脊髄障害による下半身麻痺

1.3 "障害者権利条約"は2006年国際連合で採択され，2007年に日本政府は署名し，2008年に発効された．その内容として正しいのはどれか．2つ選びなさい．
   A．先進国は開発途上国の障がい者を支援する道義的責任がある．
   B．個人はその属する社会において，人権を促進する責任がある．
   C．障がい者は積極的に障害克服のために活動をしなければならない．
   D．障がい者は責任をもって自立努力を行う．
   E．障害克服の訓練が人権侵害となる可能性を憂慮する．

1.4 リハビリテーションは手段によりいくつかの種類がある．それに含まれないものはどれか．1つ選びなさい．
   A．医学的リハビリテーション
   B．社会的リハビリテーション
   C．教育的リハビリテーション
   D．地域リハビリテーション
   E．緩和的リハビリテーション

1.5 職業的リハビリテーションを行う施設はどれか．適切でないものを1つ選びなさい．
   A．自宅
   B．療養型病院
   C．身体障害者療護施設
   D．精神保健福祉センター
   E．障害者雇用支援センター

文献

1) 日本リハビリテーション医学会監. リハビリテーション医学白書. 医学書院；2003.
2) 厚生労働省社会・援護局 障害保健福祉部編. 世界保健機関（WHO）：ICF 国際生活機能分類—国際障害分類改訂版—. 2002.
3) 特集リハビリテーション医療の現状と課題. 日本医師会雑誌 2011；140：1-76.
4) 柳澤信夫. リハビリテーション. 現代医学概論. 第2版. 医歯薬出版；2015. pp.114-28.
5) 蜂須賀研二. リハビリテーション医療におけるロボット訓練. BRAIN and NERVE 2010；62：133-40.

（柳澤　信夫）

2 リハビリテーション医学の対象になる障害
―その病態と評価

学習目標
- リハビリテーション診療で扱う障害の種類と評価法を記述できる．
- 筋力と持久力の違いと評価法を説明できる．
- 錐体路と錐体外路徴候の違いと評価法を説明できる．
- 運動失調を説明し，評価できる．
- 感覚障害を説明し，評価できる．
- 高次脳機能障害を説明できる．
- 拘束性肺障害と閉塞性肺障害を分類できる．
- 嚥下障害の診察法が分かる．
- 排尿の神経支配が説明できる．

■ はじめに

リハビリテーションは障害の評価に始まり評価に終わる．評価は，疾患により発生した障害を，客観的な手法でできるだけ定量的に記録し，治療後の効果判定にも評価を行う．評価には理学所見など診察による評価と，電気生理検査など機器を用いる評価がある（**表 2.1**）．

表 2.1　診察による障害の評価

1. 身長，体重，四肢長，四肢周径（腫脹・浮腫）姿勢（側弯，前弯など）
2. 意識・見当識（日本昏睡尺度，JCS）・認知（HDS-R）
3. 運動生理機能
    (1) 関節可動域（ROM）：他動 ROM，自動 ROM
    (2) 筋力：徒手（粗大）筋力テスト（MMT）
    (3) 持久力（ボルグ・スケール，運動能）
    (4) 筋緊張（トーヌス）：亢進（痙縮，固縮，ジストニア），低下（弛緩），（アシュワース・スケール変法，腱反射，クローヌス，病的反射）
    (5) 不随意運動（振戦，舞踏病，バリズム，アテトーゼ，チック）
    (6) 運動失調（指鼻・膝手・膝踵試験，酩酊歩行，ロンベルグ試験）
    (7) 歩行（歩容，歩行速度，歩行周期など）：パーキンソン歩行，失調性歩行
    (8) 運動発達（原始歩行，把握反射，ギャラン反射，モロー反射，対称性頸緊張反射，パラシュート反射）
4. 生理学的機能
    (1) 感覚機能：表在感覚（触覚，痛覚，温冷覚），深部感覚（振動覚，位置覚），2点識別覚
    (2) 高次脳機能：認知・記憶，言語（失語，構音障害），失認（空間，左右），失行（着衣，観念），失書など
    (3) 循環機能（聴診，浮腫，息切れ，持久力，NYHA 心機能分類）
    (4) 呼吸機能〔聴診，呼出力，6（12）分間歩行試験〕
    (5) 摂食・嚥下機能（口腔・舌運動の観察，咽頭反射，喉頭軟骨挙上，反復空嚥下試験，水飲み試験，肺の聴診）
    (6) 排尿機能〔尿線（尿流），残尿〕

2.1 診察と理学所見による評価

a. 主訴，病歴の聴取

　症状の発症した時期，具体的症状を聴取する．**障害の発生，発病以前の機能レベル，日常生活動作**（activities of daily living：ADL）の食事，排泄動作，入浴，移動が自立していたか確認する．高血圧，糖尿病などの既往歴，アレルギー，飲酒・喫煙歴なども調査する．個人因子として，出生地，学歴，資格，趣味，経済状態を聴取する．

b. 環境要因

　環境要因として住居は持家（改造可能）か，階段，トイレ，浴室など，住宅周辺や交通機関など生活圏を含めた**生活環境**（バリアフリーか）を評価する．**家族歴**は，遺伝疾患の有無のみならず，配偶者や同居人の健康状態や就業（介護・援助の可能性）を聴取する．一番影響力をもつ人（キーパーソン）を確認する．

c. 身体所見 (physical examination)

　身体所見は視診，触診，打診，聴診など診察による評価である．血圧，脈拍，体温，皮膚状態（足の靴ずれなどの傷）など，病状と運動が可能か調べる．四肢長その周囲径を計測し，左右比較計測により腫脹・浮腫や筋萎縮を定量化でき，治療後の変化を記録する（図 2.1）．

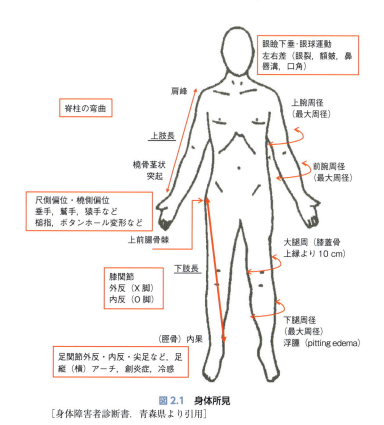

図 2.1　身体所見
［身体障害者診断書．青森県より引用］

2.2 意識・認知

　集中治療室（intensive care unit：ICU），脳卒中治療室（stroke unit：SU）では廃用症候群（disuse syndrome）予防のためのリハビリテーションなどを発症早期から行うが，患者の意識・覚醒度は，指示を理解し，苦痛など訴えられる状況か評価することが重要とある．わが国では**日本昏睡尺度**（Japan coma scale：JCS）が3-3-9度方式として普及している（表2.2A）[1]．施設により国際的なグラスゴー昏睡尺度（Glasgow coma scale：GCS）（表2.2B）の使用も多いが，記号化より，"呼びかけても開眼しない"など具体的記載が推奨される．

表 2.2　意識障害評価

(A) Japan Coma Scale（日本昏睡尺度，JCS）	(B) Glasgow Coma Scale（GCS）		
Ⅲ．刺激をしても覚醒しない状態（3桁の点数で表現） 　　（deep coma, coma, semicoma）	1. 開眼（eye opening, E）		E
300．痛み刺激にまったく反応しない	自発的に開眼		4
200．痛み刺激で少し手足を動かしたり顔をしかめる	呼びかけで開眼		3
100．痛み刺激に対し，払いのけるような動作をする	痛み刺激で開眼		2
	なし		1
Ⅱ．刺激すると覚醒する状態（2桁の点数で表現） 　　（stupor, lethargy, hypersomnia, somnolence, drowsiness）	2. 最良言語反応 　　（verbal response, V）		V
30．痛み刺激を加えつつ呼びかけを繰り返すとかろうじて開眼する	見当識あり		5
20．大きな声または体を揺さぶることにより開眼する	混乱した会話		4
10．普通の呼びかけで容易に開眼する	不適当な発語		3
	理解不明の音声		2
	なし		1
Ⅰ．刺激しないでも覚醒している状態（1桁の点数で表現） 　　（delirium, confusion, senselessness）	3. 最良運動反応 　　（motor response, M）		M
3．自分の名前，生年月日がいえない	命令に応じて可		6
2．見当識障害がある	疼痛部へ		5
1．意識清明とはいえない	逃避反応として		4
注）R：不穏，I：失禁，A：自発性喪失．	異常な屈曲運動		3
例：20 I．	伸展反応（除脳姿勢）		2
	なし		1

〔(A) 太田富雄，和賀志郎，半田　肇ほか．急性期意識障害の新しい grading とその表現法．（いわゆる 3-3-9 度方式）　第 3 回脳卒中の外科研究会講演集　1975；pp.61-9 より引用．(B) 日本脳卒中学会脳卒中ガイドライン委員会編．脳卒中治療ガイドライン．協和企画；2015 より引用〕

2.3　運動機能障害と評価

a. 関節可動域（range of motion：ROM）制限

自動関節可動域（active ROM）と他動関節可動域（passive ROM）を，他動的に最大となる基本軸と移動軸角度を計測する．基本肢位（neural zero starting position）0 度は前腕手部が中間位であり，回外位をとる**解剖学的肢位**（図 2.1）とは異なる点に注意する．日本整形外科学会，日本リハビリテーション医学会編の"関節可動域表示ならびに測定法"[*1, 2)]の肢位・手法で行う．ROM 制限には関節外結合組織（筋，靱帯，皮膚）による**拘縮**（contracture）と関節癒着による**強直**（ankylosis）がある．

b. 筋力低下

筋力評価は，筋収縮をまったく認めない 0 から，重力に抗することができる 3，最大筋力（正常）の 5 まで計 6 段階に分類する**徒手（粗大）筋力テスト**（manual muscle test：MMT）を指定された肢位・手法で計測する（表 2.3）[3)]．筋力の定量化には，握力計，背筋力計，ピンチ力計などがある．また，等速性筋力も測定するには等運動性筋力測定器などの機器が使用される．

c. 持久力低下

持久力は長時間運動できる能力をいう．MMT は，等尺性最大筋力であり，解糖系経路で無酸素運

表 2.3　徒手（粗大）筋力テスト（MMT）

5：normal (N)	正常，強い抵抗に逆らって全可動域運動ができる．
4：good (G)	ある程度の抵抗に逆らって関節がその全可動域にわたって動く．
3：fair (F)	四肢の重力に逆らって関節がその全可動域にわたって動く．
2：poor (P)	四肢の重力を除いた肢位で関節がその全可動域にわたり動く．
1：trace (T)	筋収縮は触知できるが，関節を動かすには至らない．
0：zero (Z)	筋収縮がまったく認められない．

〔Daniels L, Worthingham C. Muscle testing: Techniques of manual examination. 3rd ed. Philadelphia: Saunders; 1972 より引用〕

---

*1：各関節の正常可動域に関しては，昭和 49 年日本整形外科学会と日本リハビリテーション医学会が統一した「関節可動域表示ならびに測定法」（巻末資料を参照）を定めた（平成 7 年 4 月改正）．関節可動域測定時の開始肢位は，一部の部位を除き解剖学的肢位を基本とする．関節可動域は肢位により異なり，基本肢位を 0° として表示する．

動を行う白筋（速筋，type Ⅱ）で疲労に弱く，短時間（5秒間など）しか維持できない．これに対し赤筋（遅筋，type Ⅰ）による有酸素運動は，遊離脂肪酸（free fatty acid：FFA）を利用し効率的に疲労が少なく長時間運動できる．

運動強度は，**自覚的運動強度**（rating of perceived exertion：RPE）として，0～10段階のボルグ・スケール（Borg scale）で0（なし）～10（非常に強い運動）を評価する（表2.4）．

運動強度は**酸素消費量**で評価し，これを安静時酸素消費量〔3.5 mL/体重（kg）/分〕で除した値を代謝当量〔metabolic equivalents：METs（厚生労働省では単数も1メッツとカタカナ表記を推奨）〕として利用される．

心肺運動負荷試験（cardiopulmonary exercise test：CPX），**自転車エルゴメータ**や**呼気ガス分析**装置で行い最大運動量（単位ワット watts, W）・最大運動強度まで漸増するランプ（ramp）法を用いる（図2.2）．最大運動強度の設定は220－年齢で示される脈拍数の85％程度を目標とするが，自覚症状（ボルグ・スケール）や中止基準（表2.5）で安全に行う（特に障がい者・高齢者）．

図2.2では20W（ワット）のウォーミングアップ3分後，20W/分の漸増負荷運動により，経過図〔心拍数（左上），呼気ガス（左下）〕と，同じ症例の $\dot{V}_{O_2}$

表2.4 ボルグ・スケール〔自覚的運動強度（RPE）〕

0	nothing at all	（なし）安楽（旧ボルグ・スケール6相当）
0.5	very, very weak	非常に弱い
1	very weak	かなり弱い
2	weak	弱い
3	moderate	適度
4	somewhat strong	やや強い
5	strong	強い（旧ボルグ・スケール12相当）
6		
7	very strong	かなり強い
8		
9		
10	very, very strong	非常に強い

表2.5 運動負荷の設定，中止基準

1. 症状
   狭心痛，呼吸困難，めまい，ふらつき
2. 徴候
   チアノーゼ，顔面蒼白，冷汗，運動失調，異常な動悸
3. 血圧
   収縮期血圧の上昇不良または低下，異常高血圧（≧225 mmHg）
4. 心電図
   虚血性 ST-T，徐脈，頻発する不整脈，心室性頻拍，心房細動 R on T 心室性期外収縮，二～三度房室ブロック

最大心拍数 HR_{MAX} = 220 － 年齢，HR_{MAX} の 85～90％，自覚症状での限界，ペダルをこげない

カルボーネン（Karvonen）の式〔最大心拍数－安静時心拍数）× k（0.4～0.6）＋安静時心拍数〔40歳で安静時心拍数60回/分の場合，(220 － 40 － 60) × 0.5 ＋ 60 ＝ 120，心拍数120回/分となる運動強度〕

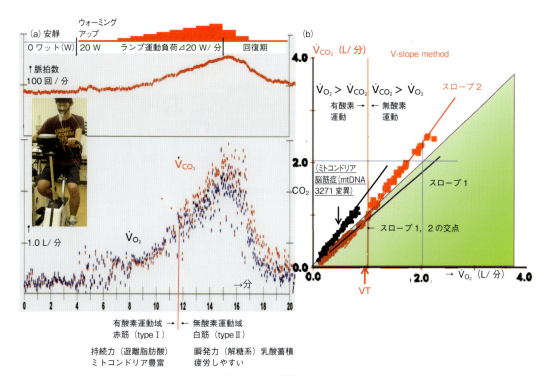

図2.2　運動負荷試験（嫌気性呼吸代謝閾値）

VT：換気性作業閾値（ventilatory threshold）≒嫌気性呼吸代謝閾値（anaerobic threshold）．mtDNA3271 変異：ミトコンドリア脳筋症．

(X軸)，$\dot{V}_{CO_2}$（Y軸）の撒布図を示す．有酸素運動域は O_2 消費量が CO_2 排出量より多く呼吸商（$\dot{V}_{CO_2}/\dot{V}_{O_2}$）は1以下である．図では有酸素運動（スロープ1）から無酸素運動（スロープ2，CO_2 排出量がより増加）に切り替わる**換気性作業閾値**（ventilatory threshold：VT）が算出され，運動能や体力の指標となる．ミトコンドリア脳筋症症例では，安静−日常活動レベルでも $\dot{V}_{CO_2}$ が $\dot{V}_{O_2}$ より高く，健常人の無酸素運動（スロープ2）と傾きが近似した[5]（コラム2参照）．

d. 痙性（筋トーヌス亢進）と弛緩性（筋トーヌス低下）

動作は大脳皮質錐体細胞の信号を伝える神経線維が延髄で**錐体交叉**し，反対側の**皮質脊髄路**を下降し，該当する**脊髄前角細胞**〔運動（α）ニューロン〕を興奮させる．運動ニューロン軸索は末梢神経を経由し**神経筋接合部**を介し，筋収縮が発現する．脳卒中，脊髄損傷など上位運動ニューロン障害では，上位信号の伝達消失により運動ニューロンの過興奮性が起き，筋紡錘伸張（**Ia線維**信号）や皮膚刺激などの信号による脊髄反射経由で，筋トーヌス（緊張）が亢進する．また伸張反射の亢進により受動的に足背させるとクローヌスが出現する．上肢伸展では，初期は抵抗が少なく急に強い抵抗が現れ，その後抵抗が消失する（**折りたたみナイフ現象**）．腱反射が亢進し，**バビンスキー反射**（Babinski reflex，足，図2.3），**ホフマン反射**（Hoffmann reflex，手指）などの病的反射が出現する．痙性の強さは**アシュワース・スケール変法**（modified Ashworth score）を用いて評価する（表2.6）．

前角細胞−末梢神経−（神経筋接合部）−筋（運動単位，motor unit）の障害では，弛緩性麻痺により，筋トーヌスは低下し弛緩する．筋電図では，脱神経筋は無秩序な弱い自動収縮〔**線維性収（攣）縮**（fibrillation）〕が観察される．

e. 不随意運動

錐体外路系の**大脳基底核**群〔線条体：尾状核，被殻，淡蒼球（たんそうきゅう），視床下核，黒質

表2.6 アシュワース・スケール変法

グレード	
0	筋緊張の増加なし
1	罹患部位を伸展や屈曲した時，ROMの終わりに引っかかるような感じやわずかな抵抗感を呈する軽度の筋緊張の増加
1+	ROMの1/2以下の範囲で引っかかるような感じの後わずかな抵抗感を呈する軽度の筋緊張の増加
2	緊張はより増加しROMほとんどを通して認められるが，罹患部位は容易に動かすことはできる
3	緊張の著しい増加で他動的に動かすことが困難
4	罹患部位は屈曲や伸展を行っても固く動きがない状態

など〕の障害によりさまざまな**不随意運動**（**振戦**ほか），**寡動**（かどう），歩行障害が起きる．**パーキンソン病**（黒質障害）では，寡動，歯車様筋固縮，振戦がみられ，視床下核障害ではバリズム，尾状核・被殻障害では舞踏運動，アテトーゼ，ジストニアなどを示す（図2.3）．

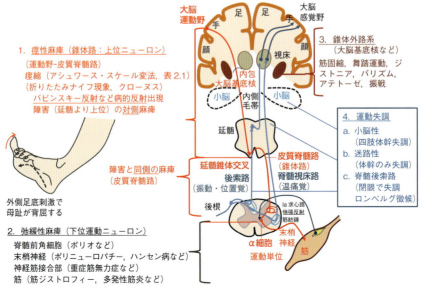

図2.3 主な運動障害の分類

表 2.7　歩行障害

分回し歩行	脚長差・股関節外転・外旋位拘縮や脳卒中の尖足などで患側下肢が地面に当たらないよう振り回す歩行.
はさみ脚（scissors）歩行	痙直性脳性麻痺や対麻痺により両側の内反尖足により振り回し下肢を交差する歩行.
突進歩行	すくみ足（freezing gait）から，歩き出すと加速歩行（festinating gait）となり，方向転換や停止できないパーキンソン症候群歩行.
失調性（千鳥足）歩行	両足を広げ上肢外転でバランスを取りながら左右に不安定によろけながら歩く. 酩酊歩行と同じ. 後索路・迷路・小脳障害を示す.
鶏歩（steppage gait）	ポリオや腓骨神経麻痺など前脛骨筋による足背屈力が低下し下垂足があり，大腿を高く挙上し，爪先から接地する歩行.
トレンデレンブルグ（中殿筋）歩行	股関節外転（中殿筋）筋力低下により，立脚側の肩が低下し，左右に体を揺さぶりながら歩行する（神経障害・筋炎，筋ジストロフィー，先天性股脱など）.
間欠性跛行	脊柱管狭窄，脊髄虚血，閉塞性動脈硬化症など神経性・虚血性障害のため歩行によりしびれや脱力が生じ歩行が中断し，小休止後再歩行が可能となる.

f. 運動失調

小脳や脊髄**後索路**（深部覚入力）の障害では，滑らかな動作学習や**巧緻動作**が障害される．小脳性失調は，四肢・体幹にみられ，**指鼻試験・踵膝試験**で稚拙，酩酊歩行（酒を飲み過ぎてふらふらと歩くような状態）を評価する（**表2.7**）．**後索性失調**（脊髄性失調）は閉眼し視覚補正情報を遮断すると平衡を保てない**ロンベルグ試験**（Romberg's test）で評価できる（**図2.3**）．

g. 姿勢・歩行

姿勢反射障害は，体の位置の変化に対し，足・膝・股関節，体幹平衡保持の反射障害を評価する．立位で検者の手で胸部を押す徒手によるプッシュテストや，重心動揺計が有用である．

歩行は，姿勢を前傾し平衡を崩し，左右下肢のリズミカルな前方移動動作である．足部が**初期接地**（initial contact）し，趾離地（toe off）する間を**立脚期**（約60％），振りだして再び接地するまでを**遊脚期**（約40％）と呼び，合わせて**歩行周期**とする（2つの**両側支持期**を含む）．右接地から左接地まで1歩（step，その距離を**歩幅** step length），同側の接地まで**重複歩**（stride）で，両足の間隔を**歩隔**（stride width）とよび定量化する（**図2.4**）．

床反力計（**図2.4**）では上下・前後・左右方向分力を記録できる．垂直分力・進行方向の分力は歩行速度が高いほど振幅も大きく，分力は体重の数倍にも及ぶ．進行方向分力は接地時の減速で負値を示す．垂直分力は接地時と離床時の急峻な2峰性波形を示すが，障がい者では歩行が遅く垂直・進行方向分力が小さく，**足面接地**（foot flat，ベタ足）となり1峰性～緩い2峰性を示す．**トレデレンブルグ（中殿筋）歩行**〔Trendelenberg（gluteus medius）gait〕など体幹動揺性で左右分力増加など歩行の定量解析が可能となる．さらに三次元動作解析装置や筋電図と組み合わせ，股・膝・足関節の各関節角度・角速度・角分力など経時的に定量化できる．

特徴的な歩行障害の観察により，痙性歩行・弛緩性麻痺，大脳基底核病変や小脳失調などの診断的意義がある（**表2.7**）．

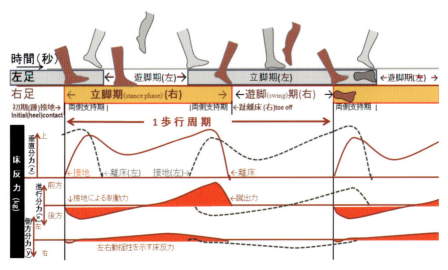

図2.4　歩行解析（右足の床反力を中心に解説）

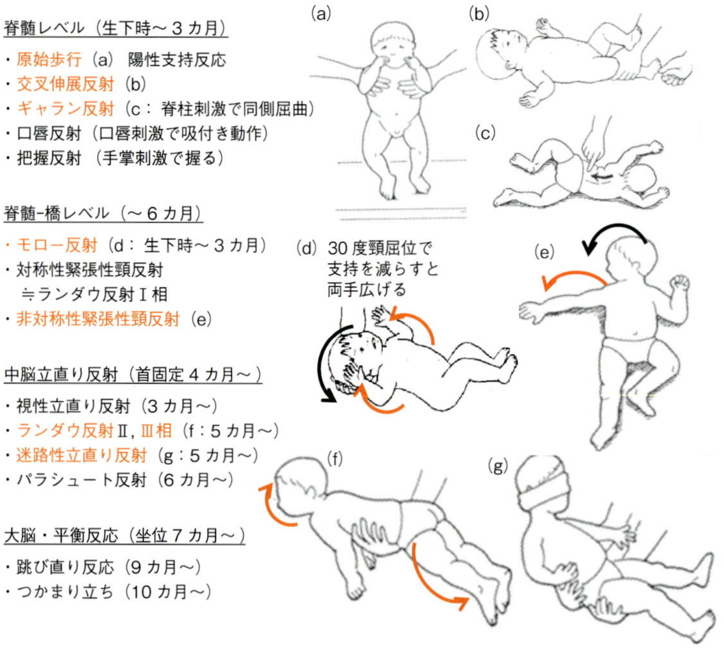

脊髄レベル（生下時～3カ月）
- 原始歩行（a）陽性支持反応
- 交叉伸展反射（b）
- ギャラン反射（c：脊柱刺激で同側屈曲）
- 口唇反射（口唇刺激で吸付き動作）
- 把握反射（手掌刺激で握る）

脊髄-橋レベル（～6カ月）
- モロー反射（d：生下時～3カ月）
- 対称性緊張性頸反射
  ≒ランダウ反射I相
- 非対称性緊張性頸反射（e）

中脳立ち直り反射（首固定4カ月～）
- 視性立ち直り反射（3カ月～）
- ランダウ反射Ⅱ, Ⅲ相（f：5カ月～）
- 迷路性立ち直り反射（g：5カ月～）
- パラシュート反射（6カ月～）

大脳・平衡反応（坐位7カ月～）
- 跳び直り反応（9カ月～）
- つかまり立ち（10カ月～）

図2.5 運動発達
[［2005, 2003（原始歩行）理学療法士国家試験］より引用]

h. 運動発達評価（図2.5）

新生児（出生後28日未満）～小児の健常児や脳性麻痺児については，運動発達評価を用いる．脳性麻痺児は障害部位（図2.3）により，痙性型，アテトーゼ型，失調型，弛緩型（floppy infant，脊髄・神経・筋代謝異常など）に分類できるが混在型も多い．**モロー反射**（Moro reflex）は生下時後の上肢反射の左右差で腕神経損傷の発見に有用である．

健常児は，**把握反射・口唇反射・交叉伸展反射**など脊髄レベルの原始反射を認める．一方，脊髄レベルの原始反射が生後数カ月後も残存する場合は，脳性麻痺を疑う．約3カ月で対称（非対称）性頸反射が強くなり，約6カ月から中脳（視性・迷路性）の立ち直り反射が現れ，約10カ月から大脳平衡機能の発達により立つ・歩くなどが可能となる．

成人でも，脳卒中など上位中枢障害で**バビンスキー反射**（図2.3）や把握反射，口唇反射，陽性支持反射様の病的反射を現す．新生児の手指・手関節屈曲握りから母指の対向握り・手指側方ピンチなどの発達は，痙性・共同運動パターンから分離動作パターンとなる脳卒中回復と類似する．

2.4 生理学的所見

a. 感覚機能障害

視覚，聴覚，嗅覚，味覚の特殊感覚と一般体性感覚がある．視力は，眼球運動と視野を簡単に調べる．一般体性感覚は表在感覚（触覚・痛覚・温冷覚）と深部感覚（振動覚・関節位置覚）がある．**触覚**は筆を用い，**痛覚**はピンを用い，健側を10点満点とし患側が何点ぐらいに相当するか主観的・相対的な評価法を用いる．**振動覚**は音叉で尺骨遠位端や外果で感じなくなるまでの時間で左右差を評価する．**位置覚**は閉眼で手足指を検者が他動的に動かし屈曲・伸展を答えさせる．疼痛，特に持続性・慢性疼痛は身体部位が同定しにくく，理解されない全人的苦痛である場合が多く，"まったく痛みがない"～"これまでに感じた最大の痛み"をメモリのない線分（通常10 cm）を用い主観的に指示させる**視覚的アナログ尺度**（visual analogue scale：VAS）が一般的である（図2.6）．

障害部位により，①**末梢神経障害**（多発神経炎・糖尿病など）では四肢末梢に強い手袋靴下型（glove and stocking type），②脊髄半側損傷［患側以下の同側深部感覚障害（後索路）と障害対側温痛覚障害（脊髄根レベルで交叉後対側を上行する脊髄視床路）］の**ブラウン・セカール**（Brown-Sequard）**型**，③温痛覚（脊髄視床路）障害と運動麻痺がある**前脊髄動脈症候群**や，脊髄瘻（せきずいろう）など**後索路障害**が主体となる疾患，④**延髄外側症候群**［ワレンベルグ症候群（Wallenberg syndrome）］は脳神経核や神経経路が交錯し障害側顔面の温痛覚低

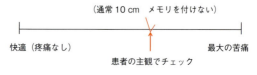

図2.6 視覚的疼痛閾値（visual analogue scale）

● コラム 1

評価尺度

比尺度は身長・距離（m），重量（g），時間，体積（肺活量など）で測定でき，加・減・乗・除算のすべてに意義をもち計算値に意義をもつ，例えば肺活量は健常人標準の76％などで比較できる．**間隔尺度**は温度がその代表例であり，数値間の距離は等しいが，水の融点0℃と沸点100℃を基準とした間隔尺度であり，加・減算には意味があるが温度同士の乗算・除算に意味はない．比尺度とともに**量的データ**として，正規分布性の検討により，t検定や相関係数など各種統計学的検討が可能である．一方**順序尺度**は，例えば，良い（3点）・普通（2点）・悪い（1点）などの順序に点数を付けるが点数間隔は同じといえないため，平均など四則演算は意味をもたない．**名義尺度**は，在住する県や，順序尺度とともに**質的データ**に分類される．

候（障害側の軟口蓋の挙上が消失し，健側へ口蓋垂が偏位）もみられる．⑤中枢神経障害（橋以上）では障害の反対側の温痛覚・深部覚障害を呈する（図2.7）．

b. 高次脳機能障害

かつて**高次脳機能障害**は失語・失認・失行とされたが，近年では，頭部外傷などによる**脳挫傷**や**びまん性軸索損傷**による認知障害，記憶障害，注意障害，遂行機能障害も含めていう．

認知評価には，**長谷川式簡易知能評価スケール**（revised Hasegawa's dementia scale：HDS-R）により**見当識**（日時・場所），**短期記憶**，計算，名称想起など30点満点で評価でき，わが国で普及している（表2.8）．海外では簡易知能検査（mini mental state examination：MMSE，同様に30点満点，作文や簡単な図形模写を含む）がある．高次脳機能障害の**遂行機能障害**では買い物や複雑な動作を遂行できず，病識欠落，固執，感情失禁などを認める．ウェクスラー成人知能検査（Wechsler adult intelligence scale-revised：WAIS-R）などの言語性，動作性知能指数，ベントン視覚記銘検査（Benton visual retention test）が認知・記憶障害評価に使用され，行為計画検査装置（behavioral assessment of the dysexecutive syndrome：BAD），動物園地図探索検査など遂行機能障害の評価法がある．

構音障害は，呼吸・咽頭・舌（ラ・タ・ナ行）・口唇（母音，マ・パ行）の運動障害で，痙性・弛緩性麻痺，両側錐体路障害（偽性球麻痺），錐体外路症状，運動失調（図2.3）を評価する．

失語症は，優位半球（通常左）の障害部位により（図2.8），人

下と健側体幹四肢の温痛覚障害を認め，椎骨（後下小脳）動脈の出血・梗塞でみられる．**カーテン徴**

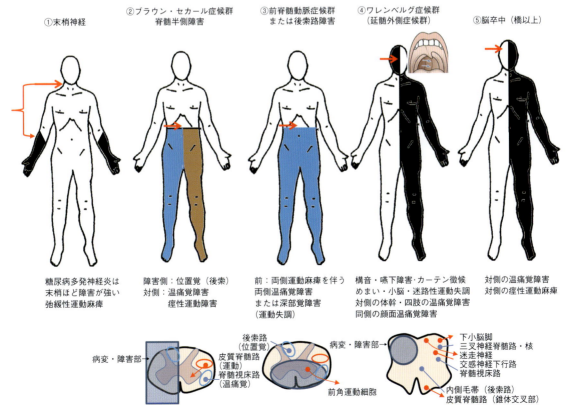

図2.7 感覚障害

表 2.8 長谷川式簡易知能評価スケール (HDS-R, 1991 年)

	質問内容	配点
1	お年はいくつですか？（2 年までの誤差は正解）	0 1
2	今日は何年の何月何日ですか？　何曜日ですか？ ○年○月○日○曜日	0 1 0 1 0 1 0 1
3	私たちが今いるところはどこですか？（自発的に出れば 2 点，5 秒おいて，家ですか，病院ですか，施設ですか，の中から正しい答えをすれば 1 点）	0 1 2
4	これからいう 3 つの言葉をいってみてください．後でまた聞きますのでよく覚えておいてください（以下の系列で採用した系列に○）． 1：a) 桜，b) 猫，c) 電車 2：a) 梅，b) 犬，c) 自動車	0 1 0 1 0 1
5	100 から 7 を順番に引いてください（93）． （最初の答えが不正解の場合打ち切る，86）	0 1 0 1
6	私がこれからいう数字を逆からいってください．286 （682，352，3 桁逆唱に失敗したら打ち切る）9,253	0 1 0 1
7	先ほど覚えてもらった言葉をもう 1 回いってみてください（自発的に解答があれば各 2 点，以下のヒントで正解ならば 1 点）． a) 植物，b) 動物，c) 乗り物	a：0 1 2 b：0 1 2 c：0 1 2
8	これから 5 つの物品を見せます．隠しますのでいってください（時計，鍵，たばこ，ペン，硬貨など必ず相互に無関係なもの）．	0 1 2 3 4 5
9	知っている野菜名を多くいってください．約 10 秒待ってもできない場合打ち切る．5 個まで 0 点，6 個＝ 1 点，7 個＝ 2 点，8 個＝ 3 点，9 個＝ 4 点，10 個＝ 5 点．	0 1 2 3 4 5
	合計得点（満点 30 点，20 点以下は認知障害の疑いあり）	

の話を理解できるが言葉を組み立てられない**運動性失語**〔**ブローカ野**（Broca's area）は口唇・顔面運動を支配する一次運動野と近接〕，比較的流暢に自発的に話すが人の話は理解できない**感覚性失語**〔**ウェルニッケ野**（Wernicke's area）は口唇・顔面感覚の一次感覚野と近接〕，両方が侵された**全失語**，名称が出ない**失名詞失語**，復唱障害である**伝導性失語**（拡大ウェルニッケ野），復唱は可能だが表出障害が主体の**超皮質性運動性失語**，復唱可能であるが理解障害が顕著な**超皮質性感覚失語**に分類される．失語症には，標準失語症検査（standard language test of aphasia：SLTA），Western aphasia battery（WAB）が用いられる．

失認とは，知覚・認知は良好だが，認識が障害される．脳卒中左麻痺例で多い劣位半球（右）頭頂葉障害は**半側空間失認**（無視），左（麻痺）手・足を認識できない**身体失認**が高率で，左半側の物体に衝突し打撲や転倒を起こしやすい．時計の文字盤や図形模写や線分 2 等分試験などで右半分しか遂行できない．地図が読めない**地誌的失認**，顔を区別できない**相貌失認**などを評価分類する．

失行とは，麻痺，失調，失語などの原因はないが適切な動作ができない．ズボンをかぶるなどの**着衣失行**，象徴的動作（敬礼）ができない**観念運動失行**，動作の組み立て（マッチで煙草に点火）が困難な**観念失行**，図形を構成できな

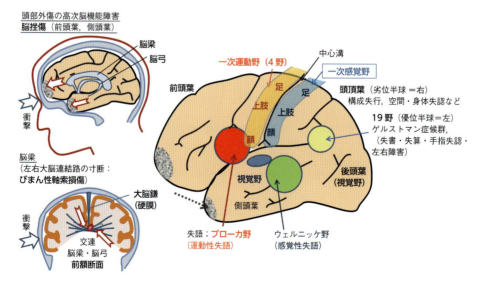

図 2.8　高次脳機能（失語，失行，失認）

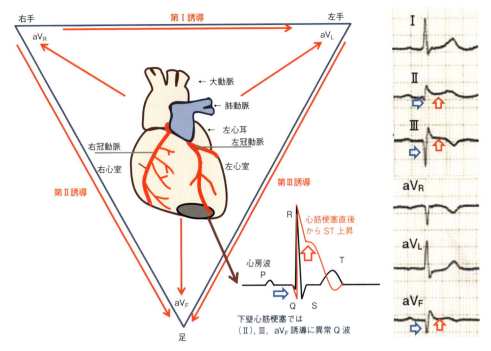

図 2.9　心電図の肢誘導と異常 Q，ST

い**構成失行**がある．優位半球頭頂葉後頭葉移行部（左）障害のゲルストマン症候群（Gerstmann syndrome）は，**失書**（字を書けない）・**失算**（計算できない）などの失行と手指失認，左右失認などを認める．

c. 循環機能

息切れなどの自覚症状，左心不全徴候である**肺水腫**（聴診で），右心不全徴候の**下腿浮腫**（重症例は全身性浮腫）を観察する．聴診では心雑音による弁膜症が評価できる．**心電図**は不整脈，心筋梗塞虚血部が ST 上昇，Q 波の出現で同定できる．心超音波画像検査など非侵襲的に利用される．

ニューヨーク心臓協会（New York Heart Association）による心機能評価〔（**NYHA**）**分類**〕は，可能な ADL の運動強度から I 度（軽症）〜IV 度（重症）に分類するが客観性に欠けるため，身体活動能力質問票（specific activity scale：SAS）では運動強度を I 度：≧ 7 METs（メッツ），II 度：≧ 5 METs（メッツ），III 度：≧ 2 METs（メッツ），IV 度：< 2 METs（メッツ）と定め，身体活動の評価と制限，運動処方の指導に用いる（図 2.9，表 2.9）．

d. 呼吸機能障害

聴診による湿性ラ音（誤嚥性など肺炎），乾性ラ音（間質性病変），咳嗽力（咳払い）など診察する．**強制呼出曲線**で，簡単に非侵襲的に，肺活量低下による**拘束性障害**，1 秒率低下による**閉塞性肺疾患**を分類できる．**酸素飽和度**〔Sa_{O_2}（%）〕は手指にカフを装着し簡便に即座に測定可能である．酸素飽和度は動脈血ガス分析で求める**酸素分圧**（Pa_{O_2}）と混同しやすく，Pa_{O_2} の 80 〜 100 mmHg（Torr）は Sa_{O_2} 約 90 〜 100% であり混同は命取りとなるため注意を要する（図 2.10）．

表 2.9　NYHA の心機能分類と身体活動能力票（SAS）

I 度：心疾患はあるが身体活動に制限がない．日常的な身体活動では著しい疲労，動悸，呼吸困難あるいは狭心痛を生じない．	I：≧ 7 METs（メッツ）動作を完全にできる（24 ポンド（＝約 12 kg）をもち階段を 8 段登れる，約 25 kg のものを運べる，雪かき，ジョギング，テニス（卓球）ができる）．
II 度：軽度の身体活動の制限がある．安静時には無症状．日常的な身体活動で疲労，動悸，呼吸困難あるいは狭心痛を生じる．	II：≧ 5 METs（メッツ）動作を完全にできる（階段を 8 段登れる，または庭いじり，庭掃除ができる）．
III 度：高度な身体活動制限がある．安静時は無症状．日常的な身体活動以下の労作で疲労，動悸，呼吸困難あるいは狭心痛を生じる．	III：≧ 2 METs（メッツ）動作（炊事，シャワー浴，ベッドメーク，モップ掃除，窓拭きなど）を完全にできる．
IV 度：いかなる身体活動も制限される．心不全症状や狭心痛が安静時にも存在する．わずかな労作で症状は増悪する．	IV：III のどの労作もできない（トイレや着替えも困難）．

1 MET（メッツ）= 3.5 mL 酸素消費量 / 分 /kg

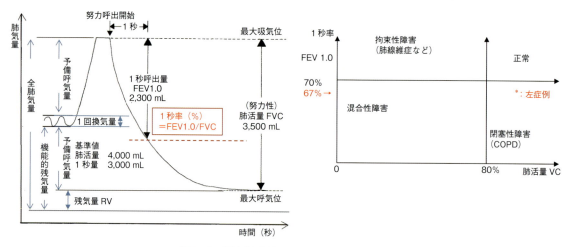

図 2.10　強制呼出曲線（FVC）と呼吸障害の分類

右の強制呼出曲線の 45 歳男性例は基準肺活量は 4,000 mL のため，肺活量は 88％（3,500/4,000），1 秒率は 67％（2,300/3,500）で閉塞性障害を示す．

e. 摂食・嚥下障害

　摂食嚥下機能評価として，診察による口腔内の運動，知覚，咽頭反射，空嚥下動作を命じての喉頭（体表から触れる喉頭軟骨部）挙上や**反復唾液嚥下テスト**（repetitive saliva swallowing test：RSST，30 秒間で 3 回以上空嚥下動作できるか）を評価できる．**少量水飲み試験**で口腔内の残留，嚥下後むせや咳の有無（むせ，咳はないほうが危険な場合が多い），下肺野聴診で誤嚥性肺炎所見を評価する．造影剤を用いたビデオ**嚥下造影検査**ではさらに嚥下機能や誤嚥について詳細な評価ができる（図 2.11）．

f. 排尿・排泄機能評価

　排尿・排泄機能では，尿（尿意の有無，残尿感，**尿閉**），便意の有無，回数，失禁などの排尿異常，便通異常の有無などを確認する．排尿する副交感神経（仙骨から骨盤神経）と蓄尿する交感神経（下部胸椎交感神経幹からの下腹神経），そして体性神経（仙骨からの随意性陰部神経）支配で調整される（図 2.12）．

尿管逆流や膀胱内圧測定などの**尿路造影検査**，**尿流動態検査**（urodynamic study）がある．**低緊張膀胱（低活動性膀胱）**は膀胱括約筋の弛緩と内圧低下を認め，排出時に排尿筋の収縮や持続が不十分で，膀胱内圧上昇により尿意・膀胱収縮なしに**溢流性尿失禁**（overflow incontinence）がみられる．高齢女性では，尿道括約筋不全による**腹圧性尿失禁**（stress incontinence）が咳や運動で誘発されやすい．男性では前立腺肥大が高率で前立腺がんも多く，尿道狭窄による尿閉が多い．

●コラム 2
無酸素性代謝閾値（嫌気性代謝閾値）

　有酸素運動と無酸素運動の切り換え点を**無酸素性代謝閾値**〔嫌気性代謝閾値（anaerobic thresholds：AT，概念）というが，呼気ガス分析装置を用いた$\dot{V}_{O_2}$，$\dot{V}_{CO_2}$の撒布図の変化点（図 2.2）を**換気性作業閾値**（ventilatory threshold：VT，測定法）による AT 計測法である．呼吸商 $\dot{V}_{CO_2}/\dot{V}_{O_2} > 1$ は，無酸素運動強度を近似する指標であるが VT より高い無酸素運動領域である．血中乳酸値の上昇点を**乳酸性作業閾値**（lactate threshold：LT）の測定でも，AT は測定できるが運動負荷試験中の頻回採血が必要となり，一般的・倫理的ではない．運動強度は心拍数とよく相関し，経験的に健常人で 120 回/分の心拍数で近似される．室温，温熱療法では血管拡張により脈拍数は増加するため注意を要する．

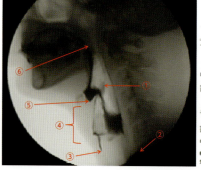
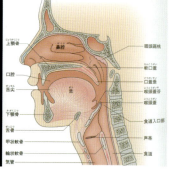

図 2.11　嚥下造影（悪性疾患＋多発性筋炎合併男性例）
①喉頭蓋の閉鎖不十分，②食道入口部輪状咽頭筋が開かない（セルフバルーンカテーテルで開く），③声帯から造影剤が気管へ落下，④喉頭挙上が弱い，⑤喉頭蓋谷に造影剤残存，⑥舌の後方移動が悪い．
〔（右）落合慈之監，稲川利光編．リハビリテーションビジュアルブック．学研メディカル秀潤社；2011．p.356 より引用〕

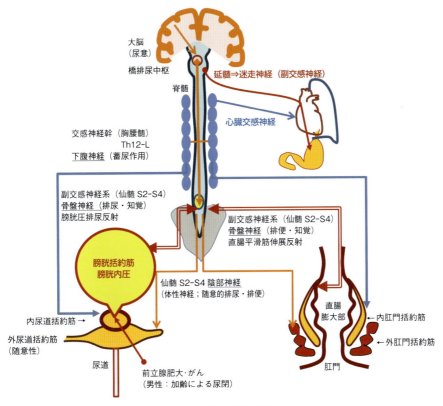

図2.12 排尿・排便障害図

2章のまとめ

1. 筋力は重力に抗して動作できるかを3点として徒手筋力で0～5点で評価する。主に最大筋力である白筋typeⅡによる等尺性筋力を調べる。

2. 持久力は，一定運動強度の運動をどのくらい長く行えるか調べる。運動強度は酸素消費量，心拍数などで評価できる。

3. 大脳皮質錐体細胞からの運動信号は，延髄錐体で交叉し反対側の皮質脊髄路を下降し脊髄前角細胞へシナプス結合する（錐体路）。この経路の障害では支配筋の痙性麻痺が起こり，痙縮，腱反射亢進，バビンスキー反射などの病的反射が起こる。錐体外路系障害では，運動麻痺は起こさないが，不随意運動，振戦，歩行などの運動調節が障害される。

4. 運動失調は，四肢・体幹の運動学習と巧緻性を調整する小脳性，体幹平衡を調整する迷路性，深部位置覚により動作を調整する後索路のいずれかの障害で起きる。

5. 感覚障害上行路に，脊髄視床路を上行する触覚，温痛覚と，後索路を上行する深部感覚がある。

6. 失語は，右麻痺患者に多く主に運動失語と感覚失語に分類される。失行・失認は左麻痺患者に多く，着衣失行，観念失行，左空間失認，左身体失認が多い。

7. 肺活量の低下，1秒率の低下により，呼吸障害は拘束性肺障害と閉塞性肺障害を分類できる。

8. 嚥下障害では，咽頭反射，反復空嚥下試験，喉頭挙上などを診察し，少量水飲み試験，嚥下造影検査などで評価する。

9. 排尿は仙髄の骨盤神経を経由する副交感神経で膀胱括約筋を収縮し排尿する。下部胸椎交感神経幹からの下腹神経は内尿道括約筋，陰部神経は随意的に体性神経が支配する外尿道括約筋で蓄尿に作用する。

問題

2.1 動作と運動強度で正しいものを選べ．(2009年第44回理学療法士国家試験を改変)
A．シャワー浴　1〜2 METs
B．自動車運転　3〜4 METs
C．盆栽手入れ　4〜5 METs
D．階段昇降　　5〜6 METs
E．ラジオ体操　6〜7 METs

2.2 比尺度を2つ選べ．(2011年第46回理学療法士国家試験を改変)
A．Borg scale（ボルグ・スケール）
B．Ashworth scale（アシュワース・スケール）
C．METs（メッツ）
D．下肢長
E．徒手筋力試験

2.3 58歳の男性．生来健康であったが，突然のめまいと歩行困難で救急搬送され，脳梗塞の診断で理学療法が開始された．理学療法の初期評価では，めまい，眼振，右側には小脳性の運動失調，Horner症候群および顔面の温痛覚障害がみられた．左側には上下肢の温痛覚障害がみられたが深部感覚は保たれていた．病巣は右のうちどれか．(2014年理学療法士国家試験5)

2.4 新生児期に認めない反射を示せ．
A．パラシュート反射
B．原始歩行
C．Moro（モロー）反射
D．把握反射
E．Galant（ギャラン）反射

2.5 排尿・排便機構で正しいのはどれか．
A．排尿・排便中枢は第10〜12胸髄に存在する．
B．排尿・排便反射では外肛門括約筋が収縮する．
C．下行結腸に便が貯留すると便意を生じる．(以上，2013年，2015年理学療法士国家試験6)
D．排便に対する体性神経は下腹神経である．(2014年理学療法士国家試験67)
E．直腸膨大部・膀胱体部からの求心性神経は骨盤神経である．(2012年理学療法士国家試験67)

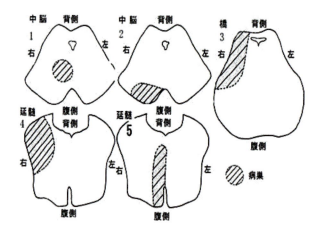

文献

1) 太田富雄, 和賀志郎, 半田 肇ほか. 急性期意識障害の新しいgradingとその表現法（いわゆる3-3-9度方式）. 第3回脳卒中の外科研究会講演集 1975; pp.61-9.
2) 日本リハビリテーション医学会編. 関節可動域表示ならびに測定法. リハビリテーション医学 1995; 32: 207-17.
3) 津山直一, 中村幸三訳. 新・徒手筋力検査法. 8版. 共同医書出版; 2008. pp.1-14.
4) 渡部一郎. 代謝・内分泌疾患のリハビリテーション. 今日のリハビリテーション指針. 医学書院; 2013. pp.297-304.

（渡部　一郎）

3 リハビリテーション医学と障害の分類・階層

学習目標
- 国際生活機能分類（ICF）が採択された経緯について記述できる．
- 国際障害分類（ICIDH）の障害モデルおよびその問題点を記述できる．
- ICIDHとICFの違いについて理解する．
- ICFの生活機能モデルの概念を理解し，生活機能とは何かについて記載できる．
- ICFには部門，構成要素，構成概念／評価点，各レベルにおける領域と項目（カテゴリー）と呼ばれる基本構造があることを理解する．

はじめに

国際生活機能分類（International Classification of Functioning, Disability and Health：ICF）は，2001年世界保健機関（World Health Organization：WHO）総会において1980年よりICFの試案として出版された国際障害分類（International Classification of impairments, Disabilities, and Handicaps：ICIDH）の諸問題を改定する形で，健康の構成要素に着目した新しい分類として採択された．

人間のあらゆる健康状態に関係した生活機能状態から，その人をとりまく社会制度や社会資源までをアルファベットと数字を組み合わせた方式で分類し記述・表現（合計約1,500項目）している．

1980年より使われてきたICIDHは，国際疾病分類（International Classification of Diseases：ICD）のみでは疾病発現後の個人の状態を表現できなくなってきたこと，毎日の生活に大きな影響を与える疾病の諸帰結（障害）についての概念を扱う必要が生じたことから，ICDの補助分類試案として出版された．ICIDHはリハビリテーション医療の領域において，患者の疾病と障害の3つの次元ごとに生じる諸問題を整理するために積極的に活用されてきたが（図3.1），20年以上使用されるうちに，さまざまな問題点や批判が指摘されてきた．具体的には，

① 障害のみを扱うため，否定的な印象を与え，障害をもつ人にスティグマ（烙印）を押すことになりうる．
② 障害発生過程の主要構成要素である社会的・物的・個人的な環境因子を組み入れていない．
③ 疾病から社会的不利へと一方向へ向かう因果モデルで，時間経過による変化を考慮していない．

といった点である．このため，疾病の帰結の分類であるICIDHから，健康の構成要素の分類としてのICFへと改訂されることとなった．ICIDHがICD-10の補助分類として出版されたのに対して，ICFはWHOの正式な分類に位置づけられた〔国際分類ファミリー（World Organization Family of International Classifications：FIC）〕．ICFは，人の機能と障害を分類する中立的立場をとり，肯定的側面が一貫して取り入れられている．ハンディキャップ（社会的不利，handicap）は不利な生活・人生の一部にすぎないことが強調されるため削除され，全領域の否定的側面は障害"disability（能力低下）"にまとめられ，ICIDHの"disability（能力低下）"とは異なった用語の使用法となっている．

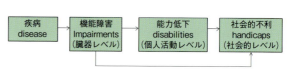

図3.1 ICIDHの障害モデル
［WHO. The International Classification of Functioning, Disability and Health-ICF. Geneva：WHO；2001 より引用，一部改変］

3.1 ICFの特徴

ICFは生活機能と呼ばれる"心身機能・構造""活動""参加"の3つの階層を中心とした構造モデルとなっている（図3.2）.

生活機能とは，人間が"生きる"ことの3つの階層である"心身機能・構造"，"活動"，"参加"のすべてを含む包括概念であり，"機能障害（構造障害を含む）"，"活動制限"，"参加制約"からなる"障害"の包括概念と対比させられる．ICFにおいては，生活機能というプラスの視点を重視し，各階層が双方向的な関係をもつ相互作用モデルとなり，また環境要因の分類が加えられた．そしてICFは障害のある人だけに関するものでなく，"あらゆる健康状態""すべての人"が対象となっている点もICIDHと大きく異なる点である．

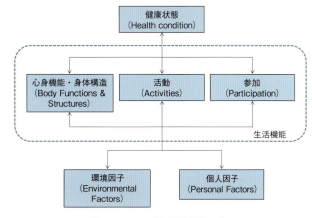

図3.2 ICFの生活機能構造モデル

［吉田　望．ICFに基づいたリハビリテーション．理学療法の歩み 2007；18：22-30 より引用，一部改変］

3.2 ICFの基本構造

ICFの基本構造は2部門により構成され，第1部は"生活機能と障害"，第2部は"背景因子"を扱っている．第1部は"心身機能と身体構造"，"活動と参加"からなり，第2部は"環境因子"と"個人因子"が構成要素として含まれている（図3.3）．構成要素には"レベル"と呼ばれる階層的な項目（カテゴリー）が第1〜4項目レベルまで細分される．レベルの内訳は，構成要素別に5〜9区分した第1レベルが30項目，数字3桁で表現される第2レベルが362項目，数字4桁で表現される第3と第4レベルが1,424項目あり，レベル数が上がるにつれて詳細な項目の分類となる．各カテゴリーは最初のローマ字と最大5桁までの数字と小数点以下2桁から5桁までの評価点によって多数にコード化されている．

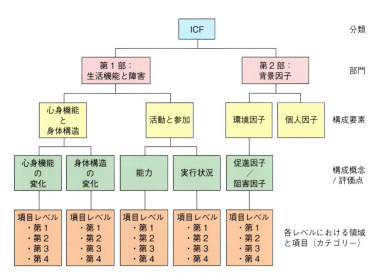

図3.3 ICFの基本構造

［上田　敏．特報ICF：国際生活機能分類とこれからのリハビリテーション医療．臨床リハ 2003；12：136-45 より引用，改変］

●コラム1　ICF構成要素の用語の定義

健康との関連において，
① **心身機能**（body functions）：身体系の生理的機能（心理的機能を含む）である．
② **身体構造**（body structures）：器官・肢体とその構造部分などの，身体の解剖学的部分である．
③ **機能障害**（impairments）：著しい変異や喪失などといった，身体構造上の問題である．
④ **活動**（activities）：課題や行為の個人による遂行のことである．
⑤ **参加**（participation）：生活・人生場面（life situation）への関わりのことである．
⑥ **活動制限**（activities limitations）：個人が活動を行う時に生じる難しさのことである．
⑦ **参加制約**（participation restrictions）：個人が行う何らかの生活・人生場面にかかわる時に経験する難しさのことである．
⑧ **環境因子**（environmental factors）：人々が生活し，人生を送っている物的な環境や社会的環境，人々の社会的態度による環境を構成する因子のことである．

以上を整理しておくことが必要である．

●コラム2　ICFの使い方と評価方法

ICFについてはコード化だけでなく，基本的な評価方法についても整理して評価できるようになっておくことが必要である．

ICFの大項目と第1レベルまでの分類を図3.3，表3.1に示す．カテゴリーは最初のローマ字と，そのあとに続くコードを表す最大5桁までの数字と，さらに小数点の後の1～2桁の評価点によって網羅的にコード化されている．最初のローマ字のb, s, a, p, e はそれぞれ，心身機能（body functions），身体構造（body structures），活動（activities），参加（participation），環境因子（environmental factors）の意味として使用される．ICFにおいては，活動と参加は"生活・人生領域"として共通の領域（domain：d）として分類されているが，実際使用する際には活動レベルのコード使用（a）なのか，参加レベルでのコード使用（p）なのかを明確にする．例えばd6301というコードは手の込んだ調理であるが，これを自宅の家事として行う場合は活動ということになるのでa6301ということになり，調理師などの職業として調理する場合は参加ということになりp6301というコードになる．第2レベルではその後の2個の数字（合計3個の数字）となり，第3，第4レベルではさらに1～2個の数字（合計4～5個の数字）がついてコード化されることになる．具体的には，片麻痺を例にとると，
① 第1レベル：神経筋骨格と運動に関する機能―― b7
② 第2レベル：筋の機能―― b730
③ 第3レベル：身体の片側の筋力―― b7302

となる．このようにコード化された心身機能がどれだけ問題（障害）をもっているのかは，コード番号の次にある小数点以下の数字で評価点として表現される．

評価点は，表3.2のように0から4までの5段階によって評価される．8, 9の評価点は統計上の必要から生じた評価点で，分類が困難な場合や該当しない項目がある時に使用する．例えば中等度の片麻痺を例にすると，b7302.2（身体の片側の筋力の中等度の障害）というコードで示される．

身体構造においては，構造障害の程度（第1評価点）だけでなく，構造障害の性質（第2評価点），構造障害の部位（第3評価点，試案）として表記することになり，小数点以下の3桁の評価点が使用される．例えば右大腿切断をコード化すると，s75000.411となり右大腿の骨の完全な構造障害で性質としては全欠損ということを意味する．

活動（activities）と参加（participation）の評価点に関しては，実行状況（第1評価点）と能力（第2評価点）を使用し小数点以下第2桁までで評価することを基本とし，任意評価点を追加する．

環境因子においては，小数点第1桁である第1評価点は環境の促進因子，

表3.1　大項目と第一レベルの分類

心身機能（body functions）	身体構造（structures）
第1章　精神機能	第1章　神経系の構造
第2章　感覚機能と痛み	第2章　目・耳および関連部位の構造
第3章　音声と発話の機能	第3章　音声と発話に関する構造
第4章　心血管系・血液系・免疫系・呼吸器系の機能	第4章　心血管系・免疫系・呼吸器系の構造
第5章　消化器系・代謝系・内分泌系の機能	第5章　消化器系・代謝系・内分泌系に関連した構造
第6章　尿路・性・生殖の機能	第6章　尿路性器系および生殖系に関連した構造
第7章　神経筋骨格と運動に関する機能	第7章　運動に関連した構造
第8章　皮膚および関連する構造の機能	第8章　皮膚および関連部位の構造
活動と参加（domain）	環境因子（environmental factors）
第1章　学習と知識の応用	第1章　生産品と用具
第2章　一般的な課題と要求	第2章　自然環境と人間がもたらした環境変化
第3章　コミュニケーション	第3章　支援と関係
第4章　運動・移動	第4章　態度
第5章　セルフケア	第5章　サービス・制度・政策
第6章　家庭生活	
第7章　対人関係	
第8章　主要な生活領域	
第9章　コミュニティライフ・社会生活・市民生活	

［吉田　望．ICFに基づいたリハビリテーション．理学療法の歩み　2007；18：22-30より引用，一部改変］

または阻害因子の程度を図3.2の5段階の評価点で示し，促進因子の場合は小数点をプラスで置き換え表記する．例えばe340.2は対人サービス提供者に関してかなり問題があることを意味し，e340＋2は対人サービス提供者に関してかなり援助があることを意味する．

いずれにしてもICFのコード化と評価点は多岐にわたり，詳細については成書[2]を参考にされたい．

表3.2 評価点

xxx.0	問題なし（なし，存在しない，無視できる……）	0～ 4%
xxx.1	軽度の問題（わずかな，低い……）	5～ 24%
xxx.2	中等度の問題（中程度の，かなりの……）	25～ 49%
xxx.3	重度の問題（高度の，極度の……）	50～ 95%
xxx.4	完全な問題（まったくの……）	96～100%
xxx.8	詳細不明	
xxx.9	非該当	

xxxは第2レベルまでの領域の数字を示す．[厚生省大臣官房統計情報部編．WHO国際障害分類試案（仮訳）．厚生統計協会；1985より引用，一部改変]

3.3 ICFに基づく考え方と生活機能の増大

ICFの生活機能構造モデルは，生命や生活，そして人生を包括するものであり，"人が生きることの全体像"を示すものである．人の健康を環境因子や個人因子も含めて多角的に分析する"医学モデル"と"社会モデル"の"統合モデル"として，"心身機能・構造"，"活動"，"参加"の3つのレベルのどれにも偏らずに生活機能の全体としてとらえることが重要であり，網羅的なコードを完全に分類することを目的とした使い方をするものではない．モデルがもつ意味を理解し，多職種がそれぞれの専門性を生かし，患者中心のリハビリテーション医療を目的指向的に進めるためのツールとして，問題点を抽出するチェックリストのようなものとして活用したい．

生活機能の低下した高齢者が増加し，それに対応する専門職が増加し多様化している．介護保険法・障害者総合支援法といった生活機能低下に対応した制度も近年改正が行われており，今後もこうした生活機能の増大や専門職の多様化に合わせて改正されていくものと思われる．そして何より，専門職中心ではなく生活機能の低下した当事者の意思，要望，権利を尊重するリハビリテーションの必要性が国民一般に浸透し，大きな意識の変化も生じている．疾患や障害のとらえ方が多様化し，個人の自立やニーズに対応するために活動・参加支援が個別的・具体的となってきている．"生活機能"が多種多様化し増大する側面を保健，医療，福祉，教育，社会学の分野で連携して支援を行う際に，理解と協力を促進するための共通言語として，ICFは有用なツールである．

3章のまとめ

1. ICFは生活機能と呼ばれる"心身機能・構造""活動""参加"の3つの階層を中心とした構造モデルとなっている．
2. 生活機能とは，人間が"生きる"ことの3つの階層である"心身機能・構造""活動""参加"のすべてを含み，"機能障害（構造障害を含む）"，"活動制限"，"参加制約"からなる"障害"の包括概念と対比される．
3. ICFの特徴はプラスの視点（肯定的側面）を重視した双方向的な関係をもつ相互作用モデルで，"あらゆる健康状態""すべての人"が対象となっている．
4. 多種多様化し増大する"生活機能"を，保険，医療，福祉，教育，社会学の分野で連携して支援を行う際に，ICFは理解・協力の促進のための共通言語として有用となるツールである．

問 題

3.1 国際障害分類（ICIDH）と国際生活機能分類（ICF）で誤っているのはどれか．
   A．ICIDHとICFはWHOによって発表された．
   B．ICIDHの機能・形態障害はICFの心身機能・身体構造のうち否定的側面といえる．
   C．ICIDHの能力低下はICFの活動のうち能力の否定的側面といえる．
   D．ICIDHの社会的不利にはICFの参加のうち否定的側面といえる．
   E．ICIDHには環境因子が含まれる．

3.2 国際生活機能分類(ICF)で誤っているのはどれか．
　A．対象範囲はすべての人である．
　B．参加制約という用語を使用する．
　C．環境因子は生活機能に大きく影響する．
　D．活動とは生活への関わり合いを指す．
　E．各階層が双方向的な関係をもつ．

3.3 国際生活機能分類(ICF)で正しいのはどれか．2つ選べ．
　A．ICDの後継分類として生まれた．
　B．心身機能とは身体系の生理的機能である．
　C．個人因子とは環境因子の1つである．
　D．活動と参加という構成要素は構造上別々になっている．
　E．参加とは生活・人生場面への関わりのことである．

3.4 国際機能分類(ICF)で心身機能・構造に含まれないのはどれか．
　A．入浴
　B．関節可動域
　C．心機能
　D．栄養の吸収
　E．嚥下

3.5 ICFの特徴について誤っているものはどれか．
　A．生活機能というプラスの視点を重視している．
　B．双方向的な関係を持つ相互作用モデルである．
　C．環境要因の分類が示されている．
　D．"あらゆる健康状態""すべての人"が対象である．
　E．疾病の諸帰結(障害)について扱う概念である．

文　献

1) 厚生省大臣官房統計情報部編．WHO国際障害分類試案(仮訳)．厚生統計協会；1985．
2) 障害者福祉研究会編．ICF国際生活機能分類―国際障害分類改訂版―．中央法規出版；2002．
3) WHO. The International Classification of Functioning, Disability and Health-ICF. Geneva: WHO; 2001.
4) 西村尚志．国際生活機能分類(ICF)―国際障害分類改訂版―．医学の歩み 2002；203：741-5．
5) 上田　敏．特報ICF：国際生活機能分類とこれからのリハビリテーション医療．臨床リハ 2003；12：136-45．
6) 長野　聖．ICFの背景と特性，その意義．PTジャーナル 2005；39：799-805．
7) 吉田　望．ICFに基づいたリハビリテーション．理学療法の歩み 2007；18：22-30．
8) 大川弥生．総合リハビリテーションにおける活用．総合リハ 2009；37：197-204．

（青木　昌弘，石合　純夫）

4 リハビリテーション医学における急性期・回復期・維持期

学習目標
- 急性期リハビリテーション医療の役割・機能を理解する.
- 回復期リハビリテーション医療の役割・機能を理解する.
- 維持期リハビリテーション医療の役割・機能を理解する.
- 障害（症候）学に対する具体的なリハビリテーションアプローチとは何かを理解する.

はじめに

リハビリテーション医学は，急性期・回復期・維持期に分類される．急性期は通常生命に危険があるか，障害の進行，悪化が起こりうる時期（2週間〜1カ月に相当）とされ，回復期は日常生活動作（activities of daily living：ADL）と生活の質（quality of life：QOL）の改善が期待できる時期であり（2週目ぐらいから3カ月間の期間で長くても6カ月間），維持期においては獲得された機能や能力が低下することをできるかぎり防ぐ目的で治療が行われる時期とされる．

それぞれの時期に実施される具体的なリハビリテーションアプローチ，そして専門職の役割，さらにロコモティブシンドロームなどにより健康寿命の延伸を脅かす要因などについて理解することが今後の医療や保健を中心とした支援体制を整える必要性を考える．

4.1 リハビリテーション医学における急性期

急性期からの積極的リハビリテーションは，脳卒中診療にかかわる脳卒中学会，脳神経外科学会，神経学会，神経治療学会，リハビリテーション医学会が合同で発表した"脳卒中ガイドライン2009"[1]では，その重要性が説かれるようになった．特に，脳卒中ユニット（stroke unit：SU），脳卒中リハビリテーションユニットなどによる組織化された治療の発達，それによる集中的なリハビリテーションの実施は早期退院へ向けた積極的な指導として強く勧められる（グレード[*1] A）となっている．一方で脳梗塞後の直接的な治療として，rt-PA[*2]（アルテプラーゼ）静注療法は急性期の積極的治療として受け入れられつつあるものの，依然数パーセントの合併症を伴う可能性があるとし，病態によっては慎重投与が必要とされている．

ところでリハビリテーション病院・施設協会によれば，急性期とは生命に危険があるか，障害の進行，悪化が起こりうる時期とし，疾患管理・リスク管理を十分に行いつつリハビリテーションを行う必要が大きく，**廃用症候群**（disuse syndrome）の予防とADLの指導の早期開始（ともに病棟指導）が主体であることがいわれている．

脳卒中ガイドライン2009では，急性期においては脳卒中自体の疾病治療とその合併症，および障害レベルに合わせたリハビリテーション治療に区分されている．その内容は，**生体力学的アプローチ**，**発達学的アプローチ**，**代償的アプローチ**，**認知的アプローチ**が含まれる．治療の進め方としては，急性期医療としての介入のほか，看護ケア，理学療法・作業療法などの介入後の継時的な測定ならびに（再）評価から到達目標を定め，その到達点を確認しながら次の段階に進むことが一般的であるとしている（**表4.1**）[2].

[*1]：本分類は，英国 Royal College of Physicians が採用した National Clinical Guidelines for Stroke の分類（1999）に準じ，Oxford Centre for Evidence-based Medicine の分類（2001）を一部取り入れたものである．

[*2]：rt-PA：組織プラスミノゲンアクチベーター．

表 4.1 脳卒中リハビリテーションでのアプローチ

アプローチ		時期	項目（病態）	治療手段
医学的管理	脳卒中の治療	急性～回復期	・病型と関連した続発症治療	
			(1) 再発・増悪	・リハビリテーション中止による集中管理
			(2) 水頭症	・短絡術（VPシャント・LPシャント）
			(3) 症候性てんかん	・抗てんかん薬の投与・変更
	合併症の治療 ・神経系 ・筋骨格系 ・呼吸・循環系 ・消化管系 ・泌尿器系 ・電解質と代謝系	急性～維持期	・通過症候群とうつ	・睡眠・覚醒リズム調整と向精神薬治療
			・肩手症候群・変形性関節症・筋肉痛・痙縮などの出現・増悪	・物理療法・薬剤（副腎皮質ホルモン）・関節腔およびトリガーポイントブロック
			・中枢性疼痛	・物理療法・薬剤（アミトリプチリン，など）
			・深部静脈血栓症と肺塞栓症	・リハビリテーション中止による集中管理・抗凝血療法
			・消化管出血・痔核出血	・抗潰瘍薬投与・座剤使用
			・反復性誤嚥性肺炎	・嚥下評価と内視鏡的胃瘻造設（PEG）
			・無石性胆嚢炎	・安静と抗生物質投与，消化器外科的治療優先
			・神経因性膀胱と尿路感染	・尿動態検査と薬剤投与
			・低 Na, Cl 血症・糖尿病増悪	・内科的治療
障害へのアプローチ	生体力学的アプローチ	急性～維持期	・機能障害レベル ・活動制限レベル	・ROM 訓練，筋力増強訓練，協調運動訓練
	発達的アプローチ	急性～回復期	・機能障害レベル ・活動制限レベル	・発達原理に基づく評価・基本動作能力拡大訓練
	リハビリテーション的アプローチ	回復～維持期	・自助具・補助具使用	・自助具（箸・杖）と短下肢装具・車いすなど
			・環境整備	・在宅環境評価の上，手すり・スロープ取り付けなど

急性期においては脳卒中自体の疾病治療とその合併症，および障害レベルに合わせたリハビリテーション治療に区分されており，急性期医療としての介入のほか，看護ケア，理学療法・作業療法などの介入後の継時的な測定ならびに（再）評価から到達目標を定め，その到達点を確認しながら次の段階に進む。
［佐山一郎．脳卒中リハビリテーションでのチームアプローチ．千田冨義，高見彰淑編．リハ実践テクニック 脳卒中．改訂2版．メジカルビュー；2013．pp.29-47 より引用］

SU では，他職種連携の下で協調的に評価・治療を行うシステムとなっている。脳卒中治療に精通した医師のほか，看護師，理学療法士（physical therapist：PT），作業療法士（occupational therapist：OT）がこの積極的治療システムを担う役割を追う。SU での治療効果における検証では，Indredavik ら[3]が報告しているように，このような積極的治療により発症から安静解除までが最も重要な時期としたうえで，不要な安静臥床を除去し，二次的合併症を予防することがさらなる能力低下を低減させるとしている。また，早期離床を促し，急性期の合併症の発症を抑制することが SU の有効な結果であったとも報告している[4]。

欧米諸国とは社会環境や医療制度に違いがあるにしても，長期的な予後において SU は，良好な結果をもたらすことが報告されており，わが国においても系統的な医療体制の整備が急務であることはいうまでもない。そのためにも，早期から運動療法を中心としたリハビリテーションを行うことは，合併症による廃用性筋萎縮，関節拘縮（こうしゅく），深部静脈血栓症（deep vein thrombosis：DVT），褥瘡（じょくそう），誤嚥性肺炎を抑制し，二次的合併症を予防すると考えられており，それにより生活機能を見据えたリハビリテーションアプローチに速やかに移行することが可能となる。

脳卒中では早期より離床を促すことが効果的とする中で，他職種連携のもと，以下のような種々の役割が必要になってくる。

a. 体位変換・良肢位保持（ポジショニング）[*3]

発症直後から意識障害のある中等～重症患者に行う。姿勢・肢位を変換し，褥瘡および関節拘縮，変形の予防が目的である。一般的に体位変換は約2時間ごとに行い，多くは看護師による看護ケアととらえられてきたが，急性期病院では理学療法士（PT）・作業療法士（OT）が積極的に介入し，より機能的な良肢位と家族指導を行うようにしている。

[*3]：安静により，関節拘縮や変形を生じても機能・能力面での低下を最小限にするための姿勢や肢位を取り，その管理を行うこと。

b. 他動的関節運動

"脳卒中ガイドライン2009"では，段階的弾性ストッキングおよび間欠的空気圧迫治療が深部静脈血栓症（DVT）予防に有効であることの十分な科学的根拠はまだないとしている（グレードC1）．その一方で，エビデンスの報告はなく，他動的な関節運動では脳血流量に影響がないとしているが，各関節を一度に5〜10回，1日2〜3回程度行うことが望ましいとされ，人体構造学および運動力学的知識をもつ理学療法士（PT）・作業療法士（OT）が行うことが日常的である．

c. 起居動作・座位肢位

発症から24時間以内に座位，立位などのリハビリテーションを開始して，急性期の積極的リハビリテーションにより，死亡率は変わらず，その後の機能予後も良い傾向があった[5]（Ib）としている．重力肢位の変化により，脳血流量への影響があるため表4.2のような注意が必要となる．主治医もしくはリハビリテーション医との連携のもと，全身状態と病床診察を経て実施前・中・後の意識障害などのレベルの確認とバイタルサインや気分不良の有無など，以前とは異なる症状を把握し，注意深く確認しながら次の到達目標に進む必要がある（表4.2）[6]．

また，日本リハビリテーション病院・施設協会の急性期・回復期リハビリテーション検討小委員会では，以下の点についてはこの限りではないとしている[7]．

① 一時的に機能低下する例に対する集中した治療目的の間欠的入院は，入院回復期リハビリテーションに含まれるものである．
② これらの時期別（急性期・回復期・維持期）分類は，必ずしも発生後の期間で規定することはできない．例えば，急性期は2週間以内，回復期は6カ月以内との明確な定義は困難である．しかし，例外を設定することによりある程度の分類は可能である．
③ 急性発症する疾患ではなく，慢性進行性の疾患にはこの時期別分類は適用できない．むしろ，その対象患者の状態で判断するものであろう．

表4.2 起居動作および座位開始基準

1. 麻痺などの症状の進行が止まっていること
2. 意識レベルがJCSで1桁であること
3. 全身状態が安定していること

重力肢位の変化により，脳血流量への影響があるため表に定めた基準が必要である．
[岸田芳之．C疾患別リハビリテーションの実際．脳卒中（急性期）．椿原彰夫編．リハビリテーション総論—要点生理と用語解説．改訂第2版．診断と治療社；2007．pp.190-3 より引用]

4.2 リハビリテーション医学における回復期

回復期とは，さしせまった生命の危険から脱し，負荷量の増加が可能となり，ADLとQOLの改善が期待できる時期であり，より能動的な治療を進める必要がある．医学的な疾患管理・リスク管理の必要性はあるが，それに留意しつつ多様なリハビリテーションプログラムが行われる必要がある．急性期同様，病院・医療機関で行われ，場合によって回復期は**入院回復期リハビリテーション**と**外来回復期リハビリテーション**として分けることもできる．

介護保険制度の施行と相まって，平成12（2000）年度にわが国独自の医療制度として回復期リハビリテーション病棟が開棟され，わずか10年足らずで届け出病床数が62,000床〔平成24（2012）年3月時点〕[8]を超え（図4.1），急速に増加し，**急性期**から**回復期**，そして**維持期**という機能分化が確立されてきた．その回復期リハビリテーション病棟としての機能分化から，より目的が明確となり質の高い医療の実践が可能とされ，種々のエビデンスの使用（使う）からさらにリハビリテーション医療の実践による質的向上が今後の使命となっている．

回復期リハビリテーション病棟の果たす役割は，温泉地型のリハビリテーションに端を発した．わが国のリハビリテーション医学は，その歴史の中で医療として画期的なものとして受け入れられるようになり，その多くが在宅復帰を望み，もしくは地域医療への架け橋としての役割を担ってきた．そのような中で増えてきた回復期リハビリテーション病棟における医療の存在価値と近年におけるその社会的重要性には目を見張るものがある．その主たる治療手段は，積極的な理学療法・作業療法・言語療法を中心とした**生活支援アプローチ**が基盤とされている．したがって回復期リハビリテーション病棟は，ADL能力の向上による寝たきりの予防と在宅復帰と支援を目的としたリハビリテーションを積極的かつ集中的に行うための病棟である（表4.3）．また，回復期リハビリテーション病棟とはリハビリテーション医療を要する患者が常時80％以上入

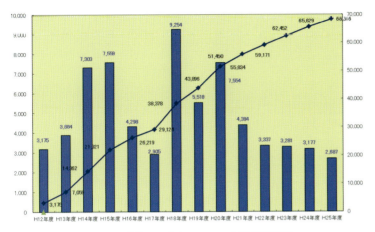

図 4.1　回復期リハビリテーション病棟届出病棟数
平成 12（2000）年度に回復期リハビリテーション病棟が開棟され，わずか 10 年足らずで届け出病床数が約 68,000 床（平成 26 年 3 月時点）を超えた．各年度の届け出数は，回復期リハビリテーション病棟新規届け出数から廃止数を引いた値を記載．
[回復期リハビリテーション病棟の現状と課題に関する調査報告書(2011年版)より引用]

院している病棟をいい，リハビリテーションの実施は，医師による定期的な機能検査のほか，その効果判定のためのカンファレンスの定期的な実施と，リハビリテーション実施計画書を作成することが義務づけられている（運動器リハビリテーション料Ⅲなどはその必要がないとされている）．

昨今では，**栄養サポートチーム**（nutrition support team：NST）[9]による摂食・嚥下障害に対する職種横断的アプローチから食事摂取や栄養摂取方法に至るまで，全身状態に応じたきめ細かい支援が行われるようになってきている．**図 4.2** は，嚥下障害に対するアプローチの 1 例である[10]．

NST の介入は，栄養状態の評価（病歴，発熱・呼吸状態，体重測定，アルブミン値，炎症反応値など），スクリーニングを行い，言語聴覚士（speech-language-hearing therapist：ST）なども交え栄養摂取方法の検討をし，安全な方法の検討の後に必要栄養量を算出する．それにより食事内容（食物形態など）を決定し，身体障害による体位の維持に対し，理学療法士（PT），作業療法士（OT）が頸部の屈曲や安定した座位保持のためのシーティング（着座）による摂食環境を整えることを行う．そのほか，脳卒中リハビリテーションとして回復期には，種々の**機能的電気刺激療法**（functional electrical stimulation：FES）による移動能力手段の改善[11]，痙性麻痺に対する**ボツリヌス毒素（ボツリヌストキシン）治療**（botulinum toxin treatment）[12]による筋緊張の緩和や**経頭蓋磁気刺激法**（transcranial magnetic stimulation：TMS）などの脳の器質的障害に対する**直接的アプローチ**[13]まで，さまざまである．したがって，急性期医療からの継続的な治療と，回復期ならではの治療的アプローチが主体となり，かつその基盤にはエビデンスに資するより根拠のある科学的なアプローチが各所で行われてきている．

一方，これまでの研究成果をもとに，新たな治療概念も生まれ，この時期には理学療法士（PT）や作業療法士（OT）によって神

表 4.3　回復期リハビリテーション病棟の施設基準（平成 22 年度診療報酬通則）

標榜科名	リハビリテーション科を標榜していること．
医師	病棟ごとに常勤の専任医を 1 名以上配置すること．
PT, OT	病棟ごとに常勤専従の PT 2 名以上，OT 1 名以上を配置すること（リハビリテーション施設基準の専従 PT，OT との兼務は不可）．
看護職員 看護職員	常時，入院患者の数が 15 またはその端数を増すごとに 1 名以上であること（最小必要数の 40%以上が看護師であること）．
看護補助者	常時，入院患者の数が 30 またはその端数を増すごとに 1 名以上であること．
夜勤看護職員	2 名以上（看護補助者が夜勤を行う場合においては看護職員の数は 1 名以上）であること．
夜勤看護補助者	2 名以上（看護職員が夜勤を行う場合においては 2 名から看護職員の数を減じた数以上）であること．
リハビリテーション施設	心大血管リハビリテーション料（Ⅰ），脳血管疾患等リハビリテーション料（Ⅰ），（Ⅱ）もしくは（Ⅲ），運動器リハビリテーション料（Ⅰ），呼吸器リハビリテーション料（Ⅰ）のいずれかの施設基準を届け出ていること．
病室 床面積 廊下幅 そのほかの構造	内法による計測で患者 1 人につき，6.4 m² 以上であること．病室に隣接する廊下幅は内法による計測で 1.8 m 以上，両側に居室がある場合は 2.7 m 以上であること．設備患者の利用に適した浴室および便所が設けられていること．
リハビリテーション提供単位	単位 1 日平均 2 単位以上の疾患別リハビリテーションを提供していること．
リハビリテーション実施体制	リハビリテーションの実施計画の作成の体制，適切なリハビリテーションの効果，実施方法などを定期的に評価する体制がとられていること．

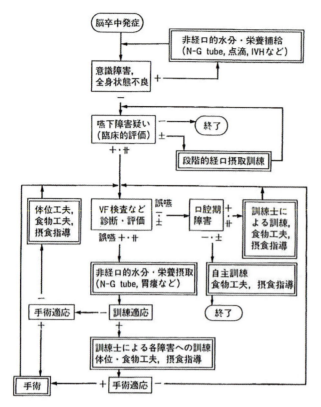

図4.2 脳血管障害患者の嚥下障害に対するアプローチ
嚥下障害に対するアプローチをチーム医療の観点からスキームとして模式化する．矢印：流れの方向，□：診断・評価，□：治療・管理．
[森 英二，木村彰男，才藤栄一ほか．脳卒中早期リハビリテーションの実際（2）—嚥下障害へのアプローチ．総合リハ 1990；18：935-8の図1（本図は，才藤栄一，千野直一．嚥下障害．総合リハ 1987；15：215-22の図7の一部改変である）]

また，要介護者などの原因とされる理由から男性の場合，関節疾患（10.3％），骨折・転倒（5.6％），女性では，さらにそれぞれ14.3％，15.1％と運動器疾患としてとらえると上位に相当し（図4.3）[18]，骨折後の生存率においても期待生存率に対する実質生存率がおよそ18％，5年で26％低下するとの報告もあり[19]，**高齢者であることが多くの疾病と合併症を有する**ことからも予後が不良であることは容易に想像できる．

大腿骨頸部骨折後の移動能力の改善に焦点を当て，リハビリテーションを行っても退院・在宅後の生活にはまったく意味をなさないことがある．それは，その原因となる転倒・転落が身体的な内的要因だけではなく，社会環境や住環境など外的要因により起こることが多く，むしろその改善こそが在宅生活を見据えた生活支援となり，有効なリハビリテーションアプローチであるといえるからである．

つまり，回復期における到達目標は，急性期における骨折治療はもとより，移動能力の改善や在宅生活を見据えた生活支援および介護保険の有効活用などの社会支援の援助が中心とされ，脳卒中医療にみられる機能障害重視の考えより，むしろ日常生活のための種々の能力や設備の改善が目的とされる場合もある．

運動器の障害に対して日本整形外科学会は，"ロコモティブシンドローム（運動器症候群，ロコモ，図4.4）"を提唱した．ロコモは，"運動器の障害によって移動機能が低下した状態"を示し，進行すると介護が必要となるリスク

経生理学的な体系的治療が施行されていることも事実である．その多くは今後，エビデンスの構築がなされていくことを期待したい分野である．

これまで脳卒中を中心に述べてきたが，運動器疾患においても高齢社会により，運動器[*4]の健康を維持し，その予防に努めていくことがひいては**健康寿命**の延伸に強く貢献することがいわれてきている[14]．

大腿骨頸部骨折は介護保険制定後積極的な全国規模の調査が行われるようになってきており[15)～17)]，その発生は今後の高齢化に拍車がかかることからも指数関数的に増加するものと予想されている．多くは，その予防に国策としての対策がなされている．介護予防として，要支援の認定を受けた人々がその予防のために各種事業に参加することが保険制度の中で認められている．そもそも骨折に及ぶ主たる原因は転倒であり，その中でも身体的要因を中心とした内的要因，環境・社会的要因を中心とした外的要因に分けてその対応・対策を検討することが重要とされている（図4.3）．

[*4]：運動器：身体運動に関わる骨，筋肉，関節，神経などの総称．運動器はそれぞれが連携して働いており，どの1つが悪くても身体はうまく動かない．また，複数の運動器が同時に障害を受けることもある．http://www.joa.or.jp/jp/public/about/locomotorium.html（平成24年4月19日閲覧）．

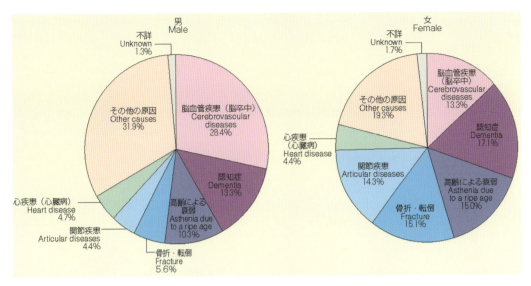

図 4.3　要介護者等の性別からみた介護が必要となった主な原因
"その他の原因"には"不明"を含む．[厚生労働省大臣官房統計情報部．平成26年国民生活基礎調査（平成25年）の結果から（http://www.mhlw.go.jp/toukei/list/dl/20-21-h25.pdf）より引用］

を高める．現状では意外に運動器の障害が要介護の原因になる可能性が高いことが知られていない．運動器は内部障害と違い，自ら動かすことのできる器官である．慢性関節疾患やその結果として起こる転倒・骨折などを防ぎ，運動器の耐用年数を増やすこと，そして健康寿命を延伸することが重要であることが唱えらえている[20)21)]．

平成24年度の診療報酬改定によって，医療保険から介護保険への円滑な移行を期待すること，その必要性から2カ月間（改定前は1カ月）に限り，同一疾患などについて介護保険におけるリハビリテーションを行った日以外の日に医療保険における疾患別リハビリテーション料を算定することが可能となった．これまで，回復期と維持期との移行期間には多くの問題があり，縦割り制度の是正や情報共有の改善が必須とされていた．改定により移行期間は延長され，介護保険サービスとしての受け皿に乏しい心大血管疾患・呼吸器リハビリテーションについてはその体制作りの期間として期待されているが，いまだ介護予防事業や訪問リハビリテーションによる心身機能の改善を図るなど，ほかの保険とは異なり，十分だとはいえない．

一方，供給されるサービスが医療保険から介護保険に変化すること（もちろん訪問看護指導料など，医療保険の適用とされるサービスもある）により，それぞれのサービス提供には差異が生じることも否めない．例えば，介護保険の要介護者に対する訪問リハビリテーションの実施と診療報酬は介護保険で請求するよう決められており，いかなる事情があろうとも医療保険に請求することはできない．医療保険傘下でのリハビリテーション医療の継続が困難な状況となっている．

これについては，リハビリテー

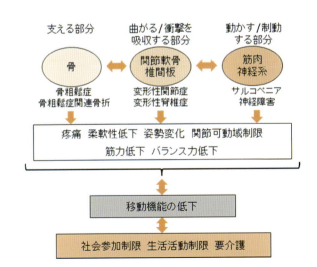

図 4.4　ロコモティブシンドロームの概念
運動器を構成する各器官が加齢の影響を受け，相互に関係し複合することにより歩行機能の低下に至る．さらに低下し歩行機能が増悪することにより，介護が必要となる．
［中村耕三．Ⅰ　ロコモティブシンドロームの概念と疫学．概要．ロコモティブシンドロームのすべて．日本医師会雑誌　2015；144：S30-3 より引用］

ション医療における3つの時期，すなわち"急性期""回復期""維持期"のうち，急性期（〜1カ月）は急性期病院で，回復期（6〜9カ月）は回復期リハビリテーション病院で，これらが終了し，獲得された在宅での社会生活や介護保険施設をはじめとする長期療養施設での生活を維持もしくは改善する方策が維持期リハビリテーションとなるが，提供できるのは"医療機関および施設での外来診療""居宅介護サービス""介護保険施設等"の3か所だけとなっており，十分なサービス供給となっていない．

4.3 リハビリテーション医学における維持期

　維持期とは，獲得した機能をできるかぎり長期にわたり維持することである．例えば脳卒中患者においては，運動障害に起因する関節拘縮や筋力低下，体力低下など廃用症候群を招きやすいことが知られている．維持期においてもリハビリテーションの機会を設けることが望ましく，そのため，その人個人に合ったホームプログラムの提供のほか，地域，居宅・在宅を主体とした訪問・通所リハビリテーション，外来リハビリテーションなどの継続的なアプローチが重要である．また，この時期はそれまでのリハビリテーションによって得たADLとQOLを保つために，さらに能動的な治療を進める必要がある．

　地域におけるリハビリテーション支援体制の整備のために，平成10（1998）年から地域リハビリテーション支援体制整備推進事業が実施された．各都道府県にリハビリテーション協議会とリハビリテーションセンターを設置し，医療圏ごとに指定された地域リハビリテーション広域支援センターが，区域ごとにリハビリテーション資源の利用やリハビリテーショ

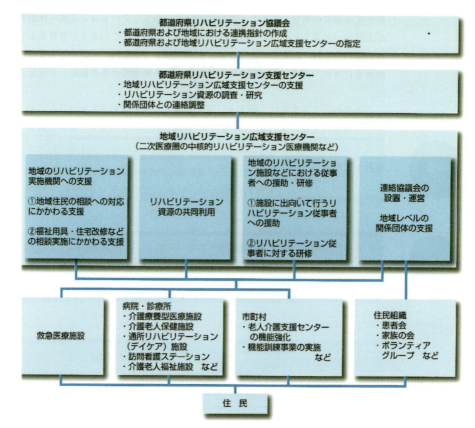

図4.5　地域リハビリテーション支援体制

平成10年から地域リハビリテーション支援体制整備推進事業が実施された．各都道府県にリハビリテーション協議会とリハビリテーションセンターを設置し，医療圏ごとに指定された地域リハビリテーション広域支援センターが，区域ごとリハビリテーション資源の利用やリハビリテーション従事者への研修などを企画，実施する事業である．

［大田仁史．地域リハビリテーション原論ver.4．医菌薬出版；2006より引用］

ン従事者への研修などが企画,実施される事業である(図4.5).

平成13(2001)年に東京都リハビリテーション病院が指定され,それをきっかけに平成18(2006)年までに都内12の二次保健医療圏に1か所ずつ合計12か所の地域リハビリテーション支援センターが指定されている[23].現在では国庫補助事業としては廃止となっており,今後地域の中核的役割を担っていくには,高齢障がい者に対する支援や,そのためのかかりつけ医の存在は欠かすことができない.第1回高齢者リハビリテーション研究会が定めた"地域リハビリテーション支援活動マニュアル"は,全国各地でのリハビリテーション医療に対する格差により十分な取り組みに資する内容とはなっていない[24].心身機能の回復が維持期となったこの時期のリハビリテーションは,居住地域で能力が発揮できるような支援とリハビリテーション提供体制が必要とされ(図4.6),そのためには医療・介護・行政とそこに関わる従事者のリハビリテーション・マインドが組織の協同体としての礎となり地域の障がい者の自立支援を図ることになろう.

また,地域連携クリティカルパス[*5]の普及によって,退院後の地域生活あるいは在宅生活が円滑に行われるよう,生活支援を基盤にした医療・介護の流れも整いつつある.

地域連携クリティカルパスとは,平成19(2007)年10月31日中央社会保障協議会では,

① 急性期病院から回復期病院を経て早期に自宅に帰れるような診療計画を作成し,治療を受けるすべての医療機関で共有して用いるもの
② 診療にあたる複数の医療機関が,役割分担を含め,あらかじめ診療内容を患者に提示・説明することにより,患者が安心して医療を受けることができるようにするもの
③ 内容としては,施設ごとの診療内容と治療経過,最終ゴールなどを診療計画として明示
④ 回復期病院では,患者がどのような状態で転院してくるかを把握できるため改めて状態を観察することなく,転院早々からリハビリテーションを開始できる
⑤ これにより,医療連携体制に基

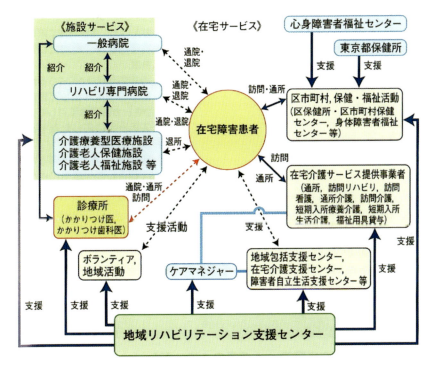

図 4.6　東京都の地域におけるリハビリテーション体制
東京都におけるリハビリテーション体制は,居住地域で能力が発揮できるような支援とリハビリテーション提供体制を整えている.
[林　泰史.4.連携システム図.在宅医療 午後から地域へ.日本医師会雑誌 2010；139：S15 より引用]

[*5]：クリティカルパスとは,良質な医療を効率的,かつ安全,適正に提供するための手段として開発された診療計画表である.1990年代に日本の医療機関においても一部導入され,それにより診療の標準化,根拠に基づく医療の実施(EBM),インフォームドコンセントの充実,業務の改善,チーム医療の向上などの効果が期待されている.

づく地域完結型医療を具体的に実現するとしている（図4.7）[26]．脳卒中に関しては，東京都脳卒中医療連携協議会を設置し，パスの標準化（統一化）を検討中である．

何よりも維持期のリハビリテーションにおいて獲得した機能を維持していくには，その居住地域での医療・介護・行政の役割の重要性と従事者らのリハビリテーション・マインド，そしてその格差是正をもって，地域完結型医療に到達することが大切である．骨折や脳卒中の発症によって急激なADLが低下した後，維持期に仮の要介護状態[*6]（図4.8）[27]に陥ってしまう原因は，①急性期・回復期のリハビリテーションが不十分であったこと，②適切なリハビリテーションの後，合併症や廃用症候群により機能低下を起こ

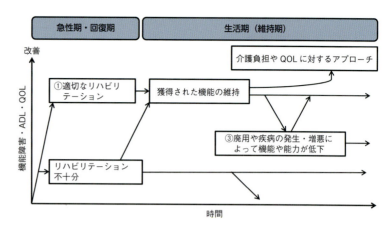

図4.8　仮の要介護状態の模式図
介護が必要な状態にあっても適切なリハビリテーションを行えばADLや介護負担度が改善する余地のある要介護状態を仮の要介護という．
［山田　深，理宇明元．仮の要介護状態とその対策．日本リハビリテーション医学会誌 2005；42：690-6 より引用］

すことのいずれかである．

例えば，脳卒中ではそのような状態に陥りやすいことから，回復期での十分なリハビリテーションの実施と介護保険適応時期の見定めが必要とされるが，介護保険サービス下での通所・訪問リハビリテーションの利用は総じて低く，リハビリテーションサービスの需要に見合った地域独自のスポットリハビリテーションの普及が望まれる．

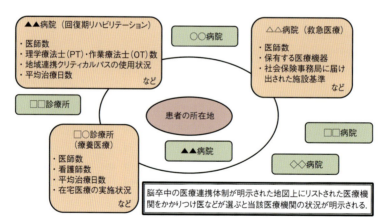

図4.7　脳卒中の医療連携体制のイメージ
地域連携クリティカルパスによる転院早々からのリハビリテーションの開始と，医療連携体制に基づく地域完結型医療の具体的な体制の充実．
［第14回「医療計画の見直し等に関する検討会」参考資料 http：//www.mhlw.go.jp/shingi/2005/12/s1209-8.html（平成24年4月21日閲覧）より引用］

[*6]：仮の要介護状態：介護が必要な状態にあっても適切なリハビリテーションを行えばADLや介護負担度が改善する余地のある要介護状態．

4章のまとめ

1. 急性期リハビリテーション医療の役割・機能を理解する．
   - 集中的なリハビリテーションの実施は早期退院へ向けた積極的な指導として強く勧められる（グレードA）となっている．
   - 急性期から廃用症候群の予防と日常生活動作（ADL）の指導のための早期開始（ともに病棟指導）が主体とされる．
   - 積極的治療により発症から安静解除までが最も重要な時期とした上で，不要な安静臥床を除去し，二次的合併症を予防することがさらなる能力低下を低減させる．
   - 合併症には，廃用性筋萎縮，関節拘縮，深部静脈血栓症，褥瘡，誤嚥性肺炎の予防が考えられる．
   - 体位変換・良肢位保持（ポジショニング），他動的関節運動，起居動作・座位肢位が主治医もしくはリハビリテーション医との連携のもと，次の到達目標に進むために必要である．

2. 回復期リハビリテーション医療の役割・機能を理解する．
   - 回復期とは，さしせまった生命の危険から脱し，負荷量の増加が可能となり，ADLと生活の質（QOL）の改善が期待できる時期である．
   - 回復期リハビリテーション病棟が開棟され，わずか10年足らずで届け出病床数が62,000床（平成24年3月時点）[8]を超え，急速に増加し，急性期から回復期そして維持期という機能分化が確立されてきた．
   - 回復期リハビリテーション病棟における医療の存在価値は回復期リハビリテーション病棟では，ADL能力の向上による寝たきりの予防と在宅復帰と支援を目的としたリハビリテーションを積極的かつ集中的に行うための病棟である．
   - 栄養サポートチーム（NST），種々の機能的電気刺激療法（FES），ボツリヌス毒素（ボツリヌストキシン）治療，経頭蓋磁気刺激（TMS）など急性期医療からの継続的な治療と，回復期ならではの治療的アプローチが主体となる．
   - これまでの研究成果をもとに，新たな治療概念も生まれ，この時期には理学療法士（PT）や作業療法士（OT）によってその神経生理学的な治療体系が施行されていることも事実である．その多くは今後，多くのエビデンスの構築がなされていくことを期待したいところである．
   - 運動器疾患においても高齢社会により，運動器の健康を維持し，その予防に努めていくことがひいては健康寿命の延伸に強く関与する．
   - 骨折後の生存率においても期待生存率に対する実質生存率がおよそ18％，5年で26％低下するとの報告もあり[19]，高齢者であることが多くの疾病と合併症を有することからも予後が不良であることは容易に想像できる．
   - 運動器の障害に対して日本整形外科学会は，"ロコモティブシンドローム（運動器症候群，ロコモ）"を提唱した．ロコモは，"運動器の障害によって移動機能が低下した状態"を示し，進行すると介護が必要となるリスクを高める．現状では意外に運動器の障害が要介護の原因になる可能性が高いことが知られていない．

3. 維持期リハビリテーション医療の役割・機能を理解する
   - 維持期とは，獲得した機能をできるかぎり長期にわたり維持することである．
   - また，この時期はそれまでのリハビリテーションによって得たADLとQOLを保つために，さらに能動的な治療を進める必要がある．
   - 地域リハビリテーション広域支援センターが，区域ごとリハビリテーション資源の利用やリハビリテーション従事者への研修などを企画，実施する．
   - 医療・介護・行政とそこに関わる従事者にはリハビリテーション・マインドが組織の協同体としての礎となっている．
   - 地域連携クリティカルパスにより，医療連携体制に基づく地域完結型医療を具体的に実現する．
   - 介護が必要な状態にあっても，適切なリハビリテーションを行えばADLや介護負担度が改善する余地のある要介護状態を仮の要介護という．

問　題

4.1 脳卒中急性期のリハビリテーションで合併症予防の目的にふさわしくないものはどれか．
　A．廃用性筋萎縮
　B．大腿骨頸部骨折
　C．深部静脈血栓症
　D．褥瘡
　E．誤嚥性肺炎

4.2 脳卒中急性期に行う他動的関節運動は脳卒中ガイドライン2009には十分な科学的な根拠はまだないとしている．エビデンスの報告はないものの，他動的な関節運動で適切なものはどれか．
　A．各関節を一度に5〜10回を目安とする．
　B．1日5回以上行うことが望ましい．
　C．治療には運動力学的知識をもつ看護師が行うこと必要である．
　D．意識障害がある場合でも積極的に行う．
　E．バイタルチェックは必要ではない．

4.3 回復期リハビリテーション病棟について正しいものはどれか．
　A．平成24年3月時点で全国の回復期病床数が100,000床以上を数える．
　B．ADL能力の向上による寝たきりの予防が目的とされる．
　C．在宅復帰は望まず，その支援は施設入所を想定したものとする．
　D．生活支援アプローチを行う必要はない．
　E．栄養サポートチーム（NST）により食事指導を行う．

4.4 運動器疾患予防による健康維持が健康寿命の延伸に役立つとされるが，運動器障害の予防に必要なこととして誤っていることはどれか．
　A．転倒の原因には内的要因と環境・社会的要因による外的要因に分けられる．
　B．医療・介護・行政の基盤には従事者のリハビリテーション・マインドが重要である．
　C．骨折治療後は脳卒中医療にみられる機能障害重視の考えより，むしろ日常生活のための種々の能力の改善が目的とされる．
　D．運動器の障害に対して日本整形外科学会は，"ロコモティブシンドローム（運動器症候群，ロコモ）"を提唱した．
　E．運動器は内部障害と違い，他動的に動かすことのできる器官であり，運動器の耐用年数を増やすことが健康寿命の延伸には必要ではない．

4.5 維持期のリハビリテーションは，獲得した機能をできるかぎり長期にわたり維持することとされている．脳卒中患者においては，運動障害に起因する機能低下を招きやすいことが知られている．維持期リハビリテーションについて誤りはどれか．
　A．リハビリテーション支援体制の整備のために地域リハビリテーション支援体制整備推進事業が実施される．
　B．転倒の原因には内的要因と環境・社会的要因による外的要因に分けられる．
　C．退院後の地域生活あるいは在宅生活が円滑に行われるよう栄養サポートチームが普及した．
　D．介護が必要な状態にあっても，適切なリハビリテーションを行えばADLや介護負担度が改善する余地のある要介護状態を仮の要介護という．
　E．適切なリハビリテーションにより維持期に合併症や廃用症候群による機能低下を起こすことはない．

文献

1) 脳卒中ガイドライン2009．
2) 佐山一郎．脳卒中リハビリテーションでのチームアプローチ．千田富義，高見彰淑編．リハ実践テクニック 脳卒中．改訂2版．メジカルビュー；2013．pp.29-47．
3) Indredavik B., Bakke F, Slordahl SA, et al. Stroke unit treatment：10-year follow-up. Stroke 1999；30：1524-7.
4) Indredavik B, Bakke F, Slordahl SA, et al. Stroke unit treatment improves long-term quality of life stroke. A randomized controlled trial. Stroke 1998；29：895-9.
5) Bernhardt J, Dewey H, Thrift A, et al. A very early rehabilitation trial for stroke（AVERT）：Phase II safety and feasibility. Stroke 2008；39：390-6.
6) 岸田芳之．C 疾患別リハビリテーションの実際 脳卒中（急性期）．椿原彰夫編．リハビリテーション総論―要点生理と用語解説．改訂第2版．診断と治療社；2007．pp.190-3．
7) http://www.rehakyoh.jp/data04-5.php（閲覧日平成24年3月18日）
8) 回復期リハビリテーション病棟の現状と課題に関する調査報告書（2011年版）
9) 三原千恵．脳卒中後の嚥下リハビリテーションの栄養管理．静脈経腸栄養2011；26：1371-8.
10) 才藤栄一，千野直一．嚥下障害．総合リハ 1987；15：215-22.
11) Kesar T, Perumal R, Jancosko A, et al. Novel patterns of functional electrical stimulation have an immediate effect on dorsiflexor muscle function during gait for people poststroke . Phys Ther 2010；90：55-66.
12) Ward AB. Spasticity treatment with botulinum toxins. J Neural Transm 2008；115: 607-16.
13) Ameli M, Grefkes C, Kemper F, et al. Differential effects of high-frequency repetitive transcranial magnetic stimulation over ipsilesional primary motor cortex in cortical and subcortical middle cerebral artery stroke. Ann Neurol 2009；66: 298-309.
14) 「国民の健康の増進の総合的な推進を図るための基本的な方針」改正案（新健康日本21）骨子（案）http://www.mhlw.go.jp/stf/shingi/2r9852000001zz5s-att/2r9852000001zzjy.pdf（平成24年4月19日閲覧）
15) 折茂 肇，橋本 勉，坂田清美，ほか．第3回大腿骨頸部骨折全国調査成績：1997年における新発生患者数の推定と10年間の推移．日本醫事新報 1999；3916：46-9.
16) 折茂 肇，坂田清美．第4回大腿骨頸部骨折全国頻度調査成績．日本医事新報 2004；4180：25-30.
17) 日本整形外科学会診療ガイドライン委員会，厚生労働省医療技術評価総合研究事業「大腿骨頸部骨折の診療ガイドライン作成」班編．大腿骨頸部／転子部骨折診療ガイドライン．南江堂；2005．
18) 厚生労働省「国民生活基礎調査」（平成19年）．
19) Haentjens P, Magaziner J, Colon-Emeric CJ. Meta-analysis: Excess mortality after hip fracture among older women and men. Ann Intern Med 2010；152: 380-90.
20) 中村耕三．ロコモティブシンドローム（運動器症候群）：超高齢社会における健康寿命と運動器．日本整形外科學會雑誌 2009；83：1-2．
21) 中村耕三．I ロコモティブシンドロームの概念と疫学．概要．ロコモティブシンドロームのすべて．日本医師会雑誌 2015；144：S30-3．
22) 大田仁史．地域リハビリテーション原論ver.4．医歯薬出版；2006．
23) http://www.fukushihoken.metro.tokyo.jp/iryo/sonota/riha_iryo/center_to/index.html（平成24年4月21日閲覧）
24) 地域リハビリテーション支援活動マニュアル 第1回高齢者リハビリテーション研究会参考資料．
25) 林 泰史．4．連携システム図．在宅医療 午後から地域へ．日本医師会雑誌 2010；139：S15．
26) 第14回「医療計画の見直し等に関する検討会」参考資料 http://www.mhlw.go.jp/shingi/2005/12/s1209-8.html（平成24年4月21日閲覧）
27) 山田 深，理宇明元．仮の要介護状態とその対策．日本リハビリテーション医学会誌 2005；42：690-6．
28) 森 英二，木村彰男，才藤栄一ほか．脳卒中早期リハビリテーションの実際（2）―嚥下障害へのアプローチ．総合リハ 1990；18：935-8．

（小松　泰喜）

5 リハビリテーション医学における職種とチーム医療

学習目標
- リハビリテーション医学に携わる主な職種とその役割の概要を説明できる．
- 医療チームの類型（モデル）を述べられる．
- 各モデルはどのような状況で用いられるのか述べられる．
- 多職種によるケアにおけるコミュニケーションの必要性について説明できる．
- 多職種が効果的な連携を果たすために必要なことがらを述べられる．

■ はじめに

リハビリテーションの対象は，神経筋疾患や骨関節疾患の患者ばかりではないため，すべての医療従事者がリハビリテーション医学に携わるといっても過言ではない．例えば，心筋梗塞や慢性閉塞性肺疾患（chronic obstructive pulmonary disease：COPD）などの内部障害をもつ患者に対する包括的リハビリテーションでは，栄養状態の管理は栄養士が，服薬管理については薬剤師が，指導や相談を担当する．また，救急医療でも，救命処置を施した医療従事者がそのまま集中治療室で患者の治療にあたるような施設では，それらの医療従事者が数時間〜数日後にはリハビリテーションに携わることになる．リハビリテーションにおける医療チームは特定の場所に存在するのではなく，患者や家族にかかわる医療従事者が，患者・家族をリハビリテーションの対象ととらえ，自身がリハビリテーションチームの一員として役割を果たすことを認識しているかどうかによるのである．

5.1 リハビリテーションに携わる主な医療関係職種とその役割

ここでは，リハビリテーションに携わる主な医療関係職種の役割を概観する．

a. 医師

医師法第17条には"医師でなければ，医業をしてはならない"とあり，医師は基本的に医行為全般を実施する権限と義務を担っている．しかし昨今，長期療養施設や在宅など医療施設以外における医行為実施の必要性の高まりから，ほかの医療関係職種に医行為の一部が条件付きで委譲されるようになってきている．医師以外の医療関係職種による医行為は，医師が包括的指示または具体的指示による指導監督の下での実施となるが，医師は，患者・家族の状況およびほかの医療関係職種の資質の把握を行い，それらの人々と十分な連携を図ることが必要である．

前述の通り，リハビリテーションを必要とする患者はいかなる場所にも存在し，提供者も臨機応変な対応を求められるが，医療の高度化・専門化に伴い，各学会でその診療科あるいは分野において一定水準の知識や技術を備える医師が認定されるようになっており，リハビリテーション分野に関しては，日本リハビリテーション医学会（Japanese Association of Rehabilitation Medicine）が，リハビリテーション科専門医の認定を行っている．2013年8月現在1,930名のリハビリテーション科専門医が輩出されている．認定試験の受験にあたっては**表5.1**の資格が必要である．

同学会は，リハビリテーション科専門医を，"病気や外傷の結果

表5.1 リハビリテーション科専門医の認定試験受験資格

- 医師免許を取得後5年以上および日本リハビリテーション医学会加入後3年以上を経過していること
- 学会が認定する研修施設において3年以上の研修を行うこと
- 学会における主演者の学会抄録2篇を有すること
- 自らリハビリテーション医療を担当した30症例の症例報告を提出すること
- 自らリハビリテーション医療を担当した100症例の経験症例リストを提出すること

生じる障害を医学的に診断治療し，機能回復と社会復帰を総合的に提供することを専門とする医師"と定義している[1]．役割については，2007年に日本リハビリテーション学会の"リハ科専門医需給に関するワーキンググループ"が専門医の必要数を算出する調査報告[2]の中で，職域別の専門医の役割を示している（表5.2）．医療施設内においては，患者の評価・ゴールの設定・リハビリテーションの処方・退院調整・リハビリテーションシステムの構築などが主な役割であり，地域においては，リハビリテーションおよびサービス受給に関する相談・支援が主な役割といえる．

b. 看護師

看護師は，保健師助産師看護師法第5条で"傷病者もしくは褥婦に対する療養上の世話または診療の補助を業とする者"と定められている．診療の補助は医師の指示を必要とする行為であり，療養上の世話は，医師の医学的判断を要する場合と，看護師独自の判断で実施可能な場合がある．入院中の患者に対する看護は，リハビリテーションチームの一員として機能する一方で，看護チームとしての活動でもある．看護師は独自のアセスメントに基づいて看護問題を抽出し，問題解決的なアプローチを実施する．抽出した看護問題をリハビリテーションチームで患者・家族のゴールを検討する際に報告し，ゴールをふまえて目標の設定や解決策を調整する．施設内における患者の実生活を援助する看護師は，理学療法士・作業療法士が実施する各種治療の成果を実生活に統合できるようにする役割を担っている．また，看護師は患者・家族と接する機会が最も多いため，得た情報をチームメンバーに提供して情報共有を促進するとともに，患者・家族の変化に応じてタイムリーに援助が実施できるよう，チームメンバーに働きかける役割を担っている．

看護師も，ある特定の看護分野に関する知識および技術を備えた専門看護師と認定看護師を輩出している．

1） 専門看護師（certified nurse specialist）： 専門看護師とは"複雑で解決困難な看護問題をもつ個人，家族及び集団に対して，水準の高い看護ケアを効率よく提供するための，特定の専門看護分野の知識及び技術を深めた者"であり，2012年7月現在，11分野が特定されている[3]．日本看護協会（Japan Nursing Association）が実施する専門看護師の認定審査を受けるためには，看護系大学院の修士課程修了者で日本看護系大学協議会が定める単位を修得し，5年以上の実務研修のうち3年以上は専門分野の実務研修を行っていることが必要である．2015年1月現在，登録者の総数は1,466名である（表5.3）．専門看護師の役割としては，各専門看護分野において，①卓越した看護の実践，②ケア提供者に対するコンサルテーション，③保健医療福祉に携わる人々のコーディネーション，④倫理的な問題や葛藤の解決，⑤看護者の教育，⑥実践の場における研究活動，の6つがある．

2） 認定看護師（certified nurse：CN）： 認定看護師とは"ある特定の看護分野において，熟練した看護技術と知識を用いて，水準の高い看護実践のできる者"であり，現在21分野がある（表5.4）[3]．

表5.2　リハビリテーション科専門医の役割

臨床急性期・一般病床	・疾患の急性期に対する早期リハビリテーションを安全かつ確実に実施できるシステムの構築 ・適切な機能評価と予後予測に基づいた適切なゴールの設定 ・退院調整
臨床回復期 （回復期リハビリテーション病棟）	・主治医として入院患者の評価 ・適切なゴールの設定 ・障害の受容を助けるインフォームド・コンセント ・リハビリテーションの処方 ・装具の処方 ・在宅調整 ・内科的管理 ・効率的な回復期リハビリテーションシステムの構築 ・入院希望者のリハビリテーション適応の判断 ・リハビリテーションスタッフおよび非専門医の教育
臨床維持期・地域支援 （地域リハビリテーション）	・維持期リハビリテーションに関して専門的な相談を受ける ・迅速かつ適切で公平なサービスを受給できるようにするための専門的援助 ・障害発生の予防に関する社会的啓発

［日本リハビリテーション医学会ウェブサイト，「リハ科専門医需給」に関する報告より引用］

表5.3　専門看護師の分野と登録者数

分野	分野特定年	認定開始年	登録者数
がん看護	1995	1996	581
精神看護	1995	1996	207
地域看護	1996	1997	25
老人看護	2001	2002	79
小児看護	2001	2002	140
母性看護	2002	2003	49
慢性疾患看護	2003	2004	117
急性・重症集中看護	2004	2005	177
感染症看護	2006	2006	32
家族支援	2008	2008	37
在宅看護	2012	2012	22

［2015年1月現在，日本看護協会ホームページ「専門看護師・認定看護師・認定看護管理者」分野別登録者数一覧より引用］

表 5.4 認定看護師の分野と登録者数

分野	分野特定年	認定開始年	登録者数
救急看護	1995	1997	921
皮膚・排泄ケア	1995	1997	2,040
集中ケア	1997	1999	939
緩和ケア	1997	1999	1,641
がん化学療法看護	1998	2001	1,282
がん性疼痛看護	1998	1999	741
訪問看護	1998	2006	438
感染管理	1998	2001	2,053
糖尿病看護	2000	2002	672
不妊症看護	2000	2003	137
新生児集中ケア	2001	2005	341
透析看護	2003	2005	182
手術看護	2003	2005	314
乳がん看護	2003	2006	244
摂食・嚥下障害看護	2004	2006	521
小児救急看護	2004	2006	208
認知症看護	2004	2006	472
脳卒中リハビリテーション看護	2008	2010	494
がん放射線療法看護	2008	2010	177
慢性呼吸器疾患看護	2010	2012	171
慢性心不全看護	2010	2012	184

［2015年1月現在，日本看護協会ホームページ「専門看護師・認定看護師・認定看護管理者」分野別登録者数一覧より引用］

● コラム 1
「療養上の世話」と「診療の補助」[5]

　療養上の世話には，① 患者の身の回りの世話（病室環境の整備，病床の整備，食事・排泄の世話，身体の清潔保持，汚物の処理など），② 病状の観察（症状・徴候などの観察と判断，記録・報告），③ 患者の指導と精神的援助（療養の指導，健康教育，心理的安寧を図るため援助など），④ 家族の支援（看護上の病状説明，面会への配慮，急変時の連絡，介護方法の指導，患者の状態や介護に関する相談，社会資源活用の調整など）が含まれる．
　診療の補助には，① 病状の報告，② 診療の介助（診察・手術・治療・検査などの介助），③ 治療指示に基づいた業務（与薬，注射，処置，医療機器の操作など），④ 救急処置が含まれる．

表 5.5 リハビリテーション看護の専門性

① セルフケアの確立を促す
② 退院後の生活に向けたケア計画を実施する
③ 多職種と連携し，援助を調整する
④ リハビリテーション過程における疼痛を緩和する
⑤ 不安を緩和し，精神的・心理的援助を実施する
⑥ 離床を促し，廃用症候群（disuse syndrome）や二次的障害を予防する
⑦ 体調を整え，健康の自己管理ができるようにする
⑧ リハビリテーションにおける生活環境を整える
⑨ 障害をもった生活を再構築し，社会参加を助ける

　認定審査を受けるためには，実務研修が5年以上あり，そのうち3年以上は認定看護分野の実務研修であること，認定看護師の教育課程を修了していることが必要である．2015年1月現在，登録者の総数は15,935名となっている．認定看護師の役割としては，特定の看護分野において，① 個人，家族および集団に対して，熟練した看護技術を用いて水準の高い看護を実践する（実践），② 看護実践を通して看護職に対し指導を行う（指導），③ 看護職に対しコンサルテーションを行う（相談），の3つがある．

　わが国においては認定看護師の特定分野の中に"脳卒中リハビリテーション看護"という分野があるものの，"リハビリテーション看護"という分野の専門看護師および認定看護師は存在しない．リハビリテーション看護の専門性を打ち出すことを困難にしている要因として，"リハビリテーション看護＝看護である"というジェネラリスト論に支配されていた時代があり，また，看護師教育のカリキュラム（保健師助産師看護師学校養成所指定規則）において，リハビリテーションは"急性期""回復期""慢性期""終末期"と並んで，"リハビリテーション期"という経過別看護の1つとして取り扱われる（1988～1996年）など，適正に理解されていなかったことがあげられる．

　とはいえ，リハビリテーション専門病院の看護師などが中心となって1989年に日本リハビリテーション看護研究会を発足し，1992年に学会としている．また，リハビリテーション専門病院に勤務するベテラン看護師の看護実践の分析から，リハビリテーション看護の専門性として表5.5に示すような9項目が報告されている[4]．わが国におけるリハビリテーション看護は，リハビリテーション専門病院や回復期リハビリテーション病棟における看護を中心に，発展しつつあるといえる．

3) 理学療法士（physical therapist：PT）：

　理学療法士（PT）は，理学療法士及び作業療法士法第二条において，"医師の指示の下に，理学療法を行なうことを業とする者"と規定されている．また，理学療法とは"身体に障害のある者に対し，主としてその基本的動作能力の回復を図るため，治療体操その他の運動を行なわせ，及び電気刺激，マッサージ，温熱その他の物理的手段を加えること"とされている．1965年に制定された法律では，対象は身体に障害のある者となっているが，地域における高齢者の転倒予防などの障害予防やスポーツ選手を対

象とするスポーツリハビリテーション分野での活動など，職域が拡大している．

PTは，医師の指示（処方）によって患者の状態を医学的視点および社会的視点から評価（理学療法評価）し，問題点を抽出する．問題点は，患者の活動制限とその原因になっている構造・機能障害の分析によって明確化する．リハビリテーションチームにおいて決定されたゴールに向けて，適切なプログラム（理学療法計画）を作成して治療する．理学療法の治療体系は，物理療法，徒手療法，運動療法，義肢・装具療法の4種類に大別される（表5.6）．患者の状況によってそれらを適宜組み合わせる．

問題点の明確化に示したように，PTは，リハビリテーションにおいて，患者の日常生活動作（activities of daily living：ADL）に必要な基本的動作能力の維持・回復のために，心身の構造や機能を評価し，治療を行うことが主要な役割となる．

2015年3月現在，日本理学療法士協会（Japanese Physical Therapist Association）の会員となっているPTの総数は95,721名であり，勤務先は図5.1のよう

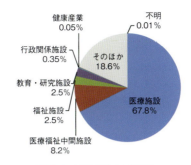

図5.1 理学療法士の勤務先
［2015年3月現在，日本理学療法士協会ウェブサイト資料より作図］

に医療施設が67.8％と最も多くなっている[6]．

PTの上位資格としては，認定理学療法士，専門理学療法士がある．認定理学療法士は，診療報酬区分に準じた疾患群への対応や，介護予防・健康増進など職能・臨床実践を志向する日本理学療法士協会会員のための資格で，7つの専門分野に23種の認定理学療法士（表5.7）がおかれている．認定理学療法士の受験資格は，協会指定の研修受講によるポイントの取得，専門分野登録後2年以上経過していること，申請領域の履修要件に即したポイントの取得事例・症例報告またはレビューレポートを10例提出することである．

また，専門理学療法士は，社会のニーズに対応するためには，それぞれの"理学療法専門領域"に精通した"専門理学療法士"を育成する必要があるということから誕生している．職能・臨床実践に加え，理学療法の学術的側面を志向するための資格であり，それぞれの専門領域の中で認定理学療法士の上位資格となる．

4）作業療法士（occupational therapist：OT）： 作業療法士（OT）は，理学療法士及び作業療法士法第二条において，"医師の指示の下に，作業療法を行なうことを業とする者"と規定されている．この法律で作業療法とは，"身体又は精神に障害のある者に対し，主としてその応用的動作能力又は社会的適応能力の回復を図るため，手芸，工作その他の作業を行なわせること"とされている．作業療法の定義に関しては，日本

表5.7 認定理学療法士の領域

基礎理学療法研究部会
ヒトを対象とした領域
動物・培養細胞を対象とした基礎領域
神経理学療法研究部会
脳卒中
神経筋障害
脊髄障害
発達障害
運動器理学療法研究部会
運動器
切断
徒手理学療法
スポーツ理学療法
内部障害理学療法研究部会
循環
呼吸
代謝
生活環境支援理学療法研究部会
地域理学療法
健康増進・参加
介護予防
補装具
物理療法研究部会
物理療法
褥瘡・創傷ケア
疼痛管理
教育・管理理学療法研究部会
臨床教育
管理・運営
学校教育

［日本理学療法士協会ウェブサイト資料より引用］

表5.6 理学療法の治療体系

物理療法	温熱療法：ホットパック，パラフィン浴
	寒冷療法：アイスバッグ
	エネルギー変換療法：超音波
	電気療法：低周波通電，直流通電
	光線療法：レーザー，赤外線
	牽引療法：頸椎牽引，腰椎牽引
	水治療法：プール
徒手療法	マッサージ：皮膚や筋組織を機械的に刺激する
	モビリゼーション：関節包などを刺激する
	ストレッチ：他動的に筋肉を弛緩する
運動療法	他動運動：関節可動域（ROM）訓練
	自動・介助運動：随意性の改善，筋力増強
	自動運動：随意性の改善，筋力増強，協調性の改善
	抵抗運動：自重，機械的負荷
	実際的運動：基本動作，歩行，日常生活動作（ADL）
義肢・装具療法	装具：体幹装具，下肢装具，テーピング，足底挿板
	義足：股義足，大腿義足，下腿義足

作業療法士協会（Japanese Association of Occupational Therapist）が検討を重ね，1985年に"身体または精神に障害のある者，またはそれが予測される者に対してその主体的な活動の獲得を図るため，諸機能の回復，維持及び開発を促す作業活動を用いて，治療，指導及び援助を行うこと"としている[7]．協会の定義にみられるように，対象が障害のある者だけでなく"予測される者"，"諸機能の維持・開発"を必要とする人を含むまでに拡大している．また，"応用的動作能力や社会的適応能力の回復の目的（自立や質の向上）"が示され，領域も医療施設内における治療にとどまらず，"指導・援助"を必要とする保健，福祉の領域に拡大している．手段としての作業活動は，表 5.8 のように，手芸，工作にとどまらず，ADL や教育活動，余暇活動，仕事，社会参加などを含む．

OT は，医師の処方により患者の身体機能，精神機能，心理社会機能を評価し，問題点を抽出する．問題点は，作業療法上の問題（作業療法により解決が期待できる）となるよう，生じている現象の原因や影響を分析することによって明確化する．続いて，患者の必要性やニーズに合った適切な作業を選択し，OT が作業療法に参加することにより，患者の自律的かつ積極的な参加を働きかけるという

表 5.8　作業活動の分類

大分類		中分類	小分類	具体例
日常生活動作（ADL）：個体の生存に必要な作業活動	生きる	睡眠	睡眠	30 分以上連続した睡眠，仮眠，昼寝
		食事	食事	朝食，昼食，夕食，夜食，給食
		身の回りの用事	身の回りの用事	洗顔，歯磨き，髭そり，化粧，散髪，トイレ，入浴，着替え，布団敷きなど
		療養・静養	療養・静養	受診，受療，入院，療養
仕事・生産的活動：社会的に必要な義務的作業活動	働く	仕事関係	仕事	何らかの収入を得る行動（就労，残業，アルバイト，内職，自営業の手伝いなど），仕事の準備・片付け・移動などを含む
			仕事の付き合い	上司・同僚・部下との仕事上の付き合い，歓送迎会
		学業	授業・学内の活動	授業，朝礼，掃除，学校行事，部活動，クラブ活動，運動会，遠足など
			学校外の学習	自宅や学習塾での学習，宿題など
		家事	炊事・掃除・洗濯	食事の支度・後片づけ，掃除，洗濯，アイロンがけ，布団干し，洗濯物の整理整頓など
			買い物	食料品・衣料品・生活用品などの買い物など
			子どもの世話	授乳，おむつ交換，幼児の世話，勉強をみる，送り迎え，付き添い，授業参観，遊び相手など
			家事雑事	整理・片づけ，銀行・役所に行く，家計簿記入，車の手入れ，家具の手入れ，日曜大工，病人や老人の介護など
		通勤	通勤	自宅と職場の往復，自宅と仕事場（田畑など）の往復
		通学	通学	自宅と学校の往復
		社会参加	社会参加	PTA，地域の行事・会合への参加，冠婚葬祭，奉仕活動，公共のゴミ置き場の清掃など
遊び・余暇活動：自由な時間における作業活動	楽しむ	会話・交際	会話・交際	家族・友人・知人・親戚との付き合い，デート，おしゃべり，電話，会食，知人との飲食など
		レジャー活動	スポーツ	体操，運動，各種のスポーツ，ボール遊び
			行楽・散策	行楽地・繁華街へ行く，街をぶらぶら歩く，散歩，釣りなど
			趣味・娯楽・教養	趣味，稽古ごと，習い事，観賞，観戦，遊び，ゲームなど
		マスメディア接触	テレビ	
			ラジオ	
			新聞	朝刊・夕刊・業界紙・広告紙を読む
			雑誌・マンガ	週刊誌・月刊誌・マンガ・カタログを読む
			本	
			CD・テープ	CD・テープ・レコードなどのラジオ以外で音楽を聴く
			ビデオ	ビデオ・ビデオディスクをみる
		休息	休息	休憩，おやつ，お茶，特に何もしていない状態

［日本作業療法士協会監．鷲田孝保編．作業療法学全書．改訂 2 版．第 2 巻．基礎作業学．協同医書出版社；2000 より引用］

役割を担う．

日本作業療法士協会は，OTの質の向上を目的に，2003年より認定作業療法士の認定を行っている．認定作業療法士は，"作業療法の臨床実践，教育，研究及び管理運営に関する一定水準以上の能力を有する者"であり，認定取得には，協会が主催する研修を受講し，3例の事例報告をしていることが必要である．

さらに，2009年からは専門作業療法士制度を開始している．専門作業療法士は，卓越した臨床実践能力を有する実践者であり，専門分野において①卓越した作業療法を実践する能力，②困難な事例に対応できる能力，③認定作業療法士のもつ能力を応用できる能力をもつ者である．専門作業療法士を取得するためには，認定作業療法士の資格をもち，研修実践，臨床実践，教育，社会貢献の単位を修得することが必要である．

2015年3月現在，認定作業療法士は736名，専門作業療法士は69名（福祉用具11名，認知症12名，手外科28名，特別支援6名，高次脳機能障害7名，精神急性期1名，摂食嚥下4名）となっている．

5) 言語聴覚士（speech-language-hearing therapist：ST）： 1997年に定められた言語聴覚士法第二条において，言語聴覚士（ST）は"音声機能，言語機能又は聴覚に障害のある者についてその機能の維持向上を図るため，言語訓練その他の訓練，これに必要な検査及び助言，指導その他の援助を行うことを業とする者"と規定されている．失語症，構音障害，音声障害，言語の発達障害，聴覚障害をもつ者に加えて，嚥下障害をもつ者の評価・検査を行い，問題の本質や発現のメカニズムを明らかにし，必要に応じて治療，指導，助言などの援助を行う（表5.9）

役割を担っている．

2015年3月末でのSTの国家試験合格者数の累計は25,549名であり，73.5％が医療施設に勤務している[8]．

日本言語聴覚士協会（Japanese Association of Speech-Language-Hearing Therapists）では，2008年より"認定言語聴覚士"制度を開始している．認定言語聴覚士は，高度な知識および熟練した技術を用い高水準の業務を遂行できる者である．2014年度までの認定言語聴覚士数は321名（摂食・嚥下障害領域157名，失語・高次脳機能障害領域130名，言語発達障害領域34名）である．認定試験を受けるためには，満5年を超える臨床経験があり，生涯学習システム専門プログラムを修了していることが必要である．

6) 臨床心理士（certified clinical psychologist）： 臨床心理士は，心理的課題を抱える人に対し，臨床心理学に基づいた知識や諸技法を生かして援助する専門家のうち，文部科学省が認可する財団法人日本臨床心理士資格認定協会の認定を受けた者である．認定試験の受験資格は，協会が指定する大学院を修了し受験資格取得のための所定条件を充足している者，医師免許取得後2年以上の心理臨床経験を有する者である．臨床心理士に求められる専門業務は，**表5.10**の通りである．1988年から認定が始まり，2015年4月の時点で有資格者は29,690名である[9]．臨床心理士は，病院，診療所，リハビリテーションセンターなどの医療機関，精神保健福祉センター，保健所，保健センター，高齢者保健施設などの保健施設のほか，教育機関，福祉施設，家庭裁判所や刑務所などの司法・法務機関，警察，企業内の健康管理センター，公共職業安定所，大学・研究所，

表5.9 言語聴覚療法

障害	訓練・指導・援助
失語症	数字の書き写し，数字のカード，絵カードを使った訓練を行う 絵の説明を種々の文型によって表現したり，ジェスチャーや描画で表現する訓練を行う 絵と文のマッチング，仮名文字・短い文・長い文の書きとり，文章の要約や日記を書く訓練を行う 患者同士での会話，歌，ゲームなどを通してコミュニケーションを向上させる
運動障害性構音障害	舌や唇の運動能力を改善する訓練，呼吸・声を出す訓練，文章の音読，息継ぎをしてゆっくり話す訓練を行う 障害が重い場合は，トーキングエイドなど意思伝達装置を使用する
嚥下障害	嚥下造影検査（VF）などの検査により嚥下障害のメカニズムを把握し，安全に食べることのできる最適な姿勢，食物形態（ゼリー，ペーストなど），介助方法を検討して訓練につなげる 食べ物を使った直接訓練，アイスマッサージ・口の体操などの間接訓練を行う
発音・発声障害	より明瞭な音を作れるように発声訓練を行う 舌がんなどにより発音に必要な器官を大きく切除した場合は，口腔内に補綴物を装着する（口腔内の形状を変化させることで発音の改善を図る） 喉頭がんで喉頭を摘出した場合は，電気式人工喉頭，食道発声，気管支食道瘻発声などの代用音声訓練を行う
言語発達遅滞・摂食障害	全体の発達をみながら，言語発達や摂食機能の獲得を促すための援助を行う 家族が子どもの障害を理解して積極的に訓練にかかわることができるよう，家族の援助を行う

表 5.10　臨床心理士の専門業務

臨床心理査定
　心理テストや観察面接によって対象者の独自性，特徴，問題点の所在を明らかにする
　どのような方法で援助することが望ましいか検討する

臨床心理面接
　心理カウンセリング
　遊戯療法
　箱庭療法
　芸術療法
　夢分析
　認知療法
　精神分析
　対談者中心療法
　行動療法
　家族療法
　臨床動作法
　集団心理療法

臨床心理的地域援助
　対象者の周囲の関係調整，ほかの専門機関との連携
　地域住民や学校，職場に所属する人々の心の健康を支援する

研究活動
　臨床心理実践に関する研究・調査

私設心理相談など，さまざまな職場に就業している．

日本リハビリテーション医学会の関連専門委員会が，2006年に日本リハビリテーション医学会認定研修施設の指導責任者を対象に行った，臨床心理業務担当者に関するアンケートの結果では，臨床心理業務担当者のニーズは極めて高いことが明らかになった．リハビリテーションの効果や帰結は患者の精神心理状態によって大きく影響されるため，臨床心理検査，心理療法，カウンセリングなどは極めて重要であり，対象となる障害も極めて広範囲にわたるが，臨床心理業務担当者が在籍する施設は27.0％にとどまっている．この要因として，臨床心理士は認定資格によって，診療報酬を請求できるのは一部の心理検査のみとなっており，面接・治療は無料という採算性の低さが指摘されている[10]．上記の調査でも示されているように，リハビリテーションにおいては，患者の心理アセスメント，心理面接の実施を行う役割を担っている．

2015年9月に公認心理師法が国会で成立し，今後施行が予定されている．これにより国家資格を有する心理専門職の活躍が期待される．

7）医療ソーシャルワーカー
（medical social worker：MSW）：医療ソーシャルワーカー（MSW）は，疾病や心身障害などによって生じる患者および家族の心理的・社会的・経済的な問題の解決，調整を援助し，社会復帰の促進を図る職種である．MSWは，病院などにおいて，管理者の監督の下に，①療養中の心理的・社会的問題の解決と調整援助，②退院援助，③社会復帰援助，④受診・受療の援助，⑤経済的問題の解決，調整援助，⑥地域活動などの業務を実施する．**表5.11**は，厚生労働省が示したMSWの業務指針である．内容をみると，MSWだけでなされるものではなく，ほかの関係職種との連携が必要であるといえる．

MSWになるために必要な資格はないが，採用条件として社会福祉士の資格があげられていることが多い．理由として，2006年の診療報酬改定以降診療報酬点数表に社会福祉士が明確に位置づけられていることがあげられる．また，精神保健福祉領域のソーシャルワーカーとして働く場合は，精神保健福祉士の資格を取得する必要がある．働く施設により，ソーシャルワーカー，ケースワーカー，生活指導員，相談員などという異なった職名で呼ばれる．

MSWは，対象者との面談において生活上困っていること，希望などを把握して個人・家族・地域社会の実状を判断する．目標や解決策を対象者と一緒に検討し，一緒に行動するというアプローチプロセスをたどる．

8）そのほか：　上記以外にも，薬剤師，管理栄養士・栄養士，歯科医師，歯科衛生士，診療放射線技師，臨床工学技士（clinical engineer：CE），臨床検査技師（medical technologist：MT），視能訓練士（orthoptist：ORT），義肢装具士（prosthetist and orthotist：PO）など，多くの医療関係職種がリハビリテーションチームの一員となって機能する．

表5.11 医療ソーシャルワーカーの業務

療養中の心理的・社会的問題の解決,調整援助	受診や入院,在宅療養に伴う不安などの問題解決を援助する 療養中の家事,育児,教育,仕事などの問題解決を援助する 在宅ケア諸サービスについての情報の整備,関係機関・関係職種との連携,サービスの活用により在宅療養環境を整備する 療養によって生じる家族関係の葛藤に対応し,家族関係の調整を援助する 患者同士,職員との人間関係の調整を援助する 学校・職場・近隣など,地域での人間関係の調整を援助する がん,エイズ,難病など疾病の受け入れが困難な場合に,その問題解決を援助する 患者の死による家族の精神的苦痛の軽減,生活の再設計を援助する 患者や家族の心理的・社会的問題の解決援助のために家族会などを指導・育成する
退院援助	退院・退所する患者の生活および療養の場の確保について話し合いを行うとともに,傷病や障害の状況に応じたサービスの利用の方向性を検討し,これに基づいた援助を行う 介護保険制度の利用が予想される場合,制度の説明を行い,その利用の支援を行う.介護支援専門員などと連携を図り,患者,家族の了解を得たうえで入院中に訪問調査を依頼するなど,退院準備について関係者に相談・協議する 退院・退所後においても引き続き必要な医療を受け,地域の中で生活をすることができるよう,患者の多様なニーズを把握し,転院のための医療機関,退院・退所後の介護保険施設,社会福祉施設など利用可能な地域の社会資源の選定を援助する 転院,在宅療養などに伴う患者・家族の不安などの問題解決を援助する 住居の確保,傷病や障害に応じた家屋改造など,住居問題の解決を援助する
社会復帰援助	患者の職場や学校と調整を行い,復職・復学を援助する 関係機関・関係職種との連携や訪問活動により,社会復帰が円滑に進むように転院・退所後の心理的・社会的問題解決を援助する
受診・受療の援助	生活と傷病の状況に適切に対応した医療の受け方,病院・診療所の機能などの情報提供などを行う 診断,治療を拒否するなど医療上の指導を受け入れない場合に,その理由となっている心理的・社会的問題について情報を収集し,問題解決を援助する 診断,治療内容に関する不安がある場合に,患者,家族の心理的・社会的状況をふまえて,その理解を援助する 心理的・社会的原因で症状が出現する患者について情報を収集し,医師などへ提供するとともに,人間関係の調整,社会資源の活用などによる問題の解決を援助する 入退院・入退所の判定に関する委員会が設けられている場合には,これに参加し,経済的,心理的・社会的観点から必要な情報の提供を行う 診療に参考となる情報を収集し,医師,看護師などへ提供する 通所リハビリテーションなどの支援,集団療法のためのアルコール依存症者の会などの育成,支援を行う
経済的問題の解決,調整援助	患者が医療費,生活費に困っている場合に,社会福祉,社会保険などの機関と連携を図りながら,福祉,保険等関係諸制度を活用できるように援助する
地域活動	ほかの保健医療機関,市町村などと連携して地域の患者会,家族会などを育成・支援する ほかの保健医療機関,福祉関係機関などと連携し,保健医療にかかわる地域のボランティアを育成・支援する 地域ケア会議などを通じて保健医療の場から患者の在宅ケアを支援し,地域ケアシステムづくりへ参画するなど,地域におけるネットワークづくりに貢献する 関係機関・関係職種などと連携し,高齢者・精神障害者などの在宅ケアや社会復帰について地域の理解を求め,普及を進める

5.2 リハビリテーションのステージ(医療の場)とチームの機能

a. チームの類型

多職種によるチームの類型にはいくつかの説がある.

1) 形式的チームケアと機能的チームケア: 鷹野[11]は,multidisciplinary team care を形式的チームケア,interdisciplinary team care を機能的チームケアとしている.

① 形式的チームケア(multidisciplinary team care):総括者のオーダーに基づいて,関係する複数の従事者が必要とされる業務を,おのおのの職種の身分的な規定により縦方向に分断して分担するケアの形式であり,伝統的なチームケアの形式である.

ほかの職種の業務に干渉しないことと連携不足が,情報の伝達不足 → 情報の共有不足 → 従事者相互の認識不足につながり,それらが対象者のケアに対する不満や事故要因として認識されるようになった.これによりチームケアは,機能的チームケアへの転換の必要性に迫られるようになった.

② 機能的チームケア(interdisciplinary team care):チームの範囲や成員は患者のニーズに依

存して可変的であり，リーダーも交代で務める．各自の専門性に立脚して，一部技術移転までを含む相互連関性を有するチームケアの形式である．

対象者とのコミュニケーションによって，対象者のニーズを把握したうえでチームが編成され，ニーズに応じたサービスを提供するために最もふさわしい従事者が主導権をとりながらケアサービスを提供する．チームの成員は情報を共有し，濃厚なコミュニケーションによって相互理解を深め，目標の共有化を行って業務を遂行する．

2) マルチディシプリナリー・モデル，インターディシプリナリー・モデル，トランスディシプリナリー・モデル：菊池[12)13)]は，リハビリテーション領域での研究により明らかにされていた3つの類型に，チームが意思決定を行わなければならない状況（"課題の緊急性"と"課題の範囲"）を加味し，多職種チームのアプローチ・モデル（図5.2）を以下のように定義している．

① **マルチディシプリナリー・モデル（multidisciplinary model）**：人命にかかわる可能性のある緊急な課題を達成するために，しばしば1名の人物の指示によりチームの中で与えられた専門職としての役割を果たすことに重点をおいたアプローチである．チームメンバーはリーダーが判断を下すために必要な情報を提供したり，それぞれに与えられた役割を果たす．

② **インターディシプリナリー・モデル（interdisciplinary model）**：複雑な，しかし緊急性がなく人命にかかわることが少ない課題を達成するために，各専門職がチームの意思決定に主体的に関与し，おのおのの役割を協働・連携しながら果たすことに重点をおいたアプローチである．課題の意思決定は，課題にかかわる専門職の合議で行われる．

③ **トランスディシプリナリー・モデル（transdisciplinary model）**：各専門職がチームの中で果たすべき役割を意図的・計画的に専門分野を超えて横断的に共有した"役割解放"を行うアプローチである．

上記のモデルは，いずれかが優れているというものではなく，施設や患者の状況によりチームに課せられた課題を達成するのに最も適したチームアプローチ上の構造を作る．

3) 連絡モデル，調整モデル，連携・協働モデル，統合モデル：近藤[14)]は，Kingらのモデルを基に多職種によるケアモデルを提唱している（図5.3）．

① **連絡モデル**：主治医が他職種やほかの専門医の協力を得ながら治療をする，従来，医療分野で行われていたモデルである．手術，緊急時，急性期医療など，治療目的が明確で迅速な判断が求められる場合に適する．医師と看護師間の指示・報告関係が中心となり，そのほかの職種がサポートする．

② **調整モデル**：繰り返し同じスタッフがかかわり，意思決定やゴールの設定・結果に対する責任はリーダーが担うモデルである．リーダーが設定する目標が，メンバーと協議して決定する目標と大差がない場合や，チーム形成途上にある場合に適する．

③ **連携・協働モデル**：チームのスタッフは固定しており，意思決定はチームとして行い，協働責任を負うが，各専門職の境界が明瞭なモデルである．退院後のケアプランの作成など，ケアマネージャーやソーシャルワーカーなどが全体のマネジメントを行う場合に適している．

④ **統合モデル**：他職種から提供された情報を共有し，対象者本人の意見を反映したゴールの設定をするモデルである．リハビリテーションや長期ケアに適している．例えば，ゴールが車いすでの生活であれば，医師，看護師，PT，OTなどの職種が，それぞれが対象者とかかわる場面で車いすへの移乗や操作に関して援助を行うという場合である．

上記以外にも，近藤のモデルでチームの輪の中に対象者を含めた，篠田[15)]が提唱するモデル

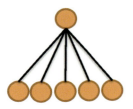
マルチディシプリナリー・モデル

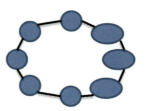
インターディシプリナリー・モデル

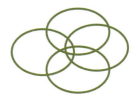
トランスディシプリナリー・モデル

図5.2　多職種チーム・アプローチ・モデル

［菊地和則．多職種チームとは何か．石鍋圭子，野々村典子，半田幸代編．リハビリテーション看護研究4．リハビリテーション看護におけるチームアプローチ．医歯薬出版；2002．p.8 より引用］

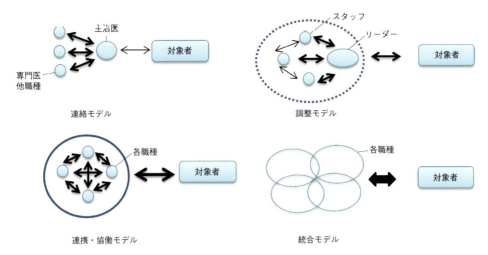

図 5.3　多職種によるケアモデル
［近藤克則．医療・福祉マネジメント．ミネルヴァ書房；2008．p.88 より引用，改変］

（①連絡モデル，②連携・協働モデル，③ネットワークモデル）がある．いずれも，チームがおかれた状況によって適切なモデルを選択する．

b. ステージ別の課題とチームの機能

1) 急性期：救急や手術，急変時などには菊池[12) 13)]のモデルでいえば，マルチディシプリナリー・モデルが適することになる．しかし，リハビリテーションの対象となる患者の多くは，救命後，あるいは術後循環動態が安定し，生命の回復徴候を示す患者であるため，急性期であってもインターディシプリナリー・モデルを用いるほうが効果的といえる．救命した医師や看護師が引き続き急性期リハビリテーションあるいは早期リハビリテーションにかかわる場合は，アプローチ・モデルを意図的に変化させることが必要になる．時間のロスを減らしてリハビリテーションを進めるためには，医師からの包括的指示やプロトコルを整備することや，患者・家族にかかわる各職種が自律的な判断をすることが必要である．

このほか，急性期に褥瘡（じょくそう）・栄養・呼吸などの管理を必要とする場合は，病院内にある"褥瘡対策チーム" "栄養サポートチーム（nutrition support team：NST）" "呼吸ケアチーム"など，専門性の高いチームが関与することもある．これらのチームは，所定の研修を終えた医療職や経験を積んだ医療職がメンバーとして所属し，院内を横断的にコンサルテーションするトランスディシプリナリー・チームである．リハビリテーションチームから依頼があった際に，専門的な助言・相談・指導を行う．リハビリテーションチームはスペシャリストチームとチーム間の連携を図ることが必要となる．

2) 回復期：回復期は，積極的なリハビリテーションが実施される時期である．この時期は，インターディシプリナリー・モデルが適する．患者の回復とともにチームに与えられる課題が複雑化するため，関係職種がそれぞれの観点から患者・家族をアセスメントし，ゴールに向けてどのようなアプローチをすることが必要か検討し，リハビリテーションチームと職種ごとのチームとの間の調整を行う．また，退院後も在宅医療や介護サービスを利用して生活を行う場合は，退院調整支援が必要となるため，トランスディシプリナリー・モデルによって，ケアマネージャーや退院調整看護師などが院内および在宅のチームと調整を図る．

3) 維持期：在宅療養や高齢者の長期療養施設などでは，トランスディシプリナリー・モデルが適している．在宅ケアサービスを提供している施設や長期療養施設には，入院治療を受ける時のような医療関連職種と人員がそろっているわけではない．また，治療そのものよりも対象者の生活に重点がおかれ，その人らしさや生活の質（quality of life：QOL）が問われる．このため，従事者自身の職種の専門分野を超えて，横断的に対応することが必要になる．

5.3 効果的な連携を図るには

リハビリテーションを受ける患者は，図5.4のような帰結をとる．若年者の骨折患者のように，急性期病院から直接自宅に退院し，数回の外来通院だけで完治する患者もいるが，複数の病棟や病院を経て自宅に戻ったり，長期療養施設に入所するような患者の場合には，シームレスな支援が必要である．それによって，効果的なリハビリテーションを実施することができるからである．多職種チームが円滑に連携を図るには，以下のことが必要となる．

a. コミュニケーションを図る

関係職種間および患者・家族とのコミュニケーションを図り，信頼関係を築くことが重要であることはいうまでもないが，リハビリテーション医学のみならず，医療現場にはコミュニケーションの必要性を示さなければならない次のような特徴がある．

1）専門用語や略語が多い：医療職であっても，ほかの職種にはわかりにくい用語を用いていることがある．当然のことながら，患者や家族には医療関係職種の使っている言葉は理解しがたい．

2）各職種は，個別に情報を得ている：関係職種は，別々に患者や家族とかかわることが多く，得られる情報は共通しない．情報がうまく伝達されないと，患者や家族は，"前に病室に来た人にいったはずなのに……"と感じることがある．それとは逆に，配慮を欠いた発言は，"あの人だけにいったはずなのに，どうしてあなたも知っているのか？"という疑念を抱かせることになる．

3）心理的な力関係が働きやすい：患者・家族をはじめとする医療チームのメンバーは皆，同等であるというのが基本であるが，実際は，同じ職種の中でも後輩は先輩に対し質問しにくい，意見をいいにくいということがある．患者・家族と医療関係職種は，医療提供者と享受者という立場に分かれ，医療者側に意図がなくても，患者・家族は心理的な圧力を感じることもある．

これらを改善するためには，基本的なコミュニケーションの取り方を身につけることのほかに，効果的なカンファレンスを実施することが必要である．厚生労働省の"チーム医療推進方策検討ワーキンググループ"の報告書には，チームアプローチの質を向上させるために，カンファレンスを充実させることの必要性が示されている．

リハビリテーション医学においては，それぞれの職種でのカンファレンスがあり，リハビリテーションチームでのカンファレンスがある．カンファレンスの目的は，患者・家族のゴールの設定とそれを達成するための計画立案，結果の評価と計画の追加・修正，効果の評価という一連のアプローチを共有することである．実施にあたっては，チームメンバーがもっている情報や経験を出し合って共有するとともに，ほかのメンバーから助言を得る．この作業によって，チームメンバーは知識を深めることができ，他職種の業務や役割を理解することで，自身の役割を再認識することができる．また，チーム全体としても関係性が深まり，質の向上につながる．

カンファレンスを効果的に展開するためには，ファシリテーターと呼ばれる進行役が，カンファレンスの目的や時間をふまえ，参加者が十分に意見交換をできるようにする一方で，発言をコントロールして結論を導けるようにする必要がある．

b. チーム力を高める

チームが機能するためには，構成員が自らの立場を理解し，メンバーシップとリーダーシップを発揮できるようにすることが必要である．また，リーダーがマネジメント能力を身につけ，それを展開できるようなシステムを作ることが必要である．

リーダーは，課題の達成をめざして，メンバーの知識や技術を統合できるように調整を図るという方法で，チームのプロセスを管理する．メンバーも当事者意識をもち，ほかの人の意見を受け入れ，積極的にチーム運営に参加する．リーダーが権威的であったり，メンバーが自身の意見に固執したりすると，チームの柔軟性が乏しく

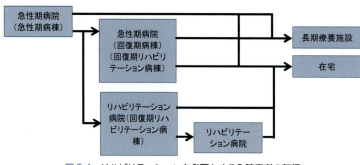

図5.4　リハビリテーションを必要とする入院患者の転帰

なり，成果が上がらない．リーダーおよびメンバーがおのおのの役割を認識して，それを遂行するには学習が必要であり，専門職連携教育の導入が望まれる．

● コラム2

専門職連携教育とは

英国の専門職連携教育推進センター（Center of Advanced Interprofessional Education：CAIPE）によると，専門職連携教育（interprofessional education：IPE）とは，"複数の領域の専門職者が連携およびケアの質を改善するために，同じ場所でともに学び，お互いから学び合いながら，お互いのことを学ぶこと"と定義される．患者・家族，サービス利用者の意思を反映した目標に向かって，自らの職種の専門性を発揮しつつ，さまざまな領域の専門職者と連携し協働していくことができるように，複数の学部・学科が実習，演習などの実践を通しながら，ともに学習する．千葉大学，筑波大学，群馬大学，埼玉県立大学，昭和大学，北里大学などの保健医療福祉分野の学部で実施されている[16]．

5章のまとめ

1. リハビリテーション医学に携わる主な職種には，医師，看護師，理学療法士（PT），作業療法士（OT），言語聴覚士（ST），臨床心理士，医療ソーシャルワーカー（MSW），薬剤師，管理栄養士・栄養士，歯科医師・歯科衛生士，診療放射線技師，臨床工学技士（CE），臨床検査技師（MT），視能訓練士（ORT），義肢装具士（PO）などがある．
2. 多職種チームにはいくつかのモデルがある．
3. チームに課せられた課題，おかれた状況によって適したモデルを選択してアプローチする．リハビリテーション医学が効果的になされるためには，参加者が十分に意見交換のできるチームカンファレンスをもつ．
4. 医療においては，職種内，職種間，対象者とコミュニケーションがとりにくい状況にある．リハビリテーション医学は多職種によるアプローチであるため，コミュニケーションは必須である．
5. 多職種チームが効果的に機能するためには，カンファレンスを充実させること，リーダーシップやメンバーシップを学習し，マネジメント能力を高めることが必要である．

問　題

5.1　チーム医療について，正しいのはどれか．
　A．その医療に関わる全スタッフが専門性を発揮しながら組織的に行う．
　B．それぞれの職種の専門性を尊重し，互いに干渉せずに自らの職種の役割を果たすことが重要である．
　C．医学的リハビリテーションを実施する際には，どの職種も医学モデルの視点で支援を行うことが求められる．
　D．クリニカルパスは不要である．
　E．経済性・効率性を優先するため，根拠に基づいた医療の実践にはならない．

5.2　リハビリテーション医学に携わるチームメンバーのうち，最終的な決定権をもつのは誰か．
　A．チームリーダー
　B．主治医
　C．ケースマネージャー
　D．患者
　E．家族

5.3　脳梗塞で入院していた患者が退院し，在宅療養する際に行われる援助は次のうちどれか．
　A．ケアマネジャーが食事の介助を行う．
　B．ホームヘルパーが褥瘡処置を行う．
　C．MSWがケアプランを作成する．
　D．理学療法士が訪問して歩行訓練を実施する．
　E．薬剤師が訪問して薬剤の処方を行う．

5.4　チームモデルについて，正しいのはどれか．
　A．インターディシプリナリー・モデルは，リーダー（主治医）が多職種や専門医の協力を得ながら治療を行う．
　B．インターディシプリナリー・モデルは，手術や緊急時，急性期医療に適している．
　C．トランスディシプリナリー・モデルは，各専門職が専門分野を超えて横断的に共有した役割解放を行う．
　D．トランスディシプリナリー・モデルは，積極的なリハビリテーションが実施される次期に適している．
　E．マルチディシプリナリー・モデルは，在宅療養や高齢者の長期療養施設に適している．

5.5　チーム医療におけるコミュニケーションについて，正しいのはどれか．
　A．患者・家族には専門用語の説明が必要だが，ほかの職種への説明は不要である．
　B．患者・家族から得た情報は，同じ職種内で共有すれば十分

である.
　C．自分の職種の専門性を理解し，それをほかの職種へ伝える．
　D．チームカンファレンスは，それぞれの考えを述べることを目的としている．
　E．カンファレンスでは，経験者の意見を尊重する．

文　献

1) 日本リハビリテーション医学会ホームページ　http://www.jarm.or.jp
2) 日本リハビリテーション医学会リハビリテーション科専門医開「リハ科専門医需給に関するワーキンググループ」：「リハビリテーション科専門医需給」に関する報告，第2回日本リハビリテーション科専門医学術集会　パネルディスカッション「リハ科専門医の需給を考える」資料．
3) 日本看護協会ホームページ　http://www.nurse.or.jp/
4) 石鍋圭子．多職種チームの中で常に問われる看護職のアイデンティティ．石鍋圭子，野々村典子，奥宮暁子ほか編．リハビリテーション専門看護．医歯薬出版；2011．p.41．
5) 松木光子．看護の機能と業務．松木光子編．基礎看護学概論．ヌーベルヒロカワ；2011．pp.154-5．
6) 日本理学療法士協会ホームページ　http://www.japanpt.or.jp/
7) 日本作業療法士協会ホームページ　http://www.jaot.or.jp/
8) 日本言語聴覚協会ホームページ　http://www.jaslht.or.jp/st_app/
9) 日本臨床心理士会ホームページ　http://www.jsccp.jp/person/about.php
10) 日本リハビリテーション医学会 関連専門委員会．リハビリテーション診療に求められる臨床心理業務担当者に関するアンケート調査結果．リハ医学 2006；43：808-13．
11) 鷹野和美．チームケア論．ぱる出版；2008．pp.12-4．
12) 菊地和則．多職種チームの3つのモデル　チーム研究のための基本概念整理．社会福祉学 1999；39：273-90．
13) 菊地和則．多職種チームとは何か．石鍋圭子，野々村典子，半田幸代編．リハビリテーション看護研究4．リハビリテーション看護におけるチームアプローチ．医歯薬出版；2002．pp.2-15．
14) 近藤克則．医療・福祉マネジメント．ミネルヴァ書房；2008．pp.88-90．
15) 篠田道子．多職種連携を高めるチームマネジメントの知識とスキル．医学書院；2011．
16) 水本清久，岡本牧人，石井邦雄ほか編．インタープロフェッショナル・ヘルスケア 実践チーム医療論 実際と教育プログラム．医歯薬出版；2011．

〔石川ふみよ〕

6 保健・医療・福祉の連携
（介護保険制度）

> **学習目標**
> - 保健・医療・福祉の連携の重要性と連携のあり方について理解する．
> - 高齢者および障がい者施策を支えている主な諸法律と主な関連機関を理解する．
> - 地域リハビリテーション（CBR）の意義とそのシステムについて理解する．
> - 介護保険制度の理念，制度などについて理解する．

■ はじめに

ノーマライゼーションの理念は，高齢者や障がい者が分離差別されることなく地域社会に共生することである．そのためには，保健・医療・福祉の連携が不可欠である．保健・医療・福祉の連携に関連する諸制度で特に重要なものが，障害者基本法，障害者総合支援法および介護保険法である．また，連携された保健・医療・福祉のサービスが十分に提供される地域リハビリテーションの活動は大切である．

6.1 保健・医療・福祉の連携の意義

日本国憲法第25条に"すべて国民は，健康で文化的な最低限度の生活を営む権利を有する"と定めており，その第2項では"国は，すべての生活部面について，社会福祉，社会保障及び公衆衛生の向上及び増進に努めなければならない"と定めている．また，リハビリテーションの意義・目的に大きな影響を及ぼした"ノーマライゼーション"の理念に"高齢者や障害者の施設を遠隔地に設けて隔離，分断する社会は異常である．高齢者，障害者が普通の場所で普通に生活するのが当然であり，人間としての社会的位置は差別されるものではない"とうたわれている．

一方，少子・高齢化，核家族化，共働き世帯の増加などの社会構造の変化や高齢者や障がい者の疾病構造の多様化，慢性化，ニーズの多様化など対象者の変化に加え，低経済成長による財政事情の変化などにより，保健・医療・福祉のあり方が問題となってきた．

健常者，高齢者，障がい者が地域で，ともにしかも普通に生活するためには，保健・医療・福祉の連携が適確に実施されて初めて成り立つものである（図6.1）．

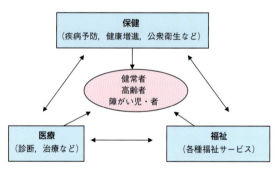

図6.1 保健・医療・福祉の連携

> **●コラム1**
> **ノーマライゼーション**
>
> 1950年代，デンマークのバンク・ミケルセンにより初めて提唱され，スウェーデンのベンクト・ニリエにより世界中に広められた．ノーマライゼーションの理念は，高齢者，障がい者が分離差別されることなく地域社会に共生することである．

6.2 保健・医療・福祉の連携に関連する諸制度

保健・医療・福祉の連携に関連する法律は，地域保健法，医療法，老人福祉法，身体障害者福祉法など多数存在し，すべて列挙することは誌面の関係で難しいので，高齢者，障がい児（者）施策に関する主な法律について，簡単に解説する（図 6.2）．

a. 児童福祉法

18歳未満の児童に対して，"すべて国民は，児童が心身ともに健やかに生まれ，かつ，育成されるよう努めなければならない．すべて児童は，ひとしくその生活を保障され，愛護されなければならない"と明示されている．

b. 生活保護法

国が生活に困窮するすべての国民に対し，その困窮の程度に応じ，必要な保護を行い，その最低限度の生活を保障するとともに，その自立を助長することを目的とした法律である．

c. 身体障害者福祉法

18歳以上の身体障がい者の自立と社会経済活動への参加を促進するため，身体障がい者を援助し，および必要に応じて保護し，もって身体障がい者の福祉の増進を図ることを目的とした法律である．

d. 精神保健及び精神障害者福祉に関する法律（精神保健福祉法）

精神障がい者の医療および保護，社会復帰の促進，自立と社会参加の促進のために必要な援助などを目的とした法律である．

e. 知的障害者福祉法

知的障がい者に対して，その更生を援助するとともに必要な保護を行い，知的障がい者の福祉を目的とした法律である．

f. 老人福祉法

老人に対し，その心身の健康の保持および生活の安定のために必要な措置を講じ，もって老人の福祉を図ることを目的とした法律である．

g. 医療保険各法（国民健康保険法，国家公務員等共済組合法，地方公務員等共済組合法など）

市区町村などが保険者として保険事業の健全な運営を確保し，そこに在住（職）の被保険者を対象として社会保障および国民保健の向上を図ることを目的とした法律である．

h. 老人保健法

国民の老後における健康の保持と適切な医療の確保を図るため，疾病の予防，治療，機能訓練などの保健事業を総合的に実施し，もって国民保健の向上および老人福祉の増進を図ることを目的とした法律である．

i. 障害者基本法

昭和45（1970）年に制定された"心身障害者対策基本法"が国際障害者年（1981）年，高齢障がい者の急増など社会情勢に対応し，障がい者の自立と社会参加の一層の促進を図るために平成5（1993）年"障害者基本法"に改正された．その目的は，すべての国民が障害の有無にかかわらず，等しく基本的人権を享有するかけがえのない個人として尊重されるものであるとの理念にのっとり，障がい者の自立および社会参加の支援などのための施策を総合的かつ計画的に推進することである．さらに，障がい者の自主性を尊重

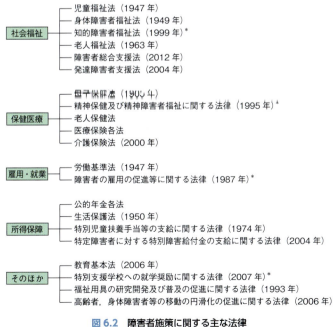

図 6.2 障害者施策に関する主な法律

＊：障害者基本法（1993年）はこれらの法律を横断している．

し，すべての国民が障害の有無によって分け隔てられることなく，相互に人格と個性を尊重し合いながら共生する社会を実現する基本方針のもとに，平成16（2004）年および平成23（2011）年に"障害者基本法"が改正された．

j. 発達障害者支援法

発達障がい者の心理機能の適正な発達および円滑な社会生活の促進するために，発達障害を早期に発見し，発達障がい者の自立および社会参加に資するよう，その生活全般にわたる支援を図ることを目的とした法律である．

k. 障害者総合支援法

障害者基本法の理念に基づき，平成18（2006）年に「障害者自立支援法」が制定・施行された．この法律は，障がい者および障がい児がその有する能力および適正に応じ，自立した日常生活または社会生活を営むことができるよう，必要な障害福祉サービスに関わる給付そのほかの支援を行うことで，障がい者および障がい児の福祉の増進を図るともに，障害の有無にかかわらず国民が相互に人格と個性を尊重し安心して暮らすことのできる地域社会の実現に寄与することを目的としている．

"障害者自立支援法"は，平成23（2011）年に改正された障害者基本法をふまえ，自立の代わりに新たに基本的人権を享有する個人としての尊厳を明記するとともに，障害福祉サービスに係る給付に加え，地域生活支援事業による支援を明記し，それらの支援を総合的に行うことを目的とした"障害者総合支援法"に，平成24（2012）年に改正され，平成25（2013）年に施行された（詳細は6.7節"障害者総合支援法"参照）．

l. 介護保険法

急速な高齢化，特に介護を要する高齢者の急激な増加，"老人福祉法"その後の"老人保健法"での社会的入院患者の増加や経済的破綻などにより，新たな高齢者医療・福祉を扱うシステムが必要となり，平成12（2000）年4月より介護保険制度が開始された．この法律の目的は，加齢に伴って生じる心身の変化に起因する疾病などにより要介護状態となり，入浴，排泄，食事などの介護，機能訓練ならびに看護および療養状の管理そのほかの医療を必要とするものなどに対して，有する能力に応じ自立した日常生活を営むことができるよう，必要な保健医療サービスおよび福祉サービスを提供し，国民の保健福祉の向上および福祉の増進を図ることを目的とした法律である（詳細は6.6節"介護保険制度"参照）．

m. そのほか

"障害者の雇用の促進等に関する法律"，"福祉用具の研究開発及び普及の促進に関する法律"，"高齢者，身体障害者等が円滑に利用できる特定建築物の建築の促進に関する法律（ハートビル法）"，"高齢者，身体障害者等の公共交通機関を利用した移動の円滑化の促進に関する法律（交通バリアフリー法）"，"ハートビル法"と"交通バリアフリー法"を統合した"高齢者，身体障害者等の移動の円滑化の促進に関する法律（バリアフリー新法）"などは，高齢者，身体障がい者が地域で共生しながら生活するうえで重要な法律といえる．

●コラム2

難　病

原因不明で治療方針が未確定であり後遺症を残す恐れが少なくない疾病のことで，慢性の経過をたどり，経済的な問題のほか介護等に著しく人手を要するために家族の負担が重く，また精神的にも負担の大きい疾病のことである．

6.3　保健・医療・福祉の連携に関連する諸機関

a. 保健機関

地域の家庭・環境，学校・職場の疾病予防，健康増進，公衆衛生などの保健活動を主に担っているのが保健所である．また，地域住民により密接した保健サービスを総合的に実施する市町村保健センターも，疾病予防や健康づくりを推進する機関として重要な役割を担っている．

b. 医療機関

保健・医療・福祉の連携において，特に重要な役割を担う医療機関として，病院，診療所などがある．医療法の改正により二次医療圏や三次医療圏といった圏域や特定機能病院など，一層病院の機能が明確になった．また，地域医療の充実を図るために，かかりつけ医推進事業，病診連携推進事業などが実施されている．

c. 福祉機関

児童，障がい者，高齢者などすべての社会福祉サービスを担う代表的な機関が福祉事務所であり，都道府県，政令指定都市，特別区に設ける福祉地区ごとに設置が義

務づけられ，町村に任意で設置されている．また，リハビリテーションに関係する各種福祉法に基づく社会福祉施設は多数存在し，役割も多様である（表 6.1）．

d. 介護保険関連機関

平成 12（2000）年介護保険制度の発足に伴い，介護老人福祉施設（特別養護老人ホームの変更），在宅介護支援センター，デイサービスセンター，介護老人保健施設，介護療養型医療施設（医療機関の療養型病床群の変更）などが介護を要する高齢者に対応するため設置された．

一方，平成 18（2006）年度の介護報酬の改定により，"介護予防"の重要性が示され，新たに予防給付が導入された．この事業の中心的役割を果たす機関として，地域包括支援センターが市町村に設置された．

e. そのほかの関連機関

市区町村，都道府県，中央のそれぞれに組織されている民間の社会福祉協議会，その社会福祉協議会が管理・運営している福祉センター，さらにボランティア組織，特別支援学校・学級（特殊学校・学級の変更）などがある．

表 6.1　主な社会福祉施設の種類別一覧

1. 児童福祉施設
   肢体不自由児施設，肢体不自由児通園施設，肢体不自由児療護施設，知的障害児施設，知的障害児通園施設，重症心身障害児施設 など
2. 身体障害者更生援護施設
   肢体不自由者更生援護施設，身体障害者療護施設，重度身体障害者更生援護施設，重度身体障害者授産施設，身体障害者福祉センター など
3. 知的障害者援護施設
   知的障害者更生施設，知的障害者授産施設 など
4. 精神障害者社会復帰施設
   精神障害者生活訓練施設，精神障害者通所授産施設 など
5. 老人福祉施設
   特別養護老人ホーム，養護老人ホーム，経費老人ホーム，老人福祉センター，在宅介護支援センター，デイサービスセンター など
6. 母子福祉施設
7. 保護施設
8. 婦人保護施設
9. そのほか

6.4　地域連携クリティカルパス（地域連携パス）

a. 地域連携クリティカルパスとは

地域連携クリティカルパスとは，疾病別に疾病の発症から診断，治療，リハビリテーションまでを診療ガイドラインに沿って作成する一連の地域診療計画のことである．

現在の医療では，急性期，回復期さらに維持期のようにその機能が分化し専門性が高くなり，これらの機能の連携が治療を行う上で重要となっている．急性期から回復期，さらに維持期まで切れ目なく，治療期ごとに複数の医療機関が 1 つの診療計画書に基づいて治療を行うことによって，医療連携構築の際に医療の標準化，効率化および質の向上などを目指すことができ，その活用が広がってきている．医療から介護サービスまでが連携し継続して実施される体制を構築することは重要であり，地域連携クリティカルパスは重要な役割を果たす．

平成 19（2007）年施行の改正医療法では，都道府県ごとに医療連携体制を構築する 4 疾病として脳卒中，がん，急性心筋梗塞および糖尿病が取り上げられている．医療施設の機能分化が進み連携の推進と切れ目のない医療提供が求められる中で，医療連携のあり方は，脳卒中，がんなどの疾患別の連携へと移行してきている（4.3 節参照）．

b. 地域連携クリティカルパスと診療報酬

現在の診療報酬では，脳卒中，大腿骨頸部骨折について医療連携体制が構築できた場合に，地域連携診療計画管理料，地域連携診療計画退院時指導料（Ⅰ）および地域連携診療計画退院時指導料（Ⅱ）の算定が可能となっている．これらを算定するための条件の 1 つに連携施設間で使用する地域連携クリティカルパスの策定がある．また，がんについては，がん治療連携計画策定料 1 およびがん治療連携計画策定料 2 が設定されている．

c. 地域連携クリティカルパスの効果

地域連携クリティカルパスが十分に機能すると以下のような効果がある．

1）患者家族の転院不安の解消：
特に，急性期病院から回復期リハビリテーション施設への転院に対する患者・家族の不安・不満の解消が得られる．

2）診療内容に関する病院間の説明の不一致の解消：　診療内容に

関する医療機関間での説明の不一致の解消が図られる．

3) 診療目標やプロセスの共有化：診療の目標やプロセスを医療機関間で共有することにより，より効果的で効率的な医療サービスの提供が行われる．

4) 平均在院日数の短縮化：急性期・回復期を通じての平均在院日数が短縮される．

5) 電子化により情報共有とパス見直しの促進：電子化されたデータベースを作成したことにより，容易に目標達成状況などの分析を行うことが可能となり，連携パスの見直しを通じて，連携医療の質と効率の向上につなげていくことができる．

d. 地域連携クリティカルパスの課題

現状の地域連携クリティカルパスは，病院間に限定されている状態である．急性期病院や回復期病院を退院後も，必要に応じて維持期リハビリテーションや在宅リハビリテーションが求められる．そのため急性期病院や回復期病院と，在宅や介護施設などとの間を結ぶ介護サービスを含む地域連携クリティカルパスが必要であり，各地域でその取り組みがなされ始めている．

6.5　地域リハビリテーション

a. 地域リハビリテーションの意義と定義

広辞苑で"地域社会"とは"一定の社会的特徴を持った地域的範囲の上に成立している生活共同体．コミュニティー"と記されている．したがって，地域はいろいろの観点からそのとらえ方は異なってくるが，リハビリテーションの観点からとらえた場合，連携された保健・医療・福祉のサービスが十分に提供されるエリア＝地域とするのが理想である．

地域リハビリテーションの定義として，平成13（2001）年，日本リハビリテーション病院・施設協会は次のように定義している．"地域リハビリテーションとは，障害のある人々や高齢者およびその家族が住みなれたところで，そこに住む人々とともに，一生安全にいきいきとした生活が送れるよう，医療や保健，福祉及び生活にかかわるあらゆる人々や機関・組織がリハビリテーションの立場から協力し合って行う活動すべてをいう"[1]．これは，高齢者，障がい者が住みなれた地域で生活する"ノーマライゼーション"の理念を基本としたものである．

一方，世界保健機構（World Health Organization：WHO）は1978年，プライマリヘルスケアの4要素として，健康増進，疾病予防，疾病治療およびリハビリテーションを掲げ，地域にあるサービス資源を利用した **community-based rehabilitation**（CBR）の重要性について指摘した[2]．そして平成6（1994）年，WHO地域リハビリテーション関係者により，CBRを次のように定義している．

"地域リハビリテーションとは，地域におけるリハビリテーションの発展，障害のあるすべての人々の機会の均等（equalization of opportunity），社会的統合（social integration）を目指した戦略である．地域リハビリテーションは，障害のある人々自身，その家族，そして地域住民，さらに個々の保健医療，教育，職業，社会サービスなどが一体となって努力する中で履行されていく"[3]．これも，まさに前述の"ノーマライゼーション"の基本理念と一致したものである．

b. 地域リハビリテーションを支えるシステム

日本リハビリテーション病院・施設協会は地域リハビリテーションの定義を掲げ，同時にその活動方針として以下の4項目をあげている[1]．

① 障害の予防とあらゆるライフステージに対応した継続的に提供できる**支援システムの確立**．

② 特に医療において，廃用症候群（disuse syndrome）の予防および機能改善のため，疾病や傷害が発生した**急性期から回復期，慢性期のリハビリテーションサービスの提供**．

③ 機能や活動能力の改善が困難な人々に対して，社会参加を可能にし，人間らしく過ごせるための**専門的サービスの提供と地域住民を含めた総合的支援の確立**．

④ 一般の人々に対して，**障害を負うことや年をとることを自分自身の問題としてとらえるような啓発**．

これらの目的を支えるシステムとして，図6.3に示すような地域連携が必要である．

1) 介護予防，自立支援および健康推進などの段階：在宅高齢者や障がい者の体力低下，寝たきり化，要介護・要支援状態の予防および改善を図る目的で主に介護保険法や障害者総合支援法に基づき，寝たきり予防検診，転倒予防

教室の開催，生活習慣病の指導管理，各種運動トレーニングなどが実施されている．平成18（2006）年，各自治体を基本とした地域包括支援センターが設置され，この事業を推進し，医師，保健師，看護師，理学療法士（physical therapist：PT），作業療法士（occupational therapist：OT），管理栄養士など多くの専門職がかかわっている．

2）急性期・回復期のリハビリテーションの段階：急性期リハビリテーションは，病気や疾病が発症してから可能なかぎり早期に病院・診療所などで実施されるリハビリテーションである．回復期リハビリテーションは，日常生活動作（activities of daily living：ADL）の回復を目指し，集中的に実施されるリハビリテーションである．特に，平成12（2000）年，医療法が改訂され，"回復期リハビリテーション病棟"の新設が認められ，専属の医師，PT，OTにより発症後1〜2カ月以内の脳血管疾患や骨折などの運動器疾患患者を対象に積極的かつ専門的にリハビリテーションを実施することにより，ADLの回復を図るシステムができた（4.2節参照）．

3）維持期のリハビリテーション：急性期・回復期リハビリテーションに継続して，高齢者障がい者の心身機能およびADLの維持・改善を図るだけでなく，生活環境の整備，社会参加の促進などに努め，その自立生活を支援し，生活の質（quality of life：QOL）の向上を目的としたリハビリテーションである．また，家族などの介護負担の軽減や生活支援なども大切な維持期のリハビリテーションの役目である．

維持期のリハビリテーションの目的を支える在宅サービスとして，通所リハビリテーション，訪問リハビリテーション，訪問看護，介護老人保健施設や介護医療型医療施設への短期入所などがある．一方，施設でのサービスとして介護老人保健施設や介護医療型医療施設などがあり，いずれも介護保険を中心としたシステムである．

> **●コラム3**
> **地域包括支援センター**
> 2005年の介護保険法改正で制定され，地域住民の保健・福祉・医療の向上，虐待防止，介護予防マネジメントなどを総合的に行う機関である．各区市町村に設置される．センターには，保健師，主任ケアマネージャー，社会福祉士が置かれ，専門性を生かして相互連携しながら業務にあたる．法律上は市町村事業であるが，外部への委託も可能である．要支援認定を受けた者の介護予防マネジメントを行う介護予防支援事業所としても機能する．

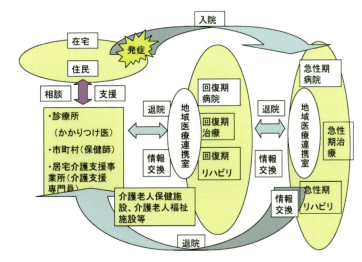

図6.3 地域リハビリテーションを支えるシステムと地域連携パスのイメージ
[厚生労働省ウェブサイトより引用]

6.6 介護保険制度

a. 導入の背景

65歳以上の高齢者人口は戦後一貫して増加し，長寿・高齢化が進展した．そして，1980年代に入ると，高齢者の介護を要する者が増大し，高齢者の寝たきり状態が長期化し社会問題となった．さらに，核家族世帯や単独家族世帯の増加，介護者の高齢化などで家族の介護機能が大幅に低下してきた．また，要介護者と同居している介護者は，ほとんど終日介護を行っているという場合が多く，介護者の心身の負担や介護のための経済的負担など，数多くの介護に関する問題が顕在化した．

介護保険法が制定される以前は，高齢者介護に対する制度やサービスは主に老人医療（健康保険，後に老人保健法）と老人福祉法により行われていた．しかし老人福祉法によるサービスは，①"措置制度"のためサービスを受ける権利の保障が不十分である，②サービスの内容が画一的である，③利用者がサービスを

選択できない，④応能負担のため中高所得者層の負担が過重である，などの問題点があった．

一方，老人医療制度ではいわゆる"社会的入院"患者の増大と，全医療費に対する老人医療費の割合の増大などの問題が出てきた．さらに，老人医療と老人福祉の両制度間の連携が少なく，制度間の不整合という問題も生じた．

これらの問題に対して，平成元（1989）年の高齢者保健福祉推進十カ年戦略（ゴールドプラン），平成6（1994）年の新・高齢者保健福祉推進10カ年戦略（新ゴールドプラン）により在宅福祉や在宅介護の充実，施設の緊急整備などを目指したが，制度的には限界がきていた．

福祉・医療のサービスを単一の利用手続きや利用者負担によって，自らの選択によって総合的に利用できる制度の設立が必要となり，平成9（1997）年に介護保険法が成立し，平成12（2000）年から制度が施行された．

b. 基本理念

介護保険制度の基本理念は"介護保険法"第1条に示されているように，①自己決定の尊重，②生活の継続，③残存能力の活用である．

この基本理念を達成するために必要な具体的目標として，①予防とリハビリテーションの重視，②高齢者自身による選択，③在宅ケアの推進，④利用者本位のサービス提供，⑤社会連帯による支え合い，⑥介護基盤の整備および重層的で効率的なシステムなどがあげられている．

従来の制度と異なり，介護保険制度におけるサービスの特徴は大きく次の5つに集約される．

① 利用者のサービス選択
② 費用の統一化（定率1割負担）
③ 介護サービスの充実化
④ 介護サービスの統一化
⑤ 介護サービスの多様化

c. 介護保険法の枠組み

1）保険者，被保険者，保険料：
介護保険制度の保険者は市町村および特別区であり，そのうえで，国，都道府県，医療保険者，年金保険者が市町村および特別区を重層的に支える制度となっている．

被保険者は40歳以上の国民で，そのうち65歳以上の者で，寝たきりや認知症などで常に介護を必要とする者（要介護）か，家事や身支度など日常生活に支援が必要な者（要支援）を第1号被保険者，40歳から64歳までの医療保険に加入している者で，脳血管疾患など老化が原因とされる16種類の特定疾患（表6.2）により要介護状態や要支援状態となった者を第2号被保険者という．

介護保険の財源は50％を公費（国25％，都道府県12.5％，市町村12.5％）が負担し，残り50％を保険料で賄う．また，40歳以上の国民は介護保険料を納める義務がある．ただし，身体障害者療護施設，重症心身障害児施設などに入所または入院している者は保険料を支払う必要はない．具体的な仕組みは，図6.4の通りである．

2）介護サービスの利用（図6.5）：介護保険によるサービスを利用するためには，居住地の市町村に要介護認定の申請をする．

要介護認定の申請により，訪問調査員が家庭訪問をして本人や家族から聞き取り調査を行う．調査項目は麻痺の有無，日常生活自立度，視力，聴力，もの忘れ，理解の状況，服薬・金銭の管理など約80項目の多岐にわたっている．この調査結果がコンピュータ処理され，"要介護区分"が決定される（一次判定）．一次判定の結果と医師の意見書や訪問調査員による特記事項をもとに市町村に設置されている介護認定審査会で審査され，"要介護状態区分"が判定される（二次判定）．

介護認定審査会は医師や保健福祉関係者によって構成されており，要支援1，2，要介護1〜5の7段階に分けられた要介護度の認定を行う．

介護保険では，"要介護状態区分"に認定された利用者は，自らの意思に基づいて利用するサービスを選択し決定することが基本である．要介護者の場合，利用者の決定を支援するとともに，心身の状況に応じた適切なサービスを効果的に利用するために，居宅サー

表6.2　老化に起因する特定疾病

筋萎縮性側索硬化症
後縦靱帯骨化症
骨折を伴う骨粗鬆症
シャイ−ドレーガー症候群（Shy-Drager syndrome）
初老期における認知症
脊髄小脳変性症
脊柱管狭窄症
早老症
糖尿病性神経障害・腎症・網膜症
脳血管疾患
パーキンソン病
閉塞性動脈硬化症
関節リウマチ
慢性閉塞性肺疾患
両側の膝関節または股関節に著しい変形を伴う変形性関節症
がん末期

●コラム4

介護支援専門員（ケアマネージャー）

介護保険法において要支援・要介護認定を受けた人からの相談を受け，居宅サービス計画（ケアプラン）を作成し，ほかの介護サービス事業者との連絡，調整などを取りまとめる者．准看護士資格と同様，都道府県知事から資格が与えられる公的資格である．介護支援専門員は居宅介護支援事業所・介護予防支援事業所・各介護老人福祉施設などに所属する．

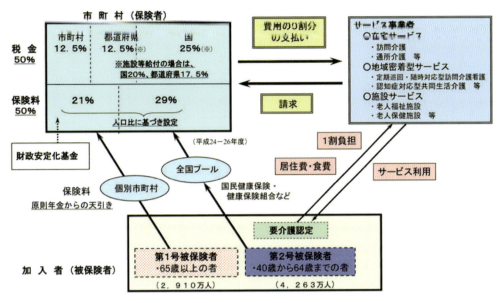

図6.4 介護保険制度の仕組み

第1号被保険者の数は,「平成22年度介護保険事業状況報告年報」によるものであり,平成22年度末現在の数(福島県の5町1村を除く)である.
第2号被保険者の数は,社会保険診療報酬支払基金が介護給付費納付金額を確定するための医療保険者からの報告によるものであり,平成22年度内の月平均値である.
[厚生労働省ウェブサイトより引用]

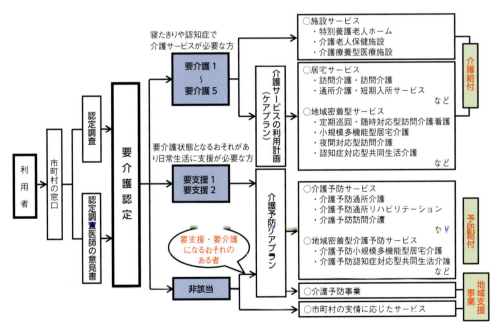

図6.5 介護保険サービス利用の手続き

[厚生労働省ウェブサイトより引用]

ビスについては介護支援専門員(ケアマネージャー)が介護サービス計画(ケアプラン)を策定し,要介護者のサービスの選択および利用を支援することもできる.

3) 介護サービスの種類: 介護サービスは大きく在宅サービスと施設サービスの2種類に分けられる.

① 在宅サービス:在宅サービスには,"訪問サービス"として,訪問介護(ホームヘルプサービス),訪問入浴介護,訪問看護,訪問リハビリテーション,"通所

サービス"として，通所介護（デイサービス），通所リハビリテーション，"短期入所サービス"（ショートステイ），"福祉用具の貸与"および"腰掛便器や入浴補助用具の購入費や住宅改修費の支給"がある。

② 施設サービス：要介護と認定されると，**介護老人福祉施設（特別養護老人ホーム），介護老人保健施設，介護療養型医療施設**のいずれかに入所ができる。

d. 介護保険法の改正

平成12（2000）年4月に施行された介護保険制度は，老後における介護の不安に応える社会システムとして定着してきたが，今後急速に進展する高齢化に対し，制度を持続可能なものとするために，平成17（2005）年に"介護保険法等の一部を改正する法律"が成立し，翌年4月から施行された。

改正の主な内容は，
① 介護予防サービスの導入
② 施設利用の際の食費や居住費および通所サービスの食費の自己負担
③ 新たなサービス（地域密着型サービスなど）と在宅サービスの充実
④ 地域包括支援センターの新設と地域支援事業の創設
⑤ 保険料の改正と保険者機能の強化など

である。

今回の改正は，超高齢社会を明るく活力のあるものにするため，介護予防および要支援・要介護状態改善の重視，介護・年金・医療などの役割の明確化と相互の調整を進めることにより，社会保障制度全体を効率的・効果的な作りにすることを目的としている（図6.6）。

平成23（2011）年6月には，介護サービスの基盤強化のための"介護保険法等の一部を改正する法律"が成立・公布され，一部施行（介護療養病床の転換期限の延長，介護福祉士資格取得方法の見直しの延期等）となった。

平成24（2012）年4月には改正法の全面施行（新サービスの創設，介護職員などによる痰の吸引などの実施，保険料の上昇緩和のための財政安定化基金の取り崩しなど）された。特に団塊の世代が高齢期に達する平成37（2025）年に向けて，新たに地域包括ケア体制の構築を打ち出した点に大きな特徴がある。地域包括ケアは"日常生活圏域内において，医療，介護，予防，住まい，生活支援サービスが切れ目なく，有機的かつ一体的に提供される地域包括ケアシステムの実現に向けた取組を進める"ことを目指している。

このように，介護保険は変化する社会情勢に対応するため，定期的に見直し改正されてきているが，少子高齢社会の急速な進展にまだ十分対応できていない面も指摘されている。

なお，サービス利用の手続きと改正後のサービス内容を図6.5に示す。

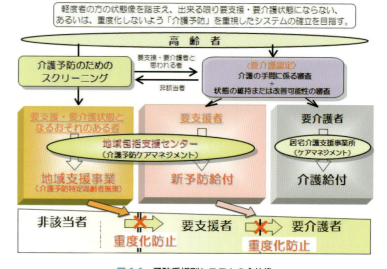

図6.6　予防重視型システムの全体像
［厚生労働省ウェブサイトより引用］

6.7 障害者総合支援法

a. 目的と理念

障がい者の福祉サービスに関する法律としては，"障害者自立支援法"を改正した"障害者の日常生活及び社会生活を総合的に支援するための法律（障害者総合支援法）"が平成 25（2013）年に施行されている．

その目的は，"障害者および障害児が基本的人権を享有する個人としての尊厳にふさわしい日常生活又は社会生活を営むこと"，そのために"必要な障害福祉サービスに係る給付，地域生活支援事業その他の支援を総合的に行うこと"とされている．この目的の趣旨を含めて，社会参加の機会の確保，地域社会における共生および社会的障壁の除去に資するように支援が総合的かつ計画的に行われることを法律の基本理念としている．

b. 対象となる障害者の範囲

対象とする障がい者の範囲は，身体障がい者，知的障がい者，精神障がい者（発達障がい者を含む）と，これまで制度の谷間となって支援の充実が求められていた難病などが加えられている．身体障害者福祉法の別表に規定されている"永続する障害"との関連で症状が変動する難病などへの対処が問題となっていた．

c. 障害支援区分

利用希望者は，障害支援区分（区分1～6）の認定を受ける．障害支援区分は"障害者等の障害の多様な特性その他心身の状態に応じて必要とされる標準的な支援の度合を総合的に示すもの"と定義されている．障害者自立支援法では"障害程度区分"の名称であったが，"障害支援区分"と名称を変更することによって，"障害の程度（重さ）"ではなく，"標準的な支援の必要の度合を示す区分であること"を明確化している．

d. 支援の概要

障害者総合支援法による支援は，自立支援給付と地域生活支援事業で構成されている．また，障がい児に関するサービスはすべて児童福祉法に位置づけられている．

自立支援給付は，障害の種類や程度，介護者，居住の状況，サービスの利用に関する意向などに加えて"サービス等利用計画案"により個々に支給決定が行われる．自立支援給付には，介護給付，訓練等給付，自立支援医療および補装具がある．地域生活支援事業は，市町村等の創意工夫により利用者の状況に応じて柔軟にサービスを行う（図 6.7）．

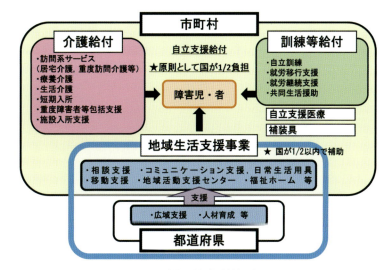

図 6.7 新法に基づく給付・事業
[『地域社会における共生の実現に向けて新たな障害保健福祉施策を講ずるための関係法律の整備に関する法律について』より引用]

6章のまとめ

1. ノーマライゼーションの理念は，高齢者，障がい者が分離差別されることなく地域社会に共生することである．そのためには，保健・医療・福祉の連携が不可欠である．
2. 保健・医療・福祉の連携に関連する諸制度は，多種存在するが，障害者基本法，障害者総合支援法および介護保険法は特に重要である．
3. 平成12（2000）年導入された介護保険法は，少子高齢社会を迎え，要支援，要介護から予防重視のシステムへと変化してきた．
4. 介護保険法によるサービスは，これまでの"措置制度"によるサービスから，原則利用者の一部負担となった．

問 題

6.1 介護保険制度について誤っているのはどれか．
　A．平成9(1997)年12月に"介護保険法"が制定され，平成12（2000）年4月より制度が開始された．
　B．介護保険の被保険者は40歳以上の日本国民全員である．
　C．介護サービスを受けられる第1号被保険者は65歳以上の者で，介護を必要とする者である．
　D．在宅サービスの要介護区分は要支援1と2，要介護1〜5に区分される．
　E．介護支援専門員（ケアマネージャー）は介護支援専門員実務受講資格試験に合格すればなることができる．

6.2 介護保険の第2号保険者として認められない疾患はどれか．
　A．脳血管疾患
　B．大腿骨頸部骨折
　C．Parkinson病
　D．がん末期
　E．筋萎縮性側索硬化症

6.3 地域包括支援センターについて誤っているのはどれか．
　A．地域支援事業と予防給付を実施する機関として，各市町村に設置されている．
　B．対象者は特定高齢者と要支援1，2の者である．
　C．センターの事業として，介護予防事業のマネジメントのほか，高齢者や家族への相談や支援，被保険者に対する虐待の防止などの権利擁護事業などが含まれる．
　D．センターには医師，保健師，看護師，社会福祉士，ヘルパーの常駐が必要である．
　E．センターと行政機関，医療機関，介護保険サービス事業所などの連携は非常に重要である．

6.4 障害者総合支援法について誤っているのはどれか．
　A．障害の有無にかかわらず，等しく基本的人権を享有する個人として尊重されることを基本の理念としている．
　B．制度の谷間のない支援を提供する観点から，身体障がい者，知的障がい者，精神障がい者に加え，治療法が確立していない疾病，その他の特殊な疾病も対象としている．
　C．「障害支援区分」は，障害者等の障害の多様な特性その他の心身の状態に応じて必要とされる標準的な支援の度合を総合的に示すものである．
　D．受けられるサービスは，ホームヘルプサービス，短期入所，日常生活用具給付のみである．

文 献

1) 太田仁史．地域リハビリテーション原論．医歯薬出版；2000．pp.6-9．
2) 伊藤利之，白野 明，田中 聖ほか編．地域リハビリテーションマニュアル．三輪書店；1997．pp.7-15．
3) 太田仁史．地域リハビリテーション学．三輪書店；2000．p.20．
4) 厚生労働省．厚生労働省社会・援護局障害保健福祉部資料．2006．
5) 澤村誠志監．地域リハビリテーション白書2．三輪書店；1998．pp.52-86．
6) 社会福祉の動向編集委員会編．社会福祉の動向．中央法規；2011．
7) 牧田光代編．地域理学療法学．2版．医学書院；2009．pp.2-43．
8) 地域連携パス関連．Ⅱ 安心・信頼の医療の確保と予防の重視（http://www.mhlw.go.jp/bunya/shakaihosho/iryouseido01/taikou03.html）
9) 中央社会保険医療協議会 診療報酬基本問題小委員会（第105回）資料（診-3-2）「地域連携クリティカルパスとは」（http://www.mhlw.go.jp/shingi/2007/10/dl/s1031-5e.pdf）
10) 武藤正樹 医療福祉連携講習会 講演「地域連携パス概論」スライド資料 2013年8月「地域連携クリティカルパス概論Ⅰ」（http://masaki.muto.net/lecture/201308111.pdf）
11) 診療報酬の算定方法の一部を改正する件（告示）平成26年厚生労働省告示第57号第2章 特掲診療料 第1部 医学管理料（http://www.mhlw.go.jp/file/06-Seisakujouhou-12400000-Hokenkyoku/0000041343.pdf）
12) 介護保険関連．介護・高齢者福祉：介護保険制度の概要：介護保険とは（http://www.mhlw.go.jp/topics/kaigo/gaiyo/hoken.html）
13) 障害者自立支援法関連．障害者自立支援法等の改正法の一部が施行されます（http://www.mhlw.go.jp/seisakunitsuite/bunya/hukushi_kaigo/shougaishahukushi/jiritsukaiseihou/index.html）
14) 地域社会における共生の実現に向けて新たな障害保健福祉施策を講ずるための関係法律の整備に関する法律について（http://www.mhlw.go.jp/seisakunitsuite/bunya/hukushi_kaigo/shougaishahukushi/sougoushien/dl/sougoushien-06.pdf）
15) 障害福祉サービスの利用について（http://www.mhlw.go.jp/file/06-Seisakujouhou-12200000-Shakaiengokyokushougaihokenfukushibu/0000059663.pdf）
16) 障害者総合支援法における障害支援区分認定調査員マニュアル（http://www.mhlw.go.jp/file/06-Seisakujouhou-

12200000-Shakaiengokyokushougaihoken fukushibu/6_5.pdf)
17) 難病対策要綱（http://www.nanbyou.or.jp/pdf/nan_youkou.pd）
18) 身体障害者福祉法　別表（http://law.e-gov.go.jp/htmldata/S24/S24HO283.html）

（田中　勇治，福光　英彦）

7 脊髄障害に対するリハビリテーション

学習目標
- 脊髄障害のメカニズムと麻痺の様態について理解する．
- 損傷高位と残存機能，日常生活動作（ADL）の予後について理解する．
- 急性期脊髄障害におけるリハビリテーションの役割と実際について理解する．
- 回復期（慢性期）脊髄障害におけるリハビリテーションの役割と実際について理解する．
- 今後導入，普及が期待される新しいリハビリテーションの手法や器具について理解する．

■ はじめに

脳卒中（cerebral stroke）と**脊髄障害**〔脊髄損傷（spinal injury）"脊損"とも呼ばれる〕は，現れる症状がともに"麻痺"であるという点においては，"よく似た疾患"と，とらえられるかもしれない．ところが，実際には両者の間にはかなりの相違点があり，この点を明確にしておくことが，臨床の現場では重要である．

脳卒中と脊髄障害の違いを理解するには，脳と脊髄の関係を"電力供給の仕組み"にたとえてみるとよく分かる（図7.1）．

各家庭の電気製品は電源を入れれば起動する．これは，発電所で作られた電気が送電線や配電線を伝わって家庭に届けられているからである．

① 脳は発電所，四肢（と体幹）は"各家庭"，そこに存在する筋肉や臓器は"電気製品"に相当する．

② "電気製品"を動かすには"発電所"からの電気が運ばれてこなければならない．

③ 神経は電気を各家庭に運ぶ"配電線"，脊髄は各家庭への配電線を束ねる"送電線"に相当する．

脳卒中とは，電力の源である発電所にトラブルが起こった状態であり，結果として各家庭に電力が供給されなければ，停電（すなわち麻痺）が生じる．一方脊髄障害とは，発電所は正常であるが，送電線に何らかのトラブルが生じたため，各家庭に停電（麻痺）が生じた状態である．ここで重要なことは，実際の送電線のトラブルでも，発電所により近いところで問題が生じれば，停電する範囲が広くなるように，脊髄障害も脳に近いところであればあるほど，麻痺を生じる範囲が広くなる，ということである．ただし，実際の人体では脳-脊髄の関係はこのたとえと若干異なり，下行系と上行系の双方向の情報が伝達されていることに注意が必要である．脊髄は脳の直下から延髄-頸髄-胸髄-腰髄-仙髄と続き，成人では第1あるいは第2腰椎の高さで終わり〔この部分を**脊髄円錐部**（conus）と呼ぶ〕，これより尾側は**馬尾**（cauda equina）と呼ばれる神経の束が続いている．脊髄障害が胸髄あるいは腰髄の高さで生じれば，これより以下で支配される領域，すなわち下肢に麻痺が生じ，頸髄で障害が生じれば，上肢も含めた四肢に麻痺が生じることになる．また，もう1点重要なことは，脊髄を送電線にたとえたが，実際には脊髄は"生きている"電線であるため，物理的に連続性が保たれていても機能しなくなっている（電気信号が伝わらない）状態に陥っている場合も存在する，ということである．実際の電線では，電線はつながっているか，断線（断裂）しているかのいずれかの状態であるのに対し，神経線維は断線していなくても電気が通らないという状態が存在しうる．このような状態を**脊髄の電気的破綻**（伝導障害）と呼ぶこととするが，脊髄障

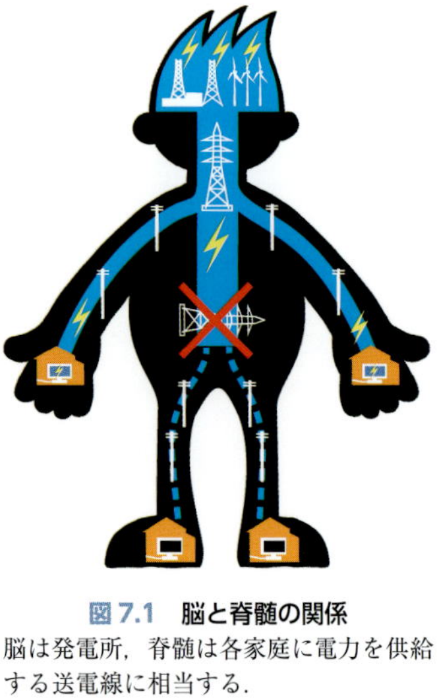

図7.1 脳と脊髄の関係
脳は発電所，脊髄は各家庭に電力を供給する送電線に相当する．

害とは，このような電気的破綻と，実際に神経線維が断裂している状態（これを**脊髄の構築的破綻**と呼ぶこととする）が混在した状態であるといえる．脊髄の構築的破綻はひとたび生じると自然に回復することはないが，電気的破綻は時間の経過とともに回復してくることがよく知られている．われわれが臨床の現場で見ている麻痺の回復とは，すなわち電気的破綻からの回復を見ているにほかならない．言い換えれば，脊髄障害を負った患者が最終的にどの程度まで回復し，どの程度の障害が残存するのかということは，障害が発生したその瞬間にどの程度構築的破綻が生じているかによって運命づけられているともいえる．

脳卒中では，どの部位にどの程度の麻痺が生じるのかということは，脳のおおまかな部位により，ある程度にしか区分することができないが，脊髄障害においては，脳卒中よりもより正確に麻痺の状態を区分することが可能である．

この仕組みを裏づけているのが脊髄における"髄節"と"索路"と呼ばれる構造である．

7.1 "髄節"と"索路"

先に記したように，脊髄は頸椎から尾側の脊柱管（背骨の背側に存在する，骨で囲まれたトンネル状の構造の部分）内に収められており，頭側から順に頸髄（cervical spinal cord：C）－胸髄（thoracic spinal cord：T）－腰髄（lumbar spinal cord：L）－仙髄（sacral spinal cord：S）と続いている．頸髄からは上肢の運動・感覚を司る神経が，胸髄からは主に肋間神経と肋間筋の運動神経が，腰髄からは下肢の運動・感覚を司る神経がそれぞれ分岐している．仙髄からは泌尿生殖器を司る神経が分岐しており，上位の脊髄が障害されれば，それより以下の神経に麻痺を生じることも理解しやすいと思われる．これらの脊髄の高さをより細かく観察すると，神経の分岐する高さにも一定の法則性が存在することがわかる．これが"髄節*"と呼ばれる構造である（図7.2）[1]．

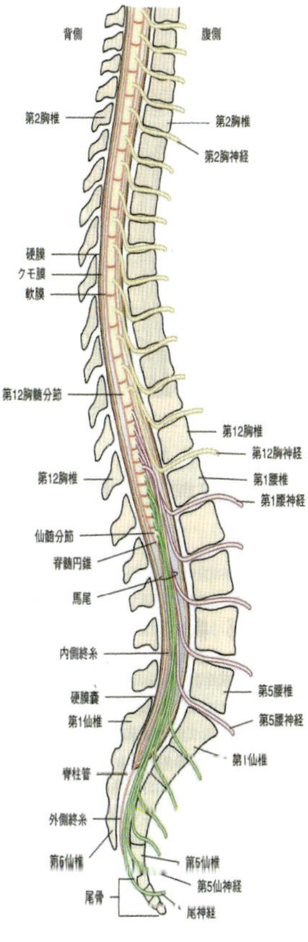

脊髄から直接分岐する神経の枝は**神経根**と呼ばれ，それぞれの神経根で支配される筋肉や感覚の領域はおよそ解剖学的に決まっている．例えばC6（第6頸髄神経）神経根は主に上腕二頭筋の運動と，前腕橈側（とうそく）から母

図7.2 脊椎高位と神経高位
椎体の高さと脊髄（髄節）の高さが異なっていることに注意が必要である．
[Siegel A, Sapru HN. 前田正信監訳. エッセンシャル神経科学. 丸善出版；2008. p.140より引用]

指の感覚を司り，L4（第4腰髄神経）神経根は大腿四頭筋の運動と下腿前面内側の感覚を司る，といういう具合であるが，これら神経根が脊髄の内部からまさに分かれる，という部分が"髄節"である．成人では，脊椎のどの高さにどの髄節が存在するか，ということも決まっており，脊髄障害では麻痺の様態からどの髄節，どの脊椎高位で問題が生じているかを判断することが可能である．ここで注意が必要なのは，脊椎高位と髄節高位は一致していない，ということであり，頸椎においてはC3椎体の高さにC4髄節が，C3/4椎間板の高さにC5髄節が存在している，という具合である．髄節高位を正しく理解することが脊髄障害を理解するうえで，またリハビリテーションを進めるうえでも重要となる（図7.2）．

"髄節"が脊髄の縦の方向の配列であるのに対し，横の方向の配列が"**索路**"と呼ばれるものである（図7.3）[2]．頸髄を横断面で観察すると，その中心部には**中心管**という，脳脊髄液の通り道が開いている．四肢の運動を司る神経線維は，この中心管から後側方に位置する"**錐体路（または皮質脊髄路）**"と呼ばれる部分を通っている．そのほかに，感覚，特に温・痛覚を司る神経は脊髄の前方辺縁

---
*：ヒトの脊髄は31の分節に分かれており，これを"髄節"と呼ぶ

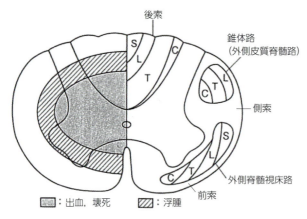

図 7.3　頸髄横断面
右：頸髄横断面，白質での神経線維の配列．C：cervical spinal cord，T：thoracic spinal cord，L：lumbar spinal cord，S：sacral spinal cord．
左：中心部損傷における脊髄障害領域．
[藤原桂樹ほか．非骨傷性頸髄損傷．越智隆弘，菊地臣一ほか編．New mook 整形外科，4．脊椎・脊髄損傷．金原出版；1998．pp.169-80 より引用，一部改変]

部に位置し，"**外側脊髄視床路**"と呼ばれる．このように，神経の機能別に脊髄横断面に局在する構造を"**索路**"と呼ぶ．索路にはこのほかにも触・圧覚を司る**前脊髄視床路**や，深部感覚などの固有感覚を司る**脊髄小脳路**（後索）などがある．脊髄の横断面においてどのような形で障害を生じているのか，ということも，索路の局在を理解することで予測可能となる．

臨床の現場でよく遭遇するのは，"頸髄の障害において，下肢の麻痺は比較的軽度であるが，上肢の麻痺がより重篤である"という状況である．前述した髄節の考え方からすれば，この状況には大きな矛盾が存在するようにも思われるが，索路の構造をより詳しく理解することで説明が可能となる．

錐体路をさらに細かく観察すると，中心部から辺縁部に向かって，タマネギのような層状構造をもって頸神経（C）→胸神経（T）→腰神経（L）→仙骨神経（S）という順に，それぞれ分岐する高さに沿って，規則的に配列している．すなわち，上肢に向かう神経は脊髄の中心付近を走行し，下肢に向かうほど脊髄の辺縁付近を走行していることとなる（図7.3）．頸髄における脊髄障害では，頸髄には主に前後方向からの圧迫外力が加えられることが知られているが，頸髄にこのような圧迫外力が加わると，その内部では中心よりわずかに外側にある部分が最も大きくゆがむことが，脊髄と同様の剛性をもつ実験材料や，本物の脊髄を用いた圧迫実験から解明されている．この中心よりわずかに外側，という部分がまさに錐体路のCの部分と一致する，ということとなる．また，脊髄内部は脳と同様に神経組織の性質から，中心部の"**灰白質**"と呼ばれる部分と，辺縁部の"**白質**"と呼ばれる部分に分かれている．灰白質には，その髄節を支配する運動細胞や，自律神経を支配する神経細胞が集合しており，白質には下行（皮質脊髄路）あるいは上行（各種の感覚上行路）が集合している．灰白質は，構造的特徴から外力により出血や浮腫が容易に生じやすく，それが周囲の白質に影響を及ぼすこ

ともよく知られており，このような物理学的特性から，頸髄損傷ではより中心付近や，錐体路のCの部分がより障害を受けやすい，ということが理解できる．このように，脊髄の中心部に近いところで障害を生じたものを"**中心性損傷**"あるいは"**中心型損傷**"と呼ぶ．臨床症状としては，麻痺は急性期から下肢よりも上肢により強く，歩行は可能であるが手のしびれや麻痺のために，物を持ったり，食事や身の回りの動作に困難を生じている，ということが多々みられる．

これとは反対に，脊髄の横断面すべてが障害を受けたものは"**横断型損傷**"と呼ばれ，損傷高位以下の四肢に運動・感覚の重篤な麻痺を生じる．横断型損傷ではより広い範囲で脊髄の構築的破綻が生じていることが少なくないため，中心型損傷に比べて麻痺の回復は不良であることが多い．

損傷の形は"横断型""中心型"などに加え，虚血性障害により脊髄の前方部分が障害される"**前脊髄動脈症候群**"や，運動麻痺と感覚麻痺が左右交差する"**ブラウン・セカール症候群**"（Brown-Sequard's syndrome）"と呼ばれる，さまざまなタイプが存在する．

このように，脊髄の縦の構造である"髄節"と横の構造である"索路"の概念を組み合わせることで，脊髄障害は損傷高位や損傷型を，画像診断を待たずに予測することが可能となる．また，髄節の評価を行うことで，残存機能と日常生活動作（activities of daily living：ADL）の予後を予測，あわせてリハビリテーションのプランニングを行うことも容易となる．

7.2 麻痺の重症度と高位

　脳卒中においても麻痺の重症度がさまざまであるように，脊髄障害においても麻痺の重症度には多様性が存在する．前述した横断型の脊髄障害では，四肢・体幹の運動，感覚のすべてに麻痺が生じることも少なくないが，一方で中心型の障害やほかの型の障害では，麻痺はあるが歩行可能であったり，感覚障害のみで四肢の運動は保たれている，という場合も存在する．

　このような麻痺の重症度を段階的に系統立てて評価することは，医療スタッフの間での連携を容易にするとともに，ある程度の予後評価にも役立つ．これらの評価法として現在最もよく用いられているものは**米国脊髄損傷協会**（American Spinal Injury Association：ASIA）の評価法，分類法で，**ASIA 機 能 障 害 尺 度**（ASIA impairment scale：AIS）と呼ばれる（**図 7.4**）[3]．これは Frankel ら[4] の提唱した麻痺重症度分類に準じた分類法であり，両者の比較を**表 7.1** に示す．四肢体幹および仙髄領域（肛門周辺）の運動・感覚すべてが脱失したものを A，完全に麻痺のない状態（反射の亢進やしびれ感はあってもよい）を E とした 5 段階の評価である．特に AIS A または Frankel A の状態を**完全麻痺**と呼び，それ以外の B，C，D の状態を**不全麻痺**と呼ぶ．総合せき損センターではこれら不全麻痺の状態をさらに細分化した**改良フランケル分類**（modified Frankel classification grading system）を主に用いている（**表 7.2**）[5]．改良フランケル分類では，仙髄領域の触覚が残存するものをフランケル B1 と定義しているが，急性期においてフランケル A であるか B1 であるかで，最終的に歩行能力を再獲得するに至る確率は，A で 4 %，B1 で 20 % と有意な差が認められ[6]，麻痺の予後を予測するうえでも，急性期の肛門周囲の感覚を正しく評価することは，臨床上非常に重要である．

　また，脊髄障害の超急性期においては，運動，感覚の麻痺に加え，すべての反射が完全に消失している状態がみられ，これを**脊髄ショック**（spinal shock）と表現する．脊髄ショックの時期にあっては，一見患者はあたかも AIS A またはフランケル A であると評

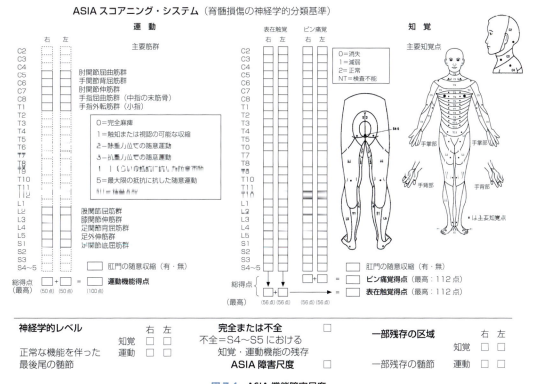

図 7.4 ASIA 機能障害尺度

各髄位の key muscle の MMT と触覚をスコア化する
［香坂 俊監，河合 真．極論で語る神経内科．丸善出版；2014 より引用］

表7.1 ASIA とフランケル分類の比較

	フランケル分類	ASIA 機能障害分類
A	Complete 完全（損傷高位以下の感覚・運動の完全麻痺）	Complete S4-S5 仙髄節に感覚・運動機能がないもの
B	Incomplete-preserved sensory only 知覚のみ残存（損傷高位以下の運動完全麻痺で感覚は仙髄節を含みある程度温存される）	Incomplete 神経学的レベル以下の運動完全麻痺で感覚は S4-S5 仙髄節に残存する
C	Incomplete-preserved motor nonfunctional 非実用的運動残存（損傷高位以下にある程度の筋力はあるが実際には役に立たない）	Incomplete 神経学的レベル以下の運動機能は残存するが半数以上の key muscles の筋力が 3 未満
D	Incomplete-preserved motor functional 実用的運動残存（損傷高位以下に有用な筋力があり補助歩行または独歩が可能）	Incomplete 神経学的レベル以下の運動機能は残存し半数以上の key muscles の筋力が 3 以上
E	Complete recovery 回復（神経学的症状がない：筋力低下，感覚障害，括約筋障害がない，反射の異常はあってもよい）	Normal 感覚・運動機能は正常

ASIA 分類はフランケル分類を下敷きとしているため，両者の大きな相違は見られない．

表7.2 改良フランケル分類

A：Motor, Sensory complete
　仙髄の感覚（肛門周辺）脱失と運動（肛門括約筋）完全麻痺
B：Motor complete, Sensory only
　B1：触覚残存（仙髄領域のみ）
　B2：触覚残存（仙髄だけでなく下肢にも残存）
　B3：痛覚残存（仙髄あるいは下肢）
C：Motor useless
　C1：下肢筋力 1，2（仰臥位で膝立てができない）
　C2：下肢筋力 3 程度（仰臥位で膝立てができる）
D：Motor useful
　D0：急性期歩行テスト不能例
　D1：車いす併用例（屋内の平地であれば補助具を使用して歩行可能）
　D2：杖独歩例あるいは中心性損傷例
　　杖独歩例：杖など必要であるが屋外歩行も安定し車いす不要
　　中心性損傷例：杖など不要であるが上肢機能が悪いため介助が必要
　D3：独歩自立例（筋力，感覚低下はあるが上肢機能も含め介助不要）
E：Normal
　神経学的脱落所見なし（自覚的しびれ感，反射亢進はあってよい）

価されるが，脊髄ショックから脱した状態（通常は 72 時間以内に回復するとされる）における神経学的所見こそが真の急性期における麻痺の状態であることを理解する必要がある．

横断面における麻痺の重症度の評価法が ASIA 機能障害尺度であり，フランケル分類であるのに対し，縦断面（高位）における麻痺の共通した評価も非常に重要である．前述した髄節の概念を応用すると，麻痺の様態から障害された高位，逆に障害された高位から機能的な予後を予測することが可能である．

脊髄障害，特に頸髄の障害においてよく用いられているのが**ザンコリーの分類**（Zancolli classification, 表7.3）[7] であり，これは上肢の残存筋力から高位を評価するものである．特に C6 高位の麻痺では，ある程度の機能的予後の予測が可能とされる．評価の対象は完全麻痺であり，不全麻痺に流用することは，評価上の矛盾を生じる場合も少なくないため推奨されない．

ザンコリーの分類は，本来は腱移行術による上肢機能再建のための評価法であるため，総合せき損センターでは，これに改良を加えた頸髄損傷高位評価法を用い，実際の ADL を加味している（表7.4）．

脊髄障害の多くにおいては，これら重症度と高位の評価のみで，医療スタッフ間の共通認識がもちやすくなるが，実際には ADL の評価も重要となる．このための評価法が**機能的自立度評価法**（functional independence measure：FIM）と呼ばれるものである．セルフケア，排泄コントロール，移乗，移動，コミュニケーション，社会的認知の各項を細分し全 18 項目の自立度を 1 点（全介助）から 7 点（完全自立）までの点数化を行っている．急性期での評価は困難であるが，慢性期においては非常に有効な評価法である（図7.5）[8]．

表7.3 ザンコリー分類

機能レベル	基本的作用筋	分類基準		
C5	上腕二頭筋 上腕筋	A：腕橈骨筋の機能は残存しない		
		B：腕橈骨筋の機能が残存している		
C6	長・短橈側手根伸筋	A：手関節の背屈が弱い		
		B：手関節の背屈が強い	Ⅰ：円回内筋・橈側手根屈筋の機能は残存しない	
			Ⅱ：円回内筋の機能は残存するが，橈側手根屈筋は残存しない	
			Ⅲ：円回内筋・橈側手根屈筋・上腕三頭筋の機能が残存している	
C7	指伸筋 小指伸筋 尺側手根伸筋	A：尺側の指の完全伸展は可能だが，橈側の指と母指の進展は不可		
		B：指の完全伸展が可能．母指の進展も弱いが可能		
C8	深指伸筋 長拇指伸筋 示指伸筋 尺側手根伸筋	A：尺側の指の完全屈曲は可能だが，橈側の指と母指の屈曲は不可．母指の完全伸展が可能となる		
		B：全指の完全屈曲が可能で，母指の屈曲も弱いが可能となる．手内筋の機能は残存しない		

全部で16の筋の評価が必要である．また筋力の評価として，"機能する""機能しない""弱い""強い"が用いられているので判然としないところがある．

表7.4 頸髄損傷高位評価

神経高位	（頸椎高位）	筋力評価	
C 1, 2	（C 1）	僧帽筋，胸鎖乳突筋などの頸部筋　0〜3	
C 3	（C 2）	頸部筋　4または5 横隔膜　完全またはほぼ完全麻痺	
C 4	（C 3）	横隔膜　OK（呼吸十分） 上肢筋力　0	
C 5	（C 3/4）	A	上腕二頭筋　1〜3
		B	上腕二頭筋　4または5
C 6	（C 4/5）	A	手根伸筋　1〜3
		B	手根伸筋　4または5
C 7	（C 5/6）	A	上腕三頭筋　1〜3
		B	上腕三頭筋　4または5
C 8	（C 6/7）	A	指屈筋　1〜3
		B	指屈筋　4または5
T 1	（C 7）	骨間筋　4以上	

ザンコリー分類を基に，ADLを加味して分類されている．A，BはMMTを基準に評価されるため簡便かつ明確である．

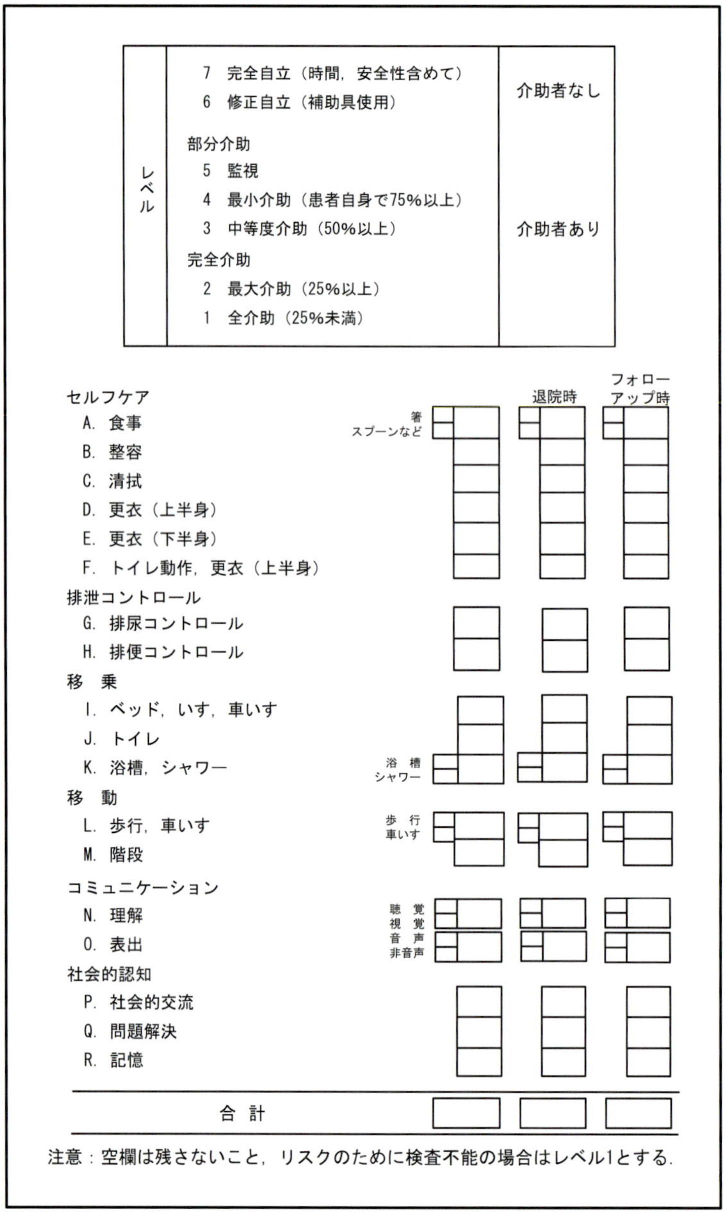

レベル		介助者
	7 完全自立（時間，安全性含めて）	介助者なし
	6 修正自立（補助具使用）	
部分介助		
	5 監視	介助者あり
	4 最小介助（患者自身で75％以上）	
	3 中等度介助（50％以上）	
完全介助		
	2 最大介助（25％以上）	
	1 全介助（25％未満）	

		退院時	フォローアップ時
セルフケア			
A. 食事	箸スプーンなど		
B. 整容			
C. 清拭			
D. 更衣（上半身）			
E. 更衣（下半身）			
F. トイレ動作，更衣（上半身）			
排泄コントロール			
G. 排尿コントロール			
H. 排便コントロール			
移乗			
I. ベッド，いす，車いす			
J. トイレ			
K. 浴槽，シャワー	浴槽 シャワー		
移動			
L. 歩行，車いす	歩行 車いす		
M. 階段			
コミュニケーション			
N. 理解	聴覚 視覚		
O. 表出	音声 非音声		
社会的認知			
P. 社会的交流			
Q. 問題解決			
R. 記憶			
合計			

注意：空欄は残さないこと，リスクのために検査不能の場合はレベル1とする．

図7.5　FIMスコア

［千野直一監訳．FIM—医学的リハビリテーションのための統一データセット利用の手引き．原著3版．慶應義塾大学医学部リハビリテーション科；1991より引用］

7.3 残存機能と日常生活動作（ADL）の予後

本項では理解しやすくするため，主に頸髄損傷で完全麻痺の状態を前提とする．

頸髄損傷で四肢麻痺を生じた患者は，生涯にわたり寝たきり，あるいは車いす生活で，日常生活は全介助である，と映画やドラマの影響から思われがちであるが，実際には大きな間違いである．

前述の髄節高位あるいは頸髄損傷高位評価でのC4以上の麻痺においては，肘関節以下の四肢筋力が損なわれており，場合によっては横隔膜の麻痺を合併し，人工呼吸器の使用を余儀なくされる"respiratory quad"と呼ばれる状況であるため，日常生活は基本的に全介助となる．ただし場合によってはあご操作（チンコントロール）式電動車いすの操作が可能なため，このような状況では，患者本人の意思による移動に関する制限はない．

頸髄損傷高位評価のC5Bの状態であれば，上腕二頭筋の筋力が残存し，重力に逆らって肘関節の屈曲が可能であることから，自助具を用いた食事摂取や歯磨きなどの整容動作，また摩擦係数の高いゴムを貼り付けたグローブを使用することで，普通型車いすの駆動が可能となる．

手根伸筋の筋力が十分に残存しているC6Bの状態であれば，更衣や自己導尿などのセルフケアが可能となるなど，髄節高位が1段階変わるだけでも獲得可能なADLは飛躍的に変化するが，医療者にこのような知識が欠落していれば，たとえ十分な上肢の機能が残存していても，患者は前述したように，全介助での生活を過ごすことになりかねない．少しでも機能が残存しており，患者本人の意欲があれば，何がしかの手段を用いて，1つでも自立に近づくことができることを，われわれ医療者は肝に銘じておく必要がある．

表7.5に脊髄障害の各高位における運動レベルとADLをまとめる．電気的破綻の回復に伴い，麻痺の重症度が改善するように，麻痺の高位も急性期と慢性期では改善が得られている場合が少なくない．患者のその時々の状況に合わせ，ADLのゴール設定を修正していく必要がある．

表7.5　脊髄障害高位とADL，必要な用具

運動レベル	key muscle（機能残存筋）	可能な運動	ADL	必要な用具
C3以上	顔面筋 胸鎖乳突筋 僧帽筋	頸部屈曲，回旋肩甲骨拳上	全介助 チンコントロール式電動車いす	人工呼吸器 マウススティック チンコントロール式電動車いす
C4	横隔膜	自発呼吸	同上 用具を用いての介助下食事動作	同上 BFO スプリングバランサー
C5	三角筋 上腕二頭筋	肩関節屈曲，伸展，外転 肘関節屈曲	大部分介助 食事，整容 車いす駆動	BFO グローブ，万能カフ 普通型車いす 電動車いす
C6	橈側手根伸筋	手関節背屈	中等度介助 更衣，自己導尿 前方トランスファー	同上
C7	上腕三頭筋 橈側手根屈筋 指伸筋	肘関節伸展 手関節掌屈 MP関節伸展	部分介助 プッシュアップ 側方トランスファー	同上
C8〜T1	指屈筋 手内在筋	手指屈曲 巧緻運動	車いすADL自立	普通型車いす 上肢装具は不要
T12	腹筋群 腰背部筋	骨盤拳上	長下肢装具下に歩行	長下肢装具 杖（クラッチ）
L3〜L4	大腿四頭筋	膝関節伸展	短下肢装具下に歩行	短下肢装具 杖（T字，クラッチ）

BFO：balanced forearm orthosis.
損傷高位によりADLの予測がある程度可能であり，リハビリテーションのゴール設定も可能となる．

7.4 脊髄障害急性期・亜急性期におけるリハビリテーションの実際

脊髄障害の原因はさまざまであるが，そのうちの多くは外傷に伴う脊髄損傷である．脊髄の"容れ物"である脊椎に骨折や脱臼が存在すれば，それを手術により整復・固定するのは医師の役割である．損傷した脊椎に不安定性が残存すれば，脊髄に新たな構築的破綻を生じうるが，脊椎に安定化が得られていれば，いたずらに患者の安静度にこだわる必要がなくなり，早期より積極的なリハビリテーションを開始することが可能となる．

脊髄損傷患者，とりわけ頸髄損傷の患者では，脊髄のみならず，並走する自律神経である交感神経が遮断され，循環器系，呼吸器系にも異常をきたすが，そのうち特に著明なものは，循環器系では交感神経心臓枝の遮断による**徐脈**と，麻痺領域の血管拡張に伴う**低血圧**，呼吸器系では**気道の狭小化**と，痰などの**気道分泌物の増加**である．このような状況の患者を長期に安静臥床させておくことにより，**肺炎**や**無気肺**，頑固な**起立性低血圧**などの合併症を容易に生じうる．そのほかにも**拘縮**（こうしゅく）や**褥瘡**（じょくそう），**深部静脈血栓症**（deep vein thrombosis：DVT）などの発生のリスクも高まり，これらの予防に際しては，いかに早期より患者を離床させていくかが大きなカギとなり，ひいてはADL拡大の可否をも左右する．

急性期においては脊髄障害そのもの，あるいは手術に起因し，全身状態が不安定なこともあり，訓練室での積極的なリハビリテー

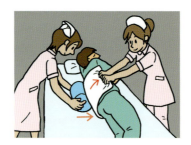

図7.6 棒坐の使用方法
看護師1人が自分と反対側の殿部を挙上し，もう1人が腸骨部に棒坐を挿入する．

ションは困難な場合が多く，必然的にベッドサイドでの治療が中心となる．

a. ポジショニング

褥瘡や浮腫の予防の観点から，長時間の同一姿勢での臥床は避けるべきである．急性期においては看護スタッフと協力し，3時間ごとの体位変換が望ましい．特に褥瘡は仙骨部と踵骨部に好発するため，腸骨部への棒坐の挿入や足関節部に小枕を挿入し，同部の除圧を図る（図7.6）[9]．

b. 関節可動域（range of motion：ROM）訓練

拘縮や不良肢位の予防，改善を目的に行う．麻痺領域の各関節（手指の関節も含む）に対し，原則最大ROMの範囲で行うが，骨折などの合併損傷のある部位には避けるべきである．特に下肢の治療は足趾・足関節の他動運動を行うだけでも，DVTの予防に有効であるとされる．

c. ベッドアップ，座位訓練

訓練室での本格的なリハビリテーションの前段階，あるいは車いす移乗の準備段階として，早期よりベッドアップ，可能であれば長座位（足を伸ばした状態の座位）訓練や端座位（ベッドの端などで足を下ろした状態の座位）訓練を段階的に行っていく．頸髄損傷では起立性低血圧の合併がネックとなるため，初期にはベッドアップの角度を徐々に増やし，患者自身に気分不良や目のちらつき，あくびなどの低血圧の発生を示唆する徴候がないかを確認しながら行う．

d. ADLの指導

胸髄以下の障害（対麻痺）であれば，上肢機能は温存されているため，早期より身の回り動作などADLの再獲得が可能である．頸髄損傷の患者では，残存機能の評価と並行し，これらの機能を活用してADLを拡大していくことが望ましい．

●コラム1

脊髄障害のリハビリテーションに言語聴覚士（ST）は必要？

　脳卒中では，発声や構音，嚥下に麻痺をきたすこともあるため，言語聴覚士（speech-language-hearing therapist：ST）介入の必要性が高いが，脊髄障害においては上記の麻痺が原則発生しないため，リハビリテーションの中心は理学療法士（PT）と作業療法士（OT）の2本立てとなる．しかし近年，高齢者の非骨傷性頸髄損傷患者が増加する傾向にあり，麻痺に併せて嚥下障害を合併することも散見されるようになってきている．また，上位頸髄損傷患者では延髄高位まで麻痺が上行し，結果として発声や嚥下に麻痺（球麻痺）をきたすケースもあるため，このような症例に対しては言語聴覚士（ST）の介入が必要となる．

7.5 回復期・慢性期におけるリハビリテーションの実際

患者の全身状態が安定し，輸液や酸素投与，モニタリングが必要なくなれば，本格的なリハビリテーションが開始可能となる．たとえ呼吸麻痺を合併し，人工呼吸器の使用が不可欠な患者であっても，酸素の添加を必要としない状態であれば，在宅用の小型の人工呼吸器（図7.7）を使用することで訓練室への出棟が可能となるため，担当医師との密接な連絡が重要となる．患者のADLは麻痺の重症度や回復具合にもよるが，この時期に大幅に拡大するため，前述した評価法を用い，麻痺の状況を正しく評価し，患者個々の状況に見合ったプランの立案と修正を繰り返すことが重要である．

また，この時期は患者自身の麻痺に対する受容が徐々に得られてくる時期でもあり，担当医師や看護スタッフ，患者家族と連携しながら，心理的なサポートや，在宅あるいは社会復帰に向けた意識づくりを行う必要が生じてくる．このような過程を経ることで，身体障害者手帳の申請・取得や，車いす製作，住宅改造などの退院に向けた準備が円滑に進められるようになる．

a. 座位訓練，車いす駆動訓練

十分な座位が得られるようになれば車いすへの乗車が可能となるが，ここで注意すべき点は起立性低血圧と仙骨・坐骨部の褥瘡である．起立性低血圧を合併する患者では，必要に応じ**腹部圧迫帯**（腹帯）や，下肢に弾力包帯あるいは**弾性ストッキング**を着用することで対応する．下肢完全麻痺の患者に対し，長時間にわたり弾性ストッキングを着用することは，褥瘡の発生につながる可能性もあり注意が必要である．これらの処置のみでは効果が不十分な場合には，担当医師と相談のうえ，**昇圧薬**（血圧を上げる薬剤，メトリジン®）の内服を検討する．

通常の車いすでは座位保持が得られない患者の場合には，ハイバック型の車いすや，ヘッドレスト付きの車いすの使用を検討する（図7.8）．これらのタイプの車いすにはリクライニング機能が付加されており，起立性低血圧への対応にも有用であるが，このような機能のない車いすであっても，患者が起立性低血圧を生じた場合には，ブレーキをかけた状態で車いすごと後ろへ倒すことで，下肢を挙上し血圧の回復を図ることが可能である（図7.9）[9]．

C5より以下の麻痺であれば，前述のように自力での車いす駆動が可能となる．グローブを装着した状態で平地より車いす駆動訓練を開始するが，筋力，耐久力の向上に伴い，坂道（スロープ）での駆動や，重錘（じゅうすい，おもりのこと）を引いての訓練も可能となる．

このような訓練や車いす乗車が長時間化することで，褥瘡発生のリスクは必然的に高まるため，適切な**褥瘡予防用クッション**の併用が不可欠である．また，車いすはできるかぎりシート内で体に遊びが出ないサイズのものを選択することも重要である．

b. 移乗動作（トランスファー，ベッドから車いすへの移乗動作）

不全麻痺で下肢筋力と支持性が残存していれば，上肢筋力と残存支持力を用いて，起立しての方向転換，いわゆる**ピボットシフト**（pivot-shift）の動きでベッドやトイレと車いすの間の移乗が可能となる．下肢に支持性がない場合には，主に2通りの方法で移乗動作訓練を進める．C7より以下の麻痺で，上腕三頭筋の筋力が十分に残存しており，腕立て（プッシュアップ）が可能であれば，この動

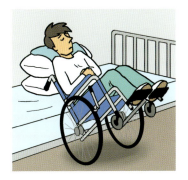

図7.9 車いす乗車中の起立性低血圧に対する対処法
車いすのブレーキをかけた状態でベッドにもたせかけ，下肢の挙上を図る．

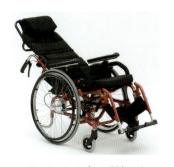

図7.8 ハイバック型車いす
リクライニング機構を備えており，起立性低血圧への対応も容易である．
[カナヤマメディカリー株式会社の厚意による]

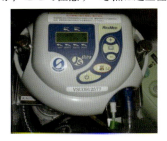

図7.7 在宅用小型人工呼吸器
レスメド社製　クリーンエアVSウルトラ．

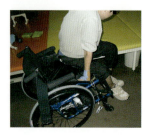

図7.10　横方向への車いす移乗
上腕三頭筋の筋力が十分に残存しており，プッシュアップで殿部を浮かせることができれば，横方向への移乗が可能である．

作により横方向での移乗（横乗り）が可能である（図7.10）．比較的若年者であれば，プッシュアップによる床から車いすへの移乗動作（垂直トランスファー）も可能である．C6より高位の麻痺であれば，上腕二頭筋の筋力を応用して，前方に"いざる"動きを利用しての移乗動作（前乗り）の訓練を行う（図7.11）．C4以上の麻痺では，自力での移乗は困難であり介助を要する．

c. ROM訓練

急性期，亜急性期に引き続き，ROM訓練を継続するが，回復期においては体幹のROMが重要となってくる．これは特に前述した移乗動作（トランスファー）の獲得に大きな役割を果たす．特に前乗り移乗動作（トランスファー）では，いざり動作を最大限に有効活用するために，体幹は完全に二つ折りの状態まで可動域を得ることが望ましい．

d. 残存筋力の増強，持久力訓練

重錘や徒手抵抗，時にトレーニングマシンを用いて残存筋力の増強を図ることは，ADLの拡大に大きく寄与する．特に不全対麻痺あるいは四肢麻痺で，下肢筋力を増強することはそのまま歩行能力の再獲得につながるため重要である．これらの筋力増強訓練は，車いす駆動動作や歩行訓練，ADLを繰り返すうちにも得られる．

e. 起立，歩行訓練

歩行能力の再獲得が期待される患者では，まず車いすからの起立動作，次いで平行棒内での起立・歩行訓練，さらに歩行器や杖を用いての歩行訓練と段階的に指導を進める．歩行器歩行訓練の段階において，持久力の不足や膝折れがある場合には，転倒のリスクを軽減するため，サドル付きの歩行器を用いて指導を進める（図7.12）．腰髄損傷で，下肢筋力が部分的に残存している場合には，残存筋の範囲に応じて長下肢装具（knee ankle orthosis：KAFO，図7.13）やプライムウォーク®，あるいは膝装具，短下肢装具（ankle foot orthosis：AFO，図8.1 参照）などを併用しての歩行訓練を進める．

たとえ下肢完全麻痺で，生涯に

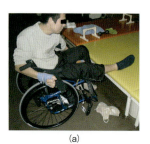
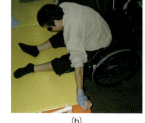

図7.11　前方向への車いす移乗
上腕三頭筋の筋力が不十分な場合は前方移乗が基本となる．まず手の力で下肢をベッド上に上げておき（a），前方にいざるように移乗する（b）．

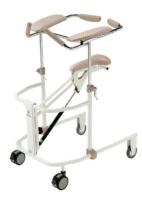

図7.12　サドルつき歩行器
通常の歩行器に座面が付いており，膝折れを生じる患者や，耐久力の不十分な患者の歩行訓練に用いる．
［オージー技研株式会社の厚意による］

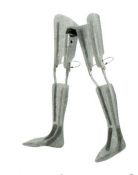

図7.13　プライムウォーク®（Primewalk®）
長下肢装具の股部分が可動性の継手になっており，下肢の振り出しによる自力歩行が可能となっている．
［東名ブレース株式会社の厚意による］

わたり歩行能力の獲得が不可能と思われる場合であっても，斜面台や起立台を用いた起立動作を継続することは，体幹の抗重力性の維持や内臓機能の維持に有効であるため，可能なかぎりこれらの手法の導入を検討すべきである（図7.14）．さらにマンパワーが得られるのであれば，吊り下げ式トレッドミル（body weight supported treadmill training：BWSTT）による歩行訓練も有用である（図7.15）．

f. ADLの指導

頸髄損傷患者では，自助具を用いた食事，歯磨きなどの身の回り動作の指導より開始し，徐々に

7章 脊髄障害に対するリハビリテーション　81

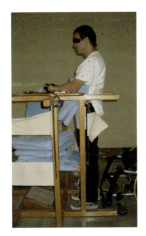

図7.14　起立台
股関節を後方，膝関節を前方から支持・固定することで，完全麻痺の患者でも起立保持が可能となる．

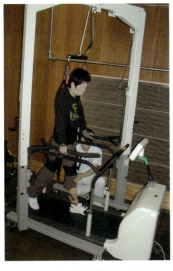

図7.15　吊り下げ式トレッドミル
下肢筋力が不十分であっても吊り下げることにより歩行訓練が可能である．下肢の振り出しが不十分な場合にはセラピストによる補助が必要である．

ADLの拡大を図る．並行して更衣，移乗動作（トランスファー），トイレ動作，入浴動作などを拡充していく必要があり，特に作業療法の必要性・介入が大きくなる．各種の自助具や補装具については後述する．

g. 排尿・排便管理・訓練

脊髄障害では運動麻痺や知覚麻痺に加え，排尿，排便障害や性機能障害も合併する．排尿中枢は仙髄高位（S2-4髄節に存在する）にあり，これより上位の障害を核上性神経因性膀胱，下位の障害を核下性神経因性膀胱と呼ぶ．核上性神経因性膀胱では排尿筋の不随意収縮と尿道括約筋の弛緩不全のため，膀胱内圧が高まり，膀胱尿管逆流（vesicoureteral reflux：VUR）や腎機能障害の原因となる．核下性神経因性膀胱では，排尿筋の収縮が低下あるいは認められない状態に加え，括約筋の機能不全により溢流性失禁をきたす．いずれの状態も排尿管理が必要となり，原則的には間欠導尿が主になる．対麻痺の患者であれば上肢機能が温存されており，自己導尿が自立する．C6高位の患者であれば，練習により自己導尿が可能であるが，女性や高齢者では確立が困難な傾向がある．C5より高位の麻痺では自己導尿が困難なため，介護者による間欠導尿かカテーテル留置（経尿道留置あるいは膀胱瘻）が必要となる．フランケルD1以上の不全麻痺で歩行可能となれば，自排尿が可能となる確率が高い．

排便に関しては薬剤や座薬・浣腸を用い，排便リズムを確立したうえでの摘便や失便性排便が原則となる．摘便動作や座薬挿入訓練が必要である．

h. 物理療法の活用

脊髄障害の患者では麻痺境界領域の痛みや，麻痺領域のしびれ，異常感覚を訴える場合が少なくないため，これらに対しては薬物療法と並行し，温熱療法や低周波治療が有用である．また，麻痺筋に低周波刺激を加えることで，筋量の維持や筋力の回復そのものが図られる．

頸髄損傷患者では，手指に浮腫や腫脹，疼痛を伴う場合もあり，このような場合には渦流浴やパラフィン浴が有効である．疼痛に対しては，局所への低出力レーザー治療が有効であるが，とりわけ頸髄損傷患者での肩から上肢にかけての疼痛に対しては，星状神経節へのレーザー照射が奏効する場合がある．

i. 自助具，補装具の処方

頸髄損傷患者に対し，最も有用性の高い自助具は，グローブと万能カフである（図7.16）．前述のように，握力が残存していなくてもこの両者を用いることで，車いすの自力駆動や食事動作，歯磨きなどの整容動作，またカフに押し棒を装着することでPCや携帯電話のキー操作が可能となるため，単純な装具ではあるが応用範囲は広い．近年では押し棒の先端に導電性のあるチップを装着することで，スマートフォンやタブレット

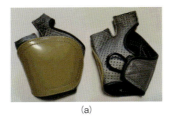
(a)

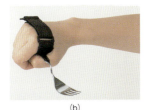
(b)

図7.16　グローブと万能カフ
グローブ（a）の掌側にはラバーが貼られており，車いすの駆動や持ち上げ動作を補助する．万能カフ（b）には食器や歯ブラシを装着することで食事動作，整容動作を可能とする．
[(a)：MSY車椅子グローブ専門店，(b)：有限会社フセ企画の厚意による]

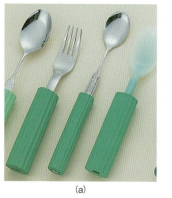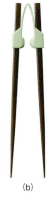

図 7.17　太柄の食器と楽々箸®
ウレタンフォーム製の筒を食器や歯ブラシに装着する（a）．楽々箸®（b）はバネ式の箸になっており，ピンチ力が不十分な場合でも操作が可能である．
［(a)：有限会社フセ企画，(b)：株式会社青芳製作所の厚意による］

など，タッチパネル式のデバイスの操作も可能となっている．

握力がある程度残存している場合には，食器や歯ブラシの握りにウレタンフォーム製の筒状カバーを取り付けた太柄の用具が処方される．ピンチ動作がある程度可能であれば，ばね式の箸（楽々箸®）を用いて箸での食事が可能である（図 7.17）．

C5A の麻痺で，肩関節の内外転は可能であるが，リーチや口元への運搬動作が不十分な場合には，ポータブルスプリングバランサー（portable spring balancer：PSB）をオーバーテーブルに設置したり，スリングを活用することで，食事動作訓練が可能となる場合もあるが，いずれもセッティングや配膳の位置に工夫が必要であり，看護スタッフの協力が不可欠である（図 7.18）．

これらの自助具，補装具いずれの処方においても，患者の麻痺の状態やモチベーションに則し，適切なものを選択する必要があり，日常の現場でのしっかりとした評価が重要である．

j．住宅改造

ADL がある程度確立し，在宅復帰を最終的な目標とする場合，住宅環境の整備がほぼ不可欠となる．車いすの要否にかかわらず，屋内のバリアフリー化は必須となる場合が多いが，そのほかに玄関まわりの段差解消や，風呂・トイレなどといった水まわりの改修，手すり設置の要件が多い．総合せき損センターでは専門の医用工学研究部を併設しており，エンジニアによるコンサルテーションや computer aided design（CAD，キャド）を用いた実際の設計作業を行っているが，こうした"恵まれた環境"は極めてまれなため，実際には家族・専門業者との密接な話し合いにより，綿密な計画を立てることが必要となってくる．車いすを要する患者に対しては，この時期に並行して本人用の車いすを処方，作成する．

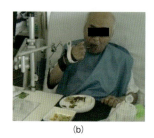

図 7.18　ポータブルスプリングバランサー（PSB）
テーブルに固定して使用する（a）．前腕部を吊り下げたスリングが回転することで，上肢筋力が不十分な患者でも食事動作が可能となる．個々人の筋力に応じた吊り下げ力や回転抵抗の調整が必要である（b）．
［(a) 有限会社ハニーインターナショナルの厚意による］

7.6　リハビリテーションの阻害因子

円滑にリハビリテーションを進めていくうえで，全身状態の安定は必須条件であるが，脊髄障害を有する患者においては，脊髄障害に特有の合併症が多数存在するため，これらの多くがリハビリテーションの阻害因子となることが少なくない．以下に各合併症ごとの特徴とリハビリテーション上の注意点について述べる．

a．褥　瘡

褥瘡は急性期から慢性期にかけ，すべての時期，言い換えれば患者の生涯にわたり発生のリスク

が高い合併症である．特に車いす生活の患者では，仙骨部，坐骨部に褥瘡を発生すると，褥瘡の治療のために座位そのものに制限を設ける必要が生じてくるため，リハビリテーションや日常生活に直接悪影響を及ぼしかねない．主な好発部位を図に示すが，これらの部位の除圧を効率的に行い，褥瘡の発生そのものを未然に防ぐことが最重要である（図 7.19）[11]．

具体的な予防策としては，適切な褥瘡予防用クッションの選択と，車いす内での摩擦を予防するため，体に合ったシート幅を選択することに始まるが，褥瘡の発生には圧迫・摩擦のみならず湿潤環境が悪影響を及ぼすため，適切な排泄管理と，定期的な局所の通気と除圧（プッシュアップ動作）が必要となる．シート幅に関しては，患者の体の幅に対し，あまりにタイトなものを選択すると，かえって大転子部に褥瘡を発生することがあるため注意が必要である．

b．拘　縮

十分な ROM 訓練を行っていても麻痺のため最大 ROM までの自動運動が得られない関節や，屈筋-伸筋筋力の不均衡のある関節では拘縮（ROM 制限）を生じ，結果として ADL の障害につながることがある．特に上腕二頭筋の拘縮ではリーチ（対象への到達）動作に，ハムストリング（ヒトの大腿後面の筋肉の総称）の拘縮では立位保持に支障を生じうる．ROM 訓練が最重要であるが，拘縮が重度な場合や，不良肢位の進行が懸念される場合には，矯正装具の処方が必要となることもある．

頸髄損傷の患者でよく見られるのは肩関節の拘縮であり，大半のケースで疼痛を伴うため，上肢全体の機能に影響を及ぼすことがあり注意が必要である．温熱療法や消炎鎮痛薬の投与に加え，場合によっては関節内注射や非観血的関節授動術（マニピュレーション）の追加を要することもあるため，担当医師との連携が重要である．

c．起立性低血圧

座位訓練の節にも述べたが，頸髄損傷では自律神経系の異常により，徐脈と低血圧をきたす．健常人であれば，起立や上半身の挙上により低下した脳血流や血圧は，交感神経の働きにより，心拍出量の増加や末梢血管の収縮による血圧維持の仕組みによりただちに代償され，極度の脳虚血や血圧低下をきたすことはない．頸髄損傷ではこれらの代償メカニズムがすべて破綻しているため，患者はベッドアップによる上半身の挙上のみでも容易に低血圧症状や意識消失をきたす．これらの起立性低血圧症状は，安静臥床期間が長期になるほど悪化する傾向にあり，リハビリテーションの重大な阻害因子となる．早期より起座をすすめることで，低血圧自体の改善はないものの，体の順化や耐久性の向上が得られ，意識消失をきたすほどの重大な低血圧症状は少なくなる．また，前述のように腹帯の使用や薬物療法が必要な場合も少なくない．

d．痙　縮

反射弓の抑制系の機能不全により，脊髄障害の患者では反射の亢進や筋緊張の亢進が少なからず認められ，これを"痙縮（けいしゅく）"と呼び，特に不全麻痺で顕著になる傾向がある．軽度であれば四肢体幹の締めつけ感や，軽度の運動抵抗性に終わるが，重度になると，はさみ歩行の出現や，自動あるいは他動での関節運動が不可能となったり，軽度の刺激により体幹の伸張・不随意運動の出現をきたすこととなり，リハビリテーションの大きな阻害因子となる．痙縮の重症度はアシュワース・スケール（Ashworth scale）で評価される（表 7.6）．筋弛緩薬や抗痙縮薬（バクロフェン）の経口投与からコントロールを開始するが，十分なコントロールが得られない場合には，腹部に植え込

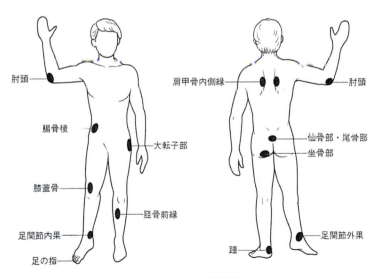

図 7.19　褥瘡の好発部位

［徳弘昭博．脊椎・脊髄損傷のリハビリテーション．植熊隆敏ほか編．New mook 整形外科．4．脊椎・脊髄損傷．金原出版；1998．pp.73-84 より引用］

表7.6 アシュワース・スケールの評価基準

評点	筋緊張の程度
1	筋緊張の増加なし
2	筋緊張の軽度の増加と，屈伸により引っかかる感じがする
3	筋緊張の明確な増加はあるが，他動的に動かせる
4	非常に筋緊張が増加し，他動運動は困難である
5	完全に硬直している

下記評価部位の痙縮の重症度を判定する．
評価部位
下肢：[脊髄由来の痙性麻痺]
　　　股関節外転，股関節屈曲，膝関節屈曲，足関節背屈
　　　[脳由来の痙性麻痺]
　　　股関節外転，膝関節屈曲，膝関節伸展，足関節背屈
上肢：手関節屈曲，手関節伸展，肘関節屈曲，肘関節伸展

んだポンプから持続的にくも膜下腔にバクロフェンを投与する髄腔内バクロフェン療法（intrathecal baclofen therapy：ITB®療法）が選択される（図7.20）．脊髄に対して非破壊的な治療法であるITB®療法の登場により，かつて痙縮に対して行われていた，脊髄

●コラム 2
痙縮は善か悪か？
～すべてコントロールが必要？～

　本文中に述べたように，痙縮は重症化すれば，リハビリテーションの阻害因子となりうるが，痙縮がすべてにおいて悪い側面をもつというわけではない．筋緊張が保たれることで，筋量の維持につながったり，DVTの発生を抑制したりという側面もあわせもつ．不全麻痺の患者にあっては，痙縮を利用して"みかけ上の"筋力を発生させ，立位保持や場合によっては歩行に利用していることもあるため，このような患者で痙縮を完全にコントロールしてしまうことは，かえってマイナスにつながる．個々の患者のADLやリハビリテーションの状況に応じ，適切に痙縮のコントロールを行うことが望ましい．

後根離断術やくも膜下腔フェノールブロックは用いられなくなりつつあるのが現状である．また，上・下肢の痙縮で，コントロールの対象となる筋が限定的である場合には，ボツリヌス毒素（ボツリヌストキシン）が投与される場合もある．

e. 異所性骨化（骨化性筋炎）

　長期間の不動や，筋線維の損傷による出血，浮腫が原因となり，筋組織が骨化していく状態であり，受傷後数週〜数カ月後に発生することが多い．特に股関節周囲が好発部位であるが，まれに膝関節や肘関節周囲に発生することもある．前述のように，不動に加え，過度なROM訓練による筋線維の微小な損傷が一因にあるともいわれるが，明確な因果関係は実証されていない．総合せき損センターの自検例では特に若年の完全麻痺患者に多くみられる傾向があった．初発症状は関節周囲の腫脹や熱感であり，感染やDVTを疑われることもある．初期にはX線写真での評価が困難であり，コンピュータ断層撮影（computed tomography：CT）でうっすらと筋肉内の信号変化や，筋そのものの肥大が認められるのみである場合が多い（図7.21）．血液検査ではアルカリホスファターゼ（alkaline phosphatase：ALP）の異常高値を示し，この状態は骨化の完成と進行の停止まで正常化しない．進行予防のためビスホスホネート製剤（ダイドロネル®）の投与が行われるが，長期間の投与により，ほかの正常部位の骨質の

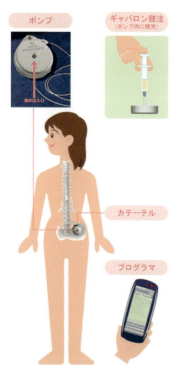

図7.20 ITB®療法
腹部に植え込んだポンプから持続的に薬液がくも膜下腔に注入されることで痙縮の直接的なコントロールが可能となる．投与量などは体外から専用のプログラマを用いて設定する．
[ITB療法患者向けパンフレットより転載]

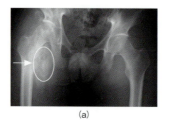
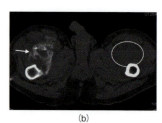

(a)　　　　　　　　　　(b)

図7.21 異所性骨化
右股関節周辺に骨とは異なる輝度の骨化巣を認める（a）．CTでは矢印部分が骨化巣であるが，反対側（左側）の円で囲んだ部分にも骨化はないものの筋の著明な腫大を認め，今後骨化への進行が予想される（b）．

低下を招き，容易に骨折を生じうることもあるため，異所性骨化を伴う患者でのROM訓練には注意が必要である．

股関節ROMが制限され，座位や自己導尿などに支障をきたす場合は，骨化巣が完全に成熟していることを確認のうえ，手術により摘出を行う場合もある．

7.7 今後期待される新しい手法，技術

a. 機能的電気刺激（FES）

従来より麻痺筋に外部より電気刺激を加え，筋収縮を人工的に得ることで機能再建を図るための手法がさまざま試みられてきた．これらの手法の中で最も有用性が高いとされていたのが機能的電気刺激（functional electrical stimulation：FES）であるが，その有用性の反面，被刺激筋に電極を装着，あるいは針型電極を埋め込むなど，準備が煩雑であったり，侵襲的であることがマイナス面であった．近年複数の表面電極をスプリント型の小型デバイスに組み込んだFES装置（NESS®）が実用・商品化され，前腕と下腿に特化する形ではあるが，比較的簡便にリハビリテーションに導入することが可能となっている．

b. 装着型ロボット

各種の運動・生理情報取得用のセンサー，骨格に沿って配置されるフレーム，小型のアクチュエータ（モーター等），信号処理用のコンピュータ等で構成され，装着者の動きを補助・支援する．患者の機能改善治療を目的に，CYBERDYNE社（つくば市）製ロボットスーツHAL®（図7.22）が世界初のロボット治療機器として医療機器認証を欧州で取得し，独では脊損を対象とした治療に公的労災保険が適用されている．適応疾患が順次拡大されることが期待されており，今後のさらなる発展が期待される．

c. 非侵襲的陽圧換気（NPPV）

C3椎体高位より上位の頸髄損傷においては，横隔膜のみならず呼吸補助筋の麻痺を高率に生じるため，自発呼吸が困難となり，人工呼吸器の使用が不可欠となる．上位頸髄損傷かつ完全麻痺であれば，患者は生涯にわたり人工呼吸管理を余儀なくされる．長期の人工呼吸管理では，気管挿管に代わり気管切開下での管理となるが，気管切開を受けた患者は，声門を空気が通らなくなるため，発声ができなくなることや，気管切開部からの呼吸器感染（ventilator associated pneumonia：VAP）のリスクが高まるなどといった点が問題となる．非侵襲的陽圧換気（non-invasive positive pressure ventilation：NPPV）とは気管挿管や気管切開を伴わず，マウスピー

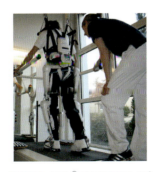

図7.22 HAL®医療用下肢タイプ
大腿部，下腿部に生体電位センサーが組み込まれており，脚を動かそうとする時に生じる脳・神経系由来の動作指令信号である生体電位信号に従って関節部のモーターが制御される．HALと装着者の脚が一体的に動作するため，感覚神経を通じて脳へと神経系信号がフィードバックされ，脳・神経・筋系の機能改善ループを促すことができる．
［CYBERDYNE社の厚意による］

スや鼻マスク・鼻プラグといったデバイス（インターフェイス）を用い，人工呼吸器と患者を接続し，呼吸管理を行う手法である．NPPVを用いることで，患者は発声が可能となり，また気管切開からの吸引が不要になるなど，患者本人，介護する家族の負担は大幅に軽減されるが，反面適応が厳密であったり，普遍的な手法ではないため，実際に行われている症例は非常に限定的である．総合せき損センターでは土岐ら[11]の手法に準じてNPPVを導入している．詳細については成書を参照されたい[11]．

d. タッチパネル式デバイス（タブレット，スマートフォン）

2008年に米国Apple社がタッチパネル式携帯電話（スマートフォン）iPhone®を発売，次いでタッチパネル式タブレットのiPad®を発売してより後，近年タッチパネルを入力装置として用いたスマートフォンやタブレット型デバイスの市場はまさに繚乱状態であり，それまで電話をかける，メールを打つ，インターネットを閲覧するために，PCや携帯電話の小さい画面やキーボードとの格闘を余儀なくされていた頸髄損傷患者の環境は，革命的に激変したといっても過言ではない．マウス操作の必要なPCと異なり，タッチパネルの操作のみでメールやインターネットにアクセスすることが可能なうえ，種々のアプリケーションの導入により機能そのものの拡張も容易であることか

ら，患者の利便性は大幅に向上した．実際の操作に際しては，指先が使えなくとも手指の甲の部分でパネルにタッチしたり，前述したように万能カフにタッチペンを装着することで，特別な訓練を要さずとも導入が容易である（図7.23）．上肢機能の障害が著しい場合でも，先端に導電性スポンジを装着したマウススティックを用いての操作も可能である（図7.24）．近年ではApple社のSiri®に代表される音声入力技術が精度も含め飛躍的に進歩しており，民生用機器としては最も応用範囲が広いと思われる．医学分野での応用やアプリケーション開発が急速に進んでおり，今後ますます発展が期待される．最も身近なデバイスである．

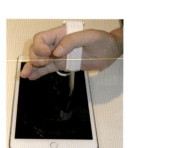

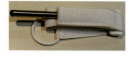

図7.23　万能カフと市販のタッチペンを用いたタブレット型デバイスの操作
食器と同様にタッチペンを万能カフに装着して使用する．ボタン式のデバイス操作に比べ，ボタンを押し込む力が不要なため，身体的な負担も少ない．

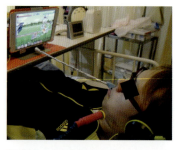

図7.24　タッチ式マウススティックを用いたタブレット型デバイスの操作
上肢筋力が不十分な患者でもマウススティックを口にくわえてタッチパネルの操作が可能である．文章入力などには音声入力を併用する場合もある．

■ おわりに

本章の冒頭に述べた通り，脳卒中と脊髄障害は同じ中枢神経系の障害ではあるが，実際には似て非なるものである．病態の違いもさることながら，両者の決定的な違いは，認知や理解，記憶に関する機能が完全に保たれている，ということであろう．脳卒中の患者は時として意識や認知に障害を合併するが，脊髄障害の患者は，頭ははっきりしているのに体が自由にならないという，考えようによっては死よりも重い十字架を背負うことを強いられている．

このような患者や家族の苦しみを少しでも軽減させられる方法は，今後再生医療などの技術が進歩しないかぎり，リハビリテーションとそれに伴う技術が，唯一にして最大の手段であるといっても過言ではない．臨床の現場で脊髄障害の患者に向き合う際には，そのことを十分肝に銘じておく必要がある．

7章のまとめ

1. 脊髄障害のメカニズムと麻痺の様態について理解する．
   - 脊髄障害による麻痺とは，脊髄の構築的破綻と電気的破綻が組み合わさって生じるものである．
   - 麻痺の回復とは電気的破綻からの回復をみているに過ぎず，麻痺の予後は受傷した瞬間にどの程度の構築的破綻が生じたかによって決まる．
2. 損傷高位と残存機能，ADLの予後について理解する．
   - 完全麻痺とは，四肢体幹および肛門周囲も含め，運動・知覚が完全に脱失した状態であり，そのほかの状態を不全麻痺と呼び，重症度をASIAもしくはフランケルの分類で評価することが多い．
   - 麻痺の高位は髄節によって決定される．残存筋力を目安としたザンコリーの分類や頸髄損傷高位評価分類が用いられる．高位の評価はリハビリテーションのゴール設定に重要である．
3. 急性期脊髄障害におけるリハビリテーションの役割と実際について理解する．
   - 脊髄障害急性期においては，全身状態が不安定なため，ベッドサイドでのリハビリテーションが中心となる．ポジショニング，ROM訓練，座位訓練が主な内容となるが，特に呼吸器合併症や循環器合併症，とりわけ起立性低血圧に対する配慮が必要である．
4. 回復期（慢性期）脊髄障害におけるリハビリテーションの役割と実際について理解する．
   - 脊髄障害慢性期では，訓練室で車いす駆動や移乗動作（トランスファー），筋力増強訓練，可能であれば歩行訓練を行う．

- 移乗動作（トランスファー）は残存機能の高位によって方法が異なるため、残存機能に合わせた治療プログラムを行う。
- 完全麻痺であっても起立動作を継続することは、体幹の抗重力性維持や内臓機能の維持に働く。
- 残存高位とADLに合わせた適切な補装具、自助具の処方が必要となる。
- 慢性期においては褥瘡、拘縮、起立性低血圧、痙縮、異所性骨化などがリハビリテーションの阻害因子となりうるため、これらの予防が重要である。おのおのについての具体的な対処法についての理解が重要である。
5. 今後導入、普及が期待される新しいリハビリテーションの手法や器具について理解する
- FES、ロボットスーツ、NPPV、タッチパネル式デバイスなど、技術の進歩により脊髄障害患者のADLを拡大しうる手段が飛躍的に増えており、これらの用具の実際の現場への積極的な導入・運用が望まれる。

問 題

7.1 脊髄障害における麻痺の様態に対する理解として<u>誤っているもの</u>はどれか。
- A．神経線維の物理的な断裂である"構築的破綻"と、電気刺激が伝わらなくなっている"電気的破綻"の両者が組み合わさって麻痺が生じている。
- B．麻痺の重症度はフランケル分類あるいはASIA分類で評価されることが多く、いずれの分類でもA〜Eの5段階のうち、Aが最重度である。
- C．完全麻痺とは、四肢がまったく動かない状態のことを指す。
- D．頸髄での脊髄障害では、下肢はよく動き歩行可能であるが、手指に麻痺が生じることがある。
- E．脊髄障害の発症直後には、麻痺の重症度の正確な把握は困難である。

7.2 頸髄損傷完全麻痺、髄節高位 C6Bの患者において、獲得が困難なADL動作はどれか。
- A．普通型車いすの駆動
- B．自己導尿
- C．食事・整容動作
- D．車いす移乗動作（トランスファー）
- E．箸の使用

7.3 頸髄損傷急性期におけるリハビリテーションで<u>重要でないもの</u>はどれか。
- A．ROM訓練
- B．ベッドアップ、座位訓練
- C．ポジショニング
- D．起立・歩行訓練
- E．ADL訓練

7.4 脊髄障害のリハビリテーションにおいて、リハビリテーションの阻害因子となるものはどれか。
- A．痙縮
- B．褥瘡
- C．起立性低血圧
- D．異所性骨化
- E．上記A〜Dのすべて

7.5 起立性低血圧に関する説明として<u>不適切なもの</u>はどれか。
- A．自律神経系の破綻により生じるため、頸椎から腰椎までのどの高位で脊髄障害が生じても、起立性低血圧を併発する可能性がある。
- B．麻痺領域では血管が拡張するため、相対的に血液の総量が減少した状態となっており、血圧は安静時でも正常より低値を示す。
- C．交感神経心臓枝の遮断のため、徐脈を伴う。
- D．意識消失に先立ち、目のちらつきやあくびなどの症状を呈することがあるため、座位訓練を行う際にはこのような点を見逃さないことが重要である。
- E．起立性低血圧の予防法としては、腹帯や弾性ストッキングの使用があげられる。

文 献

1) Haever AF. Dejong's the neurologic examination. 5th ed. Philadelphia：JB Lippicott；1992. p. 64.
2) 藤原桂樹ほか．非骨傷性頸髄損傷．越智隆弘，菊地臣一ほか編．New mook 整形外科，4．脊椎・脊髄損傷．金原出版；1998．pp.169-80.
3) 岩谷 力，飛松好子編．障害と活動の測定評価ハンドブック．南江堂；2005. p.174.
4) Frankel HL, Hancock DO, Hyslop G, et al. The value of postural reduction in the initial management of closed injuries of the spine with paraplegia and tetraplegia I. Paraplegia 1969; 7: 170-92.
5) 福田文雄，植田尊善．改良Frankel分類による頸髄損傷の予後予測．日本リハビリテーション医学会誌 2001；38：29-33.
6) 植田尊善ほか．頸髄損傷—急性期の対応と予後：日本脊椎脊髄病学会誌 2001；12：389-417.
7) Zancolli E. Surgery for the quadriplegic hand with active, strong wrist extension preserved. A study of 97 cases. Clin Orthop Relat Res 1975; 112: 101-13.
8) 千野直一監訳．FIM—医学的リハビリテーションのための統一データセット利用の手引き．原著3版．慶應義塾大学医学部リハビリテーション科；1991.
9) 益田宗彰．非骨傷性頸髄損傷の治療と看護．特集2いま押さえておきたい高齢者の非骨傷性頸髄損傷．整形外科看護 2012；17：194-204.
10) 徳弘昭博．脊椎・脊髄損傷のリハビリテーション．越智隆弘ほか編．New mook 整形外科，4．脊椎・脊髄損傷．金原出版；1998．pp.73-84.
11) 土岐明子．急性および慢性呼吸不全④脊髄損傷．5．疾患別NPPVの管理とケア．石川悠加編．JJNスペシャル No. 83. これからの人工呼吸 NPPVのすべて．医学書院；2008．pp.222-5.

（益田 宗彰）

8 神経筋疾患のリハビリテーション

学習目標
- 各神経筋疾患の特徴とどのような障害を生じるかを理解する．
- 本質的に進行性の疾患にどのようにかかわっていくかを理解する．
- 患者が日常生活で使用している機器，社会制度について理解する．
- 治療法のある自己免疫性神経筋疾患でのかかわり方と注意を理解する．

はじめに

　神経筋疾患とは，脳・脊髄および末梢神経など，あるいは筋肉自体の病変によって運動障害をきたす疾患で，末梢神経，筋そのものの疾患ばかりでなく，そこへ命令を出し制御している大脳，小脳，脳幹部など中枢神経も障害する疾患群である．中には，特定疾患治療研究事業対象疾患（以下，特定疾患）に指定されている疾患，遺伝性疾患も多い．特定疾患治療研究事業は，難病患者の医療費の助成制度で，治療費の自己負担分の一部を国と都道府県が公費負担として助成している．

　病態生理学的には**神経免疫性神経筋疾患**（自己免疫関与の疾患群）と本質的に進行していく**神経変性疾患**とに分類される．神経免疫性神経筋疾患には治療法がありその進歩も著しいが，治療には長期間かかり，治療薬による副作用がある場合も多い．そのため，症状，障害に応じたリハビリテーションが必要となる．リハビリテーションの実施方法は脳血管障害，脊髄損傷と同様としても，患者に接する際の注意点を理解しておく必要がある．また，寛解と増悪を繰り返す疾患もあるため，結果として障害が進行し廃用症候群をきたすことがある．この廃用症候群の予防が神経免疫性神経筋急性期リハビリテーションの目標の1つであるが，脳血管障害急性期とは異なる面がある．

　一方，神経変性疾患の多くは，緩徐な発症および複雑な病因のためまだ治療法がないか研究途上である．本質的に進行性疾患であるため，障害は次第に進行し歩行・日常生活動作（activities of daily living：ADL）に支障をきたし，結果として心肺機能低下による廃用症候群に至る．また，疾患そのものから呼吸機能・嚥下機能の低下，直腸膀胱障害をきたす場合もある．遺伝性疾患も一部にあり，患者および家族との会話には注意を払わなければならない．パーキンソン病（Parkinson's disease）は神経変性疾患に属するが，患者数も多く治療法は多種多様である．パーキンソン病については他項で詳述される．

　神経筋疾患に分類される疾患群の患者数は，脳血管障害（脳梗塞，脳出血など）や骨関節疾患の患者数に比べ，パーキンソン病を除けば多くはない．リハビリテーションの目的も，前者の多くは最悪の状態から上向きへと回復を図っていく方向性にある．しかし，神経筋疾患のうちの神経変性疾患は本質的に進行性であり，"回復"ではなく"悪化"の方向へと向かう疾患群である．少数の患者および難治性疾患の患者に向き合う姿勢も医療者としては重要で，この疾患群の患者の日常生活を助け，その質（ADLの維持）を高め，いかにして食事の経口摂取再獲得を促進し，加えてほかの手段で栄養を補充することができるようにすることが目標となる．それにより，難病患者の社会参加を支援し，難病にかかっても地域で尊厳をもって生きられる共生社会の実現を目指すことが大切である．

8.1 総論

a. 神経筋疾患

神経筋疾患には，前述したように，解剖学的・機能的な中枢神経経路が系統的に障害される神経変性疾患と，解剖学的組織名である末梢神経および筋が障害される疾患（これも神経変性疾患と考えられる）のほかに，病態的には自己免疫が関与した**神経免疫性神経筋疾患**とがある．ここで扱う神経筋疾患の神経変性疾患を**表8.1**に，神経免疫性神経筋疾患（**神経免疫疾患**）を表8.2にそれぞれ示す（詳細は神経内科の成書参照）．また，これら疾患の難病としての届出数を**表8.3**に示した[1)〜8)]．

b. 神経筋疾患，神経難病，特に神経変性疾患共通の治療上の注意

1）廃用症候群：本質的に進行性の疾患は治療法がないものが多く，運動障害を生じる．神経免疫疾患でも治療には長期間を要し，動けない時期が長いことが多い．

表8.1 神経変性疾患

病名	障害部位	症状	遺伝・有病率	診断方法
ALS, SMA, SBMA	錐体路，運動神経細胞	筋萎縮，筋力低下，球麻痺，呼吸障害	孤発性90% 遺伝性10% 4〜5/10万人	針筋電図
脊髄小脳変性症（孤発性，遺伝性）	小脳とその連絡路	MSA：自律神経・小脳・錐体外路症状 CCA：小脳 遺伝性小脳失調症：小脳+多系統	孤発性 2/3 遺伝性 1/3 18.6/10万人	画像（MRI），自律神経検査
錐体外路疾患（パーキンソン病，そのほか）	基底核，錐体外路	舞踏病，ジストニア，パーキンソン病（別項）	一部遺伝性，パーキンソン病は別項	画像（MRI），運動解析
遺伝性末梢神経障害（CMT, HMSN）	末梢神経	筋萎縮・筋力低下，感覚障害（一部）	遺伝性 10/10万人	神経伝導検査，神経生検
筋ジストロフィー	筋	筋萎縮・筋力低下，心筋・呼吸筋障害	遺伝性 25,400人	針筋電図，筋生検，血液

ALS：amyotrophic lateral sclerosis（筋萎縮性側索硬化症），SMA：spinal muscular atrophy（脊髄性筋萎縮症），SBMA：spinal and bulbar muscular atrophy（球脊髄性筋萎縮症），SMAとSBMAは運動神経細胞疾患である．MSA：multiple system atrophy（多系統萎縮症），CCA：cortical cerebellar atrophy（純粋小脳型），CMT：Charcot-Marie-Tooth disease（シャルコー・マリー・トゥース病），HMSN：hereditary motor sensory neuropathy（遺伝性運動感覚性ニューロパチー）
［日本神経学会，ホームページ（http://www.neurology-jp.org），難病情報センター（http://www.nanbyou.or.jp/），寺野 彰総編集．菅谷 仁，清水輝夫，羽田勝征編．シンプル内科学．2版．南江堂；2008，江藤文夫，飯島 節編．神経内科学テキスト．改訂3版．南江堂；2011，豊倉康夫総編集．萬年 徹，金澤一郎編．神経内科学書．2版．朝倉書店；2004 より引用］

表8.2 自己免疫性神経筋疾患（神経免疫性疾患）

病名	病因	症状と検査	治療法
多発性筋炎	筋の炎症 1,700人（全国）	四肢近位部・頸部筋力低下と筋痛，嚥下障害，心筋障害，血液，筋生検，筋電図	ステロイド，免疫抑制薬，ガンマグロブリン大量療法
重症筋無力症	神経筋接合部の伝導障害 11.8/10万人	眼球運動障害・眼瞼下垂，嚥下障害，頸部筋力低下，呼吸筋障害，血液（AChR抗体），反復神経刺激試験，胸部CT	胸腺摘出，ステロイド，ガンマグロブリン大量療法，免疫抑制薬
ギラン・バレー症候群	末梢神経ミエリン糖脂質抗体による脱髄，軸索障害 1.15/10万人	脳神経麻痺（球麻痺もある），四肢末梢筋力低下，運動麻痺，呼吸障害，自律神経障害，感覚障害-先行感染，一過性，血液，髄液検査，神経伝導検査	ガンマグロブリン大量療法，血漿交換
慢性炎症性脱髄性多発神経炎（CIDP）	末梢神経脱髄 0.81〜2.24/10万人	四肢末梢筋力低下，感覚障害，寛解増悪もある，神経生検，神経伝導検査，髄液検査，馬尾神経根のMRI	ステロイド，血漿交換，ガンマグロブリン大量療法，免疫抑制薬
多発性硬化症	中枢神経脱髄 8〜9/10万人	視力低下，MLF症候群，錐体路障害，脊髄炎症状，直腸膀胱障害，脳・脊髄MRI，髄液検査，中枢の感覚伝導検査（VEP, SSEP）	ステロイド，免疫抑制薬，インターフェロン-β，フィンゴリモド，ナタリズマブ

［日本神経学会，ホームページ（http://www.neurology-jp.org），難病情報センター（http://www.nanbyou.or.jp/），寺野 彰総編集．菅谷 仁，清水輝夫，羽田勝征編．シンプル内科学．2版．南江堂；2008，江藤文夫，飯島 節編．神経内科学テキスト．改訂3版．南江堂；2011，豊倉康夫総編集．萬年 徹，金澤一郎編．神経内科学書．2版．朝倉書店；2004，神経治療学会，神経学会ガイドライン（http://www.jsnt.gr.jp），神経免疫学会（http://www.neuroimmunology.jp/）より引用］

表8.3 平成25年度末，各都道府県疾患別医療受給者証所持者数

疾患名	全国総数	東京都	神奈川県	埼玉県	千葉県
パーキンソン病	126,211	11,783	7,645	4,910	5,557
脊髄小脳変性症	26,250	2,269	1,561	1,230	1,240
多系統萎縮症	11,956	996	684	602	509
ALS	9,240	813	513	407	476
脊髄性筋萎縮症	797	101	39	47	31
球脊髄性筋萎縮症	1,094	108	67	78	60
ハンチントン病	851	80	71	34	43
多発性硬化症	18,082	1,907	1,141	885	798
重症筋無力症	20,691	2,034	1,325	1,161	1,007
CIDP	4,018	520	226	190	143

CIDP：慢性炎症性脱髄性多発神経炎，ALS：筋萎縮性側索硬化症，パーキンソン病：パーキンソン関連疾患としての統計で進行性核上性麻痺，皮質基底核変性症を含む．ミオトニア症候群，ミトコンドリア脳筋症も該当するが本表に示していない．シャルコー・マリー・トゥース病（CMT）は平成27年より指定難病になったため，この統計には示されていない．ちなみに，厚生労働省の平成17年の統計では傷病別の患者総数でパーキンソン病が145,000人で脳血管疾患は1,365,000人と約10倍である．上記医療受給者証保持者と実際の患者数とは異なるが相対的には少ない疾患であるといえる．
［難病情報センター（http://www.nanbyou.or.jp/）国の難病対策，衛生行政報告，厚生労働省の統計（http://www.mhlw.go.jp/toukei/saikin/hw/kanja/05/05.html）より引用］

表8.4 廃用症候群

運動器障害
　筋萎縮・筋力低下
　関節拘縮
　骨粗鬆症
循環器障害
　起立性低血圧
　深部静脈血栓症・肺塞栓症
　浮腫
自律神経障害
　便秘
　尿失禁
　低体温
精神的問題
　抑うつ
　睡眠障害
　食欲不振
泌尿器系障害
　尿路結石
　尿路感染，失禁
呼吸器障害
　横隔膜・肋間筋の運動低下
　肺活量・機能的残気量低下
　下葉の低換気，無気肺，肺炎に移行しやすい
　喀痰排出困難
消化器障害
　食欲低下，蠕動運動低下，栄養吸収低下から，栄養障害・サルコペニアに結びつく，便秘
内分泌系障害
　基礎代謝の低下
　耐糖能異常，
　血中上皮小体ホルモン増加とCa代謝への影響
皮膚
　褥瘡

［Hirschberg GG, Lewis L, Thomas D, editors. Rehabilitation. Philadelphia：JB Lippincott；1964. pp. 12-23．Halar EM, Bell KR. Physiological and functional changes and effects of inactivity on body functions. In：DeLisa JA, Gance BM, editors. Rehabilitation medicine：Principles and practice. 3rd ed. Philadelphia：Lippincott Willims & Wilkins；1998. pp. 1015-34．江藤文夫．過度の安静による合併症の障害学．医学の歩み　1981; 116: 416-22．江藤文夫．廃用症候群．Clinical Neuroscience 2003; 21: 41-3より引用，改変］

この結果，疾患自体による筋力低下，自律神経障害，場合により合併する心筋，呼吸筋の障害のみならず，動けないことによる心身機能の低下，廃用症候群を生じる（表8.4，コラム1）[9]～[12]．基本は進行性疾患で，車いす状態になることも多いが，廃用症候群を少しでも防止していくことは治療の大きな目的となる．そのため，廃用症候群のリスク因子の選定とスコア化が試みられている（表8.5）[13]．

ADLの能力向上による寝たきり（廃用症候群）の防止と家庭復帰を目的とする際には，下記の点に注意してリハビリテーションを実施していく．

① 関節可動域 (range of motion：ROM) 訓練：拘縮（こうしゅく）

予防として重要であり，筋力維持も必要とされる．

② 作業療法：手の運動の巧緻性を維持し，ADLを保つ目的で重要である．

③ 廃用症候群による浮腫：安静を強いられることにより，皮膚の褥瘡はできやすい．ほかに注意すべきは浮腫である．

廃用症候群では，"全身性"か"局所性"かの鑑別が重要である．例えば，歩行できず，長時間座位で下肢に浮腫が生じた場合は"局所性"の深部静脈血栓症（deep vein thrombosis：DVT）を生じる．仰臥位でもまったく動けない場合は上記と同様で，DVTを生じる．DVTは，長時間足を動かさずに同じ姿勢でいる時に，足の深部の

●コラム1

廃用症候群

　手術後，脳卒中，心筋梗塞など重篤な疾患の後は当初安静を保つことが治療であった．その後，過度の安静での障害が認識され始め廃用症候群（disuse syndrome）という言葉が使用されるようになった．現在では上記疾患後では早期離床，早期リハビリテー

ション開始がいわれるようになった．当初は筋骨格系の問題，循環器の問題，泌尿器系の問題，皮膚の褥瘡（じょくそう）などが注目されていたが，呼吸器，内分泌，消化器の問題にも影響を及ぼし，精神的問題も生じることがいわれ出した．つまり，全身的

問題，障害を生じ，互いに障害が関係しているといえる．現在では老年一般の問題との関与，宇宙医学の問題とも関係している．また，栄養障害，サルコペニアの概念も近年では問題となっている[9]～[12]．

表 8.5 廃用リスク因子と 3 水準の評価基準

廃用リスク因子	評価基準 1	評価基準 2	評価基準 3
1. 年齢	＜70	70〜80	≧80
2. 悪性腫瘍による障害	悪性腫瘍なし	自宅内に限られた生活（易疲労，体重減少，骨髄抑制）	身辺処理に要介助，終末期
3. 心臓機能障害	NYHA I，社会生活可能	NYHA II（EF 30〜40％）社会活動に著明制約	NYHA III（EF＜30％）家庭内日常生活困難
4. 呼吸機能障害	HJ 1〜2，社会生活可能，自己ペースで階段，坂	HJ 3，自宅内，近隣生活可能，平地 1 km 歩行可能	HJ 4〜5，在宅酸素療法，自宅内に限られた生活
5. 腎機能障害	社会生活可能（Cr＜2 mg）	社会活動に制約（Cr≧2〜3 mg）	血液透析，腹膜灌流
6. 疼痛による障害	社会活動可，疼痛コントロール良好	自宅内，近隣生活，疼痛コントロール可	疼痛のため身辺処理に要介助，疼痛コントロール困難
7. 歩行能力の障害	自宅内歩行，近隣の散歩自立	自宅内歩行自立，歩行器，つたい歩き	介助歩行，歩行不能，車いすで室内自立
8. 精神機能障害	障害なし，支援下社会生活可能	日常生活に要支援	日常生活困難，要介助
9. 知的能力障害〔知的発達障害〕	正常から境界，支援下社会生活	軽〜中等度の知的能力障害，日常生活で要支援	重度の知的能力障害日常生活困難，要介助
10. 認知症による要介護状態	要支援 16≦HDS-R≦19	要介護 1〜2，11≦HDS-R≦15	要介護 3 以上，HDS-R≦10
11. BMI（body mass index）	18.5〜24.9	13.5〜18.4，25.0〜29.9	13.5 未満 30.0 以上

NYHA：New York Heart Association の心機能分類，EF：駆出率，HJ：Hugh-Jones 分類，Cr：クレアチニン，HDS-R：改定長谷川式簡易知能評価スケール．廃用リスク因子化，スコア化が試みられている．
〔佐鹿博信，水落和也，菊地尚久ほか．リハビリテーション医療における廃用リスクスコアの開発に関する臨床研究．リハビリテーション医学 2010; 47: 166-75 より引用〕

静脈に血の塊ができる状態で，この一部が血流にのって肺に運ばれて肺の血管を閉塞し，肺塞栓症（pulmonary embolism：PE）へと至る（コラム 2）[3) 14)]．これを深部静脈血栓症 / 肺塞栓症（DVT/PE）という．自動的または他動的関節運動，マッサージが効果的で，静脈，リンパ灌流を促す目的で弾性包帯，靴下着用は効果がある．また，間欠的マッサージ器の使用も効果的である．

c. 装具・福祉機器

神経筋疾患の障害に対応する支援機器の一部を示す．

1) 装具・福祉機器：摂食時，もちやすいスプーンや楽々箸®（図 7.17 参照），フォークなどをもちやすくする万能カフ（図 7.16-b 参照）滑り止めのついた皿など．

2) 手が口まで届かない時：腕を吊る器具〔ポータブルスプリングバランサー（portable spring balancer：PSB）〕など（図 7.18 参照）．

3) 動作・移動時：上下肢装具，杖，歩行器，車いす，電動車いすなど種々の補助具が必要となる場

● コラム 2

深部静脈血栓症からの肺血栓塞栓症[3) 14)]

動けない状態，歩行できない状態で生じる緊急治療の対象疾患である．脳血管障害でも，ここで述べた神経変性疾患でも長時間動けない状態になれば生じる．

下肢，骨盤の深部静脈由来の血栓が壁から遊離して，肺動脈に塞栓し，肺血流が一部で途絶するため，血流分布が不均等となり右心負荷を生じる．塞栓後，血管よりブラジキニン，セロトニンなどが放出され血管が収縮する．そのため肺血管抵抗が増す．これも右心負荷の原因となる．急激に生じると呼吸困難，頻呼吸，低酸素血症を生じる．

胸部 X 線写真，心電図，超音波検査，肺血流シンチグラフィー，造影胸部コンピュータ断層撮影（computed tomography：CT），肺動脈撮影などで診断する．血栓生成防止薬，血栓溶解薬などを使用する．血栓の移動を防止する目的で下大静脈にフィルターを挿入する方法もある．

一般にはエコノミークラス症候群として長時間のフライトで生じるため，搭乗時体操のビデオが流れるのはこの予防のためである．災害時，狭い自家用車内で長時間過ごした時も生じたことが報道された．長時間の手術後でも同様の症状が生じるため，手術前の弾性靴下着用，手術後の自動ポンプ式マッサージなどがルーチンに行われる．

筆者は，パーキンソン病での合併症の処置で，ある時期寝たきりの状態であった患者，重症筋無力症の呼吸困難状態で長期呼吸器管理であった患者で静脈内フィルター挿入を経験している．

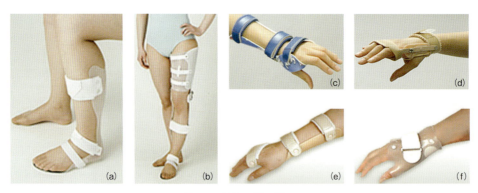

図8.1　上肢，下肢の装具

(a) 短下肢装具（プラスチックAFO）：神経障害による足の下垂に対して，矯正や転倒防止を目的とする．生活様式，症状に合わせて種々ある．(b) 長下肢装具：主に足関節と膝関節のコントロールを目的とする．(c) 長対立装具：手関節のコントロールが不可能な時，手関節を固定し，拇指とほかの指を対立位に保持する．(d) 短対立装具：手関節のコントロールは可能な時，手関節を固定せず，拇指をほかの指と対立位に保持する．

進行性疾患では筋萎縮の進行に伴いサイズを変えなければならず，また皮膚との問題を生じ，蜂窩織炎まで生じることがある．厚生労働省に義肢等補装具専門家会議審議会がある．身体障害者手帳で申請できる．
(a) (b)：株式会社P.O.ラボ，(c上) (d上)：株式会社澤村義肢製作所，(c下) (d下)：株式会社近畿義肢製作所の厚意による．

合が多い（図8.1，図15.9参照）[15) 16)]．

d. 嚥下障害

筋萎縮性側索硬化症（amyotrophic lateral sclerosis：ALS），**多系統萎縮症**，**遺伝性脊髄小脳変性症**，**神経免疫疾患急性期**では嚥下障害が出現し，痰の喀出も困難な場合は，誤嚥性肺炎を生じる頻度が高い．嚥下障害は食事に時間がかかり苦痛な場合もあるので，食事回数を増やして1回の食事量を減らすのも良い方法である．また，栄養摂取のために当初は食物形態の工夫も必要である．肉や果物はすりつぶしてピューレ状にしたり，ゼリー，ペースト状などの工夫をする．また，"とろみのある液体"のほうが飲みこみやすい場合が多いので，とろみをつけるのもよい．澱粉などを主原料にした嚥下補助食品が市販されている．

上記方法でも嚥下障害で摂取量が不十分な場合，栄養補給を口から行う"経口摂取"によって経腸栄養剤（エンシュア・リキッド®，エレンタール®，テルミール®，ラコール®，ハーモニック®など）

を1日1回補給する方法もある．経口困難な段階で経管栄養が導入される．経腸栄養剤は薬剤処方と同様に外来でも処方可能である．

嚥下困難で誤嚥も生じやすい時，神経免疫疾患のように一時的な場合は言語聴覚士（speech-language-hearing therapist：ST）による嚥下リハビリテーションも行われるが，神経変性疾患のように元来進行性である疾患では，ある段階で，チューブを用いて投与する**経管栄養**が導入される．経管栄養には，チューブを鼻腔から胃あるいは十二指腸まで挿入して栄養剤を注入する"経鼻法"と，胃や腸に小さな穴〔瘻孔（ろうこう）〕を造り，これより栄養剤をチューブで注入する"経瘻孔法"とがある．最近は，開腹手術を必要とせず内視鏡で胃の内部を確認しながらチューブを経皮的に胃内に挿入する経皮内視鏡的胃瘻（percutaneous endoscopic gastrostomy：PEG）増設術が普及している（図8.2）．胃瘻設置後も，少量であれば経口摂取も可能で，スプーン1杯のコーヒーを楽しむことはできる．夏場の水分補給，薬剤投与にも有効である

（図8.2）[17) 18)]．

最近は，胃瘻設置後の患者も受け入れる介護施設が増えている．また，究極の方法としては喉頭気管分離（気道食道分離）術があり，これは誤嚥を完全に消失させ栄養摂取できるが，発声機能が失われる．

e. 呼吸障害

ALS，筋ジストロフィー，神経免疫疾患急性期〔ギラン・バレー症候群（Guillain-Barre syndrome）や重症筋無力症（myasthenia gravis）〕で特にこの問題が生じる．横隔膜，肋間筋の筋力低下から，呼吸困難，CO_2貯留が生じII型呼吸不全（換気障害）となる．神経変性疾患では慢性進行性のために一時的対応をすれば後は改善するというわけにはいかない．

吸気筋訓練（inspiratory muscle training：IMT）は脊髄性筋萎縮症や筋ジストロフィーでは有効であるといわれているが，ALSでも施行される[19) 20)]．呼吸筋力低下は結果として胸郭運動に関係する関節拘縮を生じ，肺のコンプライアンスも悪化し，さらに呼吸不全が進行する結果となる．深呼吸や

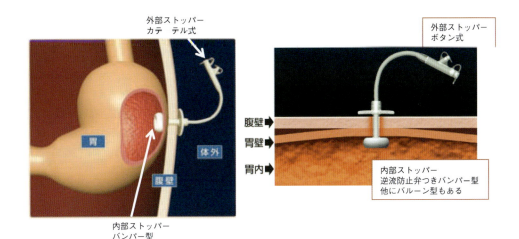

図 8.2　胃瘻

外部ストッパー：ボタン式，カテーテル式．内部ストッパー：バンパー式，逆流防止弁付きバンパー型，バルーン型．胃壁，腹壁へストッパーが埋没したり，皮膚の炎症が生じることがある．セットの交換が必要である．自然に抜けたり，自己抜去があるが瘻孔はすぐに塞がる．
［NPO法人PEGドクターズネットワーク（http://www.peg.or.jp/eiyou/peg/about.html）より引用，改変］

上肢挙上を行い，肺に十分空気を入れることで，胸郭拘縮を予防し，肺コンプライアンスを保持することができる．強制吸気で最大強制吸気量（maximum insufflation capacity：MIC）まで空気をためることを1日3回行うことがALSでは推奨され，従量式人工呼吸器や救急蘇生バッグで行うことができる[19]．人工呼吸器は最近では小型化し，管理も以前に比べると簡便となった．機器管理も故障時は器械メーカーとの連携が必要であり，災害時の停電に備え自家発電機を用意するなどの対策が必要となる．誤嚥，呼吸困難の問題がある患者の多くは，喀痰排出が困難であるため，在宅での吸痰指導，吸引器使用がなされる（図8.3）．

ALSの呼吸器管理についてはガイドラインも作成されている[21) 22)]．

在宅での対応には家族の多大な労力が必要となり，特定疾患申請とともに介護保険を使用しての訪問看護，介護支援など複数の支援を要する場合が多い．在宅での対応が困難な場合には，施設や病院での対応もあるが，受け入れ施設数は十分とはいえない．

f. コミュニケーションの障害

ヒトは言葉による他人とのコミュニケーションが大事であるが，これらの疾患では発声が困難となる場合がある．特にALSで顕著で，コミュニケーション手段として会話補助，コミュニケーション補助機器の開発も行われている（図8.4）[2) 17) 23)]．

g. 直腸膀胱障害

多系統萎縮症，遺伝性脊髄小脳変性症，神経免疫疾患の多発性硬化症などは，便秘のほかに膀胱障害を生じることがある．排尿障害は放置すれば膀胱炎，腎盂炎を生じやすく，腎機能障害へもつながる．尿失禁に対する抗コリン薬使用，逆にまったく排尿のない場合，コリン作動薬使用があるが，長期薬剤管理は困難であることが多い．尿道経由の留置カテーテルは感染を生じやすい．間欠導尿は安全で長期的にも有効な方法であるが，小脳症状や錐体外路症状による手の巧緻（こうち）性運動障害から困難となる．特に多系統萎縮

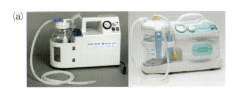

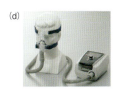

図 8.3　吸痰吸引器・在宅人工呼吸器

吸痰吸引器：(a) 排気流量と最大吸引圧とで性能が決まる．排気流量が大きいほうが短時間で吸引できるが，吸気圧が強いほどいいとは一概にはいえない．多種発売されている．多くは横30cm，高さも20cm前後が多い．電源は必要である．(b) mechanical insufflation-exsufflation機器（コラム3参照）．在宅人工呼吸器：(c) 陽圧式人工呼吸器．一番左は従量式に従量式を加えてあるがほかは従量式．(d) 人工呼吸器をマスク装着で使用する場合のマスク（ここにはテイジンのNIPネーザルを示した）．
(a左) 株式会社ブルークロス・エマージェンシー，(a右) 新鋭工業株式会社，(b)(c) フィリップス・レスピロニクス合同会社，(d) 帝人ファーマ株式会社の厚意による．

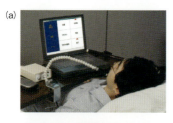 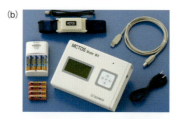
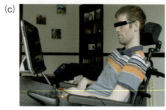 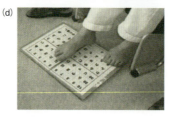

図 8.4　意思伝達装置
(a) センサー使用で身体の一部をわずかに動かすと文字をパソコンに入力できる（障害者自立支援法，補装具，難病患者等居宅生活支援事業対象）．(b) 身体の生体信号である脳波，眼電信号，筋電信号を利用して電子機器を操作する（障害者自立支援法，補装具対象）．(c) 視線で文字を入力して文章化表示する．(d) 足で操作するキーボード．2015年現在，販売されていない．
"重度障害者用意思伝達装置"導入ガイドライン 2010 が決められており，適合事例は ALS が多い．
(a) 株式会社日立ケーイーシステムズ，(b) 株式会社テクノスジャパン，(c) 株式会社クレアクト，(d) 難病情報センター　平成 24 年 8 月のウェブサイト，コミュニケーション障害支援機器 (http://www.nanbyou.or.jp/) より引用．

症では，家族による自己導尿が可能な場合はできるが，膀胱瘻設置（図 8.5）[24)25)] も多い．時間的排尿が可能で，感染予防にもつながる．便秘は薬剤による管理が第一選択となり，効果のない場合は浣腸を定期的に行う．

h. 自己免疫の関与する神経筋疾患（神経免疫疾患）の一般的注意[1)~7)]

表 8.2 に示した神経免疫疾患群は治療法が存在するが，ギラン・バレー症候群を除き，特定疾患に指定されているもの（特定疾患治療研究事業対象疾患）はすべて副腎皮質ホルモンによる治療が効果的である場合が多い．急性期は大量に投与し，回復期，慢性期には少量を長期に投与することとなる．免疫抑制薬，また最近は生物製剤も併用される．リハビリテーション治療はこの回復期，慢性期に行うことが多い．

このため，前述した運動麻痺，嚥下障害，直腸膀胱障害，廃用症候群のほかに，副腎皮質ホルモンによる副作用（血糖値上昇，血圧上昇，脂質代謝異常，骨粗鬆症，易感染性など）に注意しなければならない．血糖，脂質代謝異常，高血圧，骨粗鬆症への薬剤管理も行うが，これらによる合併症も存在する．リハビリテーションに際しては，骨粗鬆症が原因で少しの荷重で脊椎圧迫骨折を生じたり，わずかな外傷で皮膚の炎症が広がるなど，易感染性があることを認識しておく必要がある．免疫抑制薬，生物製剤も副腎皮質ホルモンと同様に，感染に対しては要注意である．

i. 社会資源の利用

神経変性疾患は慢性進行性で，患者の生活の質（quality of life：QOL）は低下し，運動障害のため，家庭外での就労，外出が困難となり，経済的に困窮し，医療費の負担が重くなる．神経免疫疾患は治療法があるが，一過性であるギラン・バレー症候群を除いて，長期治療を必要とし，前述したように結果として進行性の経過となることもある．こちらも就労が困難な場合も多く，また長期自宅治療を要すること，医療費が高額であることが多い．

このために，表 8.6 に示した社会資源の活用が治療と同時に重要である．表 8.3 の医療受給者証所持者数というのは，表 8.6

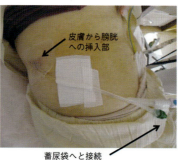

図 8.5　膀胱瘻
自然排尿と同様だが，尿道を通さずに膀胱から直接体外へ出す．傷口の管理と消毒は必要だが，入浴も可能である．カテーテルを使用するが，尿道カテーテルよりは清潔を保ちやすい．脊髄損傷などでよく設置され，在宅での長期管理については感染症対策とともに多くのガイドラインが出されている．
[（右）長崎市訪問看護ステーション連絡協議会（http://nnn0808.jp/wordpress/wp-content/uploads/2012/10/149671894b2f60b86ed7f565fb4a4f9d.pdf）より引用，改変］

表8.6 利用可能な社会資源

難病医療費助成申請 (特定疾患治療研究事業) 平成27年より"難病の患者に対する医療等に関する法律"が成立し対象疾患は増えた.	保険診療の自己負担分を補助(全額ではない) 稀少疾患の研究は厚労省中心で医療費は国と地方自治体とが補助する	特定疾患治療研究事業対象疾患: ALS, パーキンソン病, 進行性核上性麻痺, 皮質基底核変性症, 脊髄小脳変性症, 多系統萎縮症などの神経変性疾患. 多発性筋炎, 重症筋無力症, 多発性硬化症, 慢性炎症性脱髄性多発神経炎などの自己免疫性神経疾患. 平成27年より対象疾患は増加した.
介護認定(介護保険法)	65歳以上の被保険者で要介護認定: 在宅・地域密着型・施設サービス 40～64歳の特定疾病(右記)で介護認定 福祉用具, 機器貸し出し	65歳以下(40～64歳)で介護認定を受けられる疾患(ALS, パーキンソン病とパーキンソン症候群を呈する上記疾患, 脊髄小脳変性症, 多系統萎縮症, 糖尿病性末梢神経障害, 脳血管障害, 初老期認知症など)
身体障害者手帳 (身体障害者福祉法)	福祉用具の給付・貸与, 障害の程度に応じ, 居宅・訪問・療養・生活介護, 短期入所 障害者年金, 税の減免など	神経変性疾患患者の多くが肢体不自由身体障害者になりうる. 人工呼吸器管理下の身体障害者: [在宅人工呼吸器使用特定疾患患者訪問看護治療研究] 筋ジストロフィー, ALSなど.
神経難病患者在宅医療支援事業 (平成9～24年) 障害者総合支援法 平成25年4月 130疾病 平成27年1月 151疾病	難治性疾患克服研究事業の対象疾患:難病患者が居宅での日常生活に介護を要する場合	老人福祉法, 障害者福祉法, 介護保険法の対象者でない難病患者の介護サービス, 生活用具給付. 神経免疫疾患患者の慢性期. 予後の良いギラン・バレー症候群以外の神経免疫疾患の大多数が対象となる.

例えば, 60歳のALS患者は介護保険優先で在宅ケアを受けられる. 上乗せ利用で障害者福祉としてヘルパー派遣, 車いす, 意思伝達装置などの給付依頼が可能である. 医療保険で別枠で訪問看護を利用可能で在宅人工呼吸器使用特定疾患患者等訪問看護治療研究事業, 難病患者等居宅生活支援事業での生活用具給付なども利用できる. これに対し, 60歳, 男性の重症筋無力症患者(状態が良くなく一人暮らし)は, 介護保険対象にならず, 身体障害者ともしがたく, 神経難病患者在宅医療支援事業の助けを受けたり, 生活保護手続きなどで以前は対処した.

[難病情報センター(http://www.nanbyou.or.jp/), 厚労省の介護についてのホームページ(http://www.mhlw.go.jp/topics/kaigo/osirase/dl/yougu.pdf), 日本ALS協会編. 新ALSケアブック—筋萎縮性側索硬化症療養の手引き. 川島書店;2013 (2012年3月時点). 人工呼吸器在宅看護(http://www.nanbyou.or.jp/pdf/kousei20_2.pdf), 長崎市訪問看護ステーション連絡協議会(nnn0808.jp/wordpress/wp.../149671894b2f60b86ed7f565fb4a4f9d.pdf), 厚生労働省ホームページ(http://www.mhlw.go.jp/), Bahr M, Frotscher M原著. 花北順哉訳. 神経局在診断. 5版. 文光堂;2010 より引用]

の特定疾患治療研究事業の難病医療費助成申請を提出し, 認められて医療受給者証を保持している患者数となる. 軽度の段階では認められないこともあり, 実際の患者数とは異なってくる. 表8.1, 表8.2に示した疾患はギラン・バレー症候群を除いてこれに相当する. 65歳以上の患者では介護保険による介護サービスのほか, 場合により身体障害者手帳も利用しての対応となる. 40～64歳の神経変性疾患は介護認定を受けることができるが, 自己免疫性神経筋疾患では介護認定を受けることができない. そこで, 身体障害者手帳や神経難病患者在宅医療支援事業・障害者総合支援法を利用しての対応となる. 最近障害者総合支援法で対象疾患も広がり, 筋ジストロフィーや神経免疫疾患も入るようになった[2) 17) 26)].

8.2 各 論

a. 神経変性疾患 (degenerative disease)[2)～5) 27)]

元来人間は自ら動き, 種々の活動をしている. このように自らの意志で動くことを**随意運動**という. 随意運動は, 大脳皮質運動野の神経細胞からの指令が神経細胞の長い突起である皮質脊髄路(錐体路), 皮質核路を通り, 下位運動神経細胞(脊髄前角細胞や脳幹部の類似の性格をもつ脳神経核)へと伝達される. この信号が下位運動神経細胞の突起である末梢神経を経て, 神経終末, 神経筋接合部, 筋へと伝達され, 筋収縮が生じて動くことができる (図8.6青矢印).

随意運動のこの基本的経路は小脳を中心とした経路, 基底核を中心とした経路により運動が調節されている. 小脳系としては, 腱など末梢からの信号は末梢神経から, 脊髄, 小脳への求心路(小脳に向かう情報)と, また大脳皮質から橋, 小脳への求心路を伝わる. 小脳系として小脳からは遠心路(小脳から出る情報)として視床, 大脳運動野へ伝え運動を制御している (図8.6紫矢印). 一方,

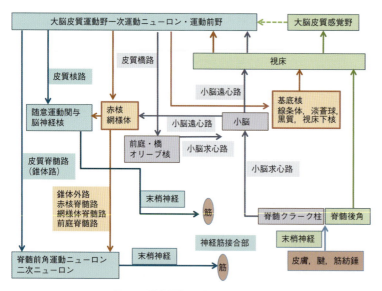

図 8.6 随意運動に関与する神経機構

→：運動神経細胞・錐体路系，運動のメインストリート．→：運動の調整である小脳系．四肢や皮質-橋からの信号が小脳へ入り，視床を通り皮質へもどり，企図運動を調整している．→：大脳基底核，錐体外路系．皮質-基底線条体-視床-皮質の経路が運動調節に関与する．黒質と赤核は基底核と密接な関係がある．皮質から脊髄を下行し運動を調整している錐体外路があると考えられていたが，錐体路と密接な関係で下行する．皮質-赤核・網様体・前庭-脊髄の経路が運動調整に関与している．→：感覚，四肢より視床を通り皮質感覚野へと至る．感覚系も特に深部感覚系は運動機能に影響を及ぼす．また，感覚系線維の一部は運動野に終わるといわれている．
［Bahr M, Frotscher M 原著．花北順哉訳．神経局在診断．5 版．文光堂；2010 を参考に作成］

大脳皮質からの情報が基底核内で伝達後，視床から大脳皮質運動野へ伝達され運動を制御している（図 8.6 橙矢印）．黒質や赤核は基底核と密接な関係にあるが，皮質から赤核・網様体・前庭そして脊髄へと信号を伝達し最終的に運動を調節している．この経路を臨床的には錐体外路と呼んでいる．腱や筋紡錘からの深部感覚も視床を通り大脳皮質感覚野へと信号は伝達されるが，感覚の線維は一部運動野で終わり，感覚も運動制御に関与している（図 8.6 緑矢印）．

この随意運動に関与する 3 系統（錐体路系，小脳系，基底核・錐体外路系）が系統的に障害される疾患を変性疾患と呼ぶ．錐体路，運動神経細胞を障害する運動神経細胞疾患〔筋萎縮性側索硬化症（ALS），球脊髄性筋萎縮症（SBMA），脊髄性筋萎縮症（SMA）〕，小脳系を障害する脊髄小脳変性症，基底核からの調節障害である錐体外路系疾患〔パーキンソン病，舞踏病（chorea）〕などがある（表 8.1）．ほかに，障害組織による分類となるが，末梢神経疾患の遺伝性運動感覚性ニューロパチー〔hereditary motor and sensory neuropathy：HMSN，シャルコー・マリー・トゥース病（Charcot-Marie-Tooth disease：CMT）の名でも知られる〕，また，筋疾患の筋ジストロフィーなども筋の変性疾患ともいえる．

1）筋萎縮をきたす変性疾患：

運動神経細胞疾患，末梢神経疾患，筋疾患，筋萎縮をきたす疾患は最もリハビリテーション，在宅ケアの対象となることの多い疾患群である．

① ALS：50〜60 歳代で発症する．大部分は孤発性の運動神経細胞・錐体路系の疾患で患者数は少数であるが，在宅ケアでは多数を占める予後の不良な疾患である（表 8.1，表 8.3，図 8.7）[1〜6) 28]．

脊髄運動神経細胞と相当する脳神経細胞が障害され，その支配筋

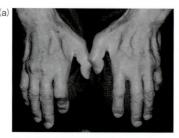
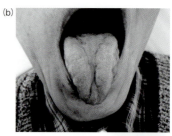
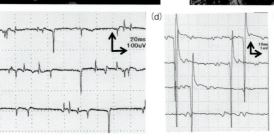

図 8.7 ALS の筋萎縮と筋電図・MRI

(a) ALS 患者の手の萎縮（帝京大学神経内科・園生雅弘教授提供）．(b) SBMA 患者の舌萎縮（東京都健康長寿医療センター神経内科・東原真奈医師提供）．(c) 大腿四頭筋静止時の線維束攣縮．(d) 大腿四頭筋軽度収縮時 針筋電図：高振幅電位．(e) MRI T2 強調画像で錐体路の変性（赤矢印）を認める．
(a)：東原真奈．筋肉がやせてきた（特集：神経診察のコツ）．レジデントノート 2012；13: 2406-10 に同じ写真．(c)〜(e)：防衛医大神経内科自験例．

の筋力低下，筋萎縮が生じる．上肢末端から始まる場合が多く（40％），左右差も存在する．下肢末端から始まる場合（30％），球麻痺（延髄の運動神経細胞の障害により起こる麻痺，球は延髄の慣用語）から始まる場合（30％）も存在する．手を使用するADL障害（箸，スプーンをもつ，ボタンをはめる，栓や缶をあける，書字など）から始まると，やがて上肢近位部にも筋力低下が進行し，上肢を挙上するADL（着衣，洗濯物干し，ドライヤーをかける，洗髪，物をもち上げるなど）ができなくなり，上肢装具，腕を吊る補助具が必要となる．上肢近位部に筋力低下があり歩行が可能な場合には，上肢を下垂したままの歩行は肩関節周囲の筋力低下から脱臼を生じるため，肩の保護が必要となる．下肢から始まると足先が下垂傾向となり，つまずきやすく，歩行，階段昇降も困難となっていく．下肢から始まる場合はALSとしては経過が長く，下肢装具，杖を使用する．頸部筋力低下も生じ，頭部を支える装具もあるが，車いす使用時は頸部支持のため背もたれの高いものが必要となる．リクライニング式車いすも使用する（図8.1, 図15.9参照）[15) 16)]．

この疾患の大きな特徴は脳神経領域の筋萎縮，呼吸に関与する筋の萎縮を生じることで，予後を悪くする要因である．また，球麻痺が生じると嚥下・発語困難となる．手の筋力低下による摂食困難・嚥下障害による栄養摂取困難と，本疾患自体による筋萎縮から体重減少が生じる．体重減少が初発自覚症状である場合もある．球麻痺が生じると喀痰排出も困難となり，誤嚥性肺炎を生じやすい．これへの対応として，在宅での吸痰指導，吸引器使用がなされる（図8.3）．総論で述べた嚥下困難への対応，胃瘻設置，呼吸筋訓練，在宅人工呼吸器使用，意思伝達装置使用（図8.2～8.4，コラム3）などはALSで最も導入されている[1) 2) 17)～23)]．社会資源利用も表8.6に示し，表の説明で示したようにすべて導入しての在宅治療支援となる．

人工呼吸器については総論で述べたが，この装着を行うかどうかは自身の意志により行い，選択しない患者もいる．この疾患の病名告知を最近は早期にするようになっているが，医師にとっては大変つらい告知である．ALSの呼吸器管理については日本神経学会のガイドライン[1) 21)]に示され，また，荻野[22)]により神経治療学会のガイドラインに詳細が記されている．

治験（"薬剤の候補"を用いて国の承認を得るための成績を集める臨床試験）は数々行われているが，現時点で（表8.1，表8.3），興奮性アミノ酸抑制のリルゾール以外，保険で認められた治療薬はなく，リルゾールも延命効果は2～3カ月といわれている[29)]．自然経過での予後は3～5年である．人工呼吸器を装着すれば，延命を図ることは可能である．ALSでは感覚障害，褥瘡，眼球運動障害，直腸膀胱障害は生じないとされ，ALSの陰性徴候（筋萎縮・筋力低下のほかには症状がない）と呼ばれている．しかし，長期療養となると褥瘡，一部では感覚障害も生じるといわれている．眼球運動障害が生じないため，視線を利用しての意思伝達装置（図8.4）[23)]はALSでは有用である．下肢が動く時は下肢でコミュニケーションがとれるように，キーボード使用やナースコール，電話機の工夫など行われる[17)]．

② 筋萎縮をきたす運動神経細胞

● コラム3

人工的に喀痰排出を促す方法

mechanical insufflation-exsufflation機器（図8.3-b参照），フェイスマスク，気管切開チューブ，気管内挿管チューブを使用して，+40 cmH₂Oの陽圧をかけ，次に一気に−40 cmH₂Oの陰圧にして咳を人工的に行う．これには，喉頭筋機能がある程度保たれていることが必要である[19)]．

在宅人工呼吸器：陽圧式，陰圧式があるが在宅では陽圧式が多い．気管切開する invasive positive pressure ventilationとマスクで行う非侵襲的陽圧換気（noninvasive positive pressure ventilation：NPPV）とがある．前者は吸引しやすいが感染管理が必要で，従量式と従圧式とがある．ALSでは％VC 60％（％FVC 50％以下）を切ると，NPPV導入を検討する．マスクを自分で装着できるかは患者の上肢機能による．また％VCが40％を切ると，気管切開（invasive positive pressure ventilation）を検討する．在宅人工呼吸器は約10社前後より小型のものが発売されており，重量も10～20 kg前後となっている（レンタルもある）[21)]．

在宅では電源の問題，設定の問題があり，呼吸器導入が予測される場合は導入，設定の準備を外来で行う必要がある．在宅人工呼吸器使用時の訪問看護は，訪問回数を通常の訪問回数設定より多くできるようになっている．

在宅で人工呼吸器の管理をする場合，その前段階でも同時に必要となる．吸引は医師，看護師が行うべきだが，家族，家族以外の介護士なども指導のもとに行うことができる[21)]．

ALSのほかに筋ジストロフィーで長期に人工呼吸器を使用することとなり，その期間は約6年間の報告がある[30)]．デュシェンヌ型筋ジストロフィー（Duchenne muscular dystrophy）の病状と死因の経年変化（1999～2012年）において斎藤ら[31)]は人工呼吸器装着数の変化について増加していることを示している．

疾患：球脊髄性筋萎縮症（spinal and bulbar muscular atrophy：SBMA），脊髄性筋萎縮症（spinal muscular atrophy：SMA）などがある[1)～5)]．前者は性染色体劣性遺伝で男性のみが罹患する．後者も遺伝性で，乳幼児期発症は小児期にALSと同様の状態で死亡する．成人期発症の経過は緩徐である．成人発症例SMAとSBMAは，ALSより予後は良好である．ALSに比べて，呼吸筋障害，嚥下障害が少ないことが多く，またかなり末期になって生じるため，ほかの四肢筋力低下，筋萎縮は長期にわたり緩徐に進行する．呼吸筋障害・嚥下障害が少ないか，かなり末期に生じるが，四肢筋力低下・筋萎縮は長期緩徐に進行するため，装具使用，車いす生活，全介助を受けることになる場合が多い（図8.1，図15.9参照）．したがって廃用症候群の予防のため，理学療法，運動療法，作業療法が必要である．SBMAではアンドロゲン受容体遺伝子のCAGリピート数の過伸長（ポリグルタミン）がみられ（コラム4），この数が多い重症者では嚥下障害，呼吸障害を生じる．胃瘻設置を必要とする患者は少なく，食物形態の工夫，摂食時の姿勢の調整が対応となる．呼吸障害が生じたとしても人工呼吸器使用はほとんどなく，呼吸筋への運動療法は有効といわれている．リピート数が健常者（健常者＜36）に近い患者では，感覚障害が主となる場合もある．

特定疾患治療研究事業の対象で難病医療費助成申請が可能でALSと同様の社会資源の利用も可能である．

③ **遺伝性末梢神経障害**：遺伝性運動感覚性ニューロパチー（HMSN）が最も有名である[1)～5)]．末梢神経は神経細胞の突起の集合であるが，運動系，感覚系，自律神経系の集合である．1つの神経細胞の突起は軸索（axon）と呼ばれシュワン細胞（Schwann cell）が髄鞘として渦状に囲み，これが有髄線維である．無髄線維もシュワン細胞が複数の軸索を抱えたものである（図8.8）[32)]．この髄鞘を構成するタンパク質の遺伝子変異がこの疾患の本態である．従来，シャルコー・マリー・トゥース病（CMT）と呼ばれていた．CMT全体の有病率は1/2,500といわれており，わが国のCMT患者数を少なくとも2,000名以上と推定される．CMTは遺伝子変異に従って，4型に分けられる．1型は1A，1Bに分かれる．HMSN-ⅠA，ⅠBという分類も存在する．CMT1Aが60～70％を占め常染色体優性遺伝，脱髄が主病変である（脱髄型）．四肢遠位部，特に下腿の筋力低下，筋萎縮を生じ左右対称性で足の変形が特徴的である．脱髄のため運動神経伝導速度は低下し，病理学的にはオニオンバルブ（onion-bulb）が形成される（図8.9）．CMT2（HMSNⅡ）は類似の症状であるが，神経伝導速度は比較的正常で軸索型と呼ばれる．多種のCMT（HMSN）が発見され，髄鞘ばかりでなく，髄鞘・軸索間のタンパク質や，ミトコンドリアの遺伝子変異という型もある．多くは20歳以下で発症しているが自覚症状はなく，ADLも代償されていることが多い．深部感覚障害があっても歩行可能で，検査で判明することも多い．進行は緩徐で，多くは脳神経麻痺や呼吸障害を発症しない．特定疾患治療研究事業の対象には一部自治体以外はなっていない状態であったが，平成27年より指定難病に加えられた．後述の慢性炎症性脱髄性多発神経炎（CIDP）合併例もあり，また圧迫に弱く，それを繰り返して神経障害を生じる型もある．身体障害者手帳での対応も可能である．下垂足への下肢装具，短下肢装具，長下肢装具の使用，

● **コラム4**

神経難病

神経難病とは，神経細胞（ニューロン）が変化して起こる病気の総称で，原因解明のため分子生物学的研究が盛んである．かなりの疾患で遺伝子変異が判明してきている．遺伝子変異とタンパク質異常の解明，その後の機能異常との関係，治療との結びつきはまだ今後の問題である．

トリプレットリピート（triplet repeat）：DNAの塩基配列3個がmRNAを介してアミノ酸に翻訳される．人間は遺伝子の中にCAG（シトシン・アデニン・グアニンという3個の塩基コドン）が繰り返した構造（リピート）や，CTG（シトシン・チミン・グアニンという3個の塩基コドン）が繰り返した構造を通常もっている．CAGはグルタミンとなり，CTGはロイシンとなる．つまり，ポリグルタミン，ポリロイシン構造をもっている．遺伝性神経筋疾患ではこれら正常でも存在するリピート（repeat）が異常に伸長している場合がある．

球脊髄性筋萎縮症（SBMA）：アンドロゲン受容体のCAGリピート，遺伝性脊髄小脳変性症の多くはCAGリピート，ハンチントン病の第4染色体短腕16.3のCAGリピート，筋強直性ジストロフィー（myotonic dystrophy）の19番染色体のミオトニンプロテインキナーゼのCTGリピート（＜35，＞50は異常）に過伸長がみられる．

一般に伸長数が多いほど重症である．伸長数が正常者をわずかに超える程度の者は軽症または非典型的症状となる．また，遺伝性の場合，代を重ねるほど重症となる傾向にある[1) 2) 4)]．

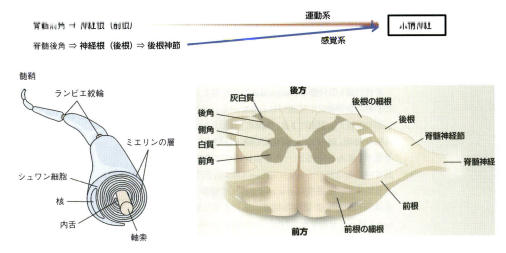

図 8.8　末梢神経，有髄神経の構造
［(左)：岡田泰伸監．ギャノング生理学．原書 24 版．丸善出版；2014．p.98．(右)：白尾智明監訳．リッピンコットシリーズ イラストレイテッド神経科学．丸善出版；2013 p.77 より引用］

杖の使用が必要で，手の筋力低下が生じた場合は，手の装具を必要とする（図 8.1，図 15.6 参照）．

④ **遺伝性筋疾患**[1)〜5) 33)]：遺伝性筋疾患には，筋膜異常による筋細胞壊死の生じる筋ジストロフィー，筋代謝異常による筋細胞障害などが含まれる．筋力低下，筋萎縮が生じ，ADL に支障をきたす．筋疾患は原則，筋力低下・筋萎縮は四肢近位部より左右対称に始まるが遠位部より始まる筋疾患もある．予後に関係してくるのは，呼吸筋・心筋の障害，嚥下障害である（図 8.10）．

筋ジストロフィーでは歴史的にはデュシェンヌ型筋ジストロフィー（DMD）が有名で，研究の端緒になった．筋膜タンパク質のジストロフィン（dystrophin）遺伝子変異で生じる性染色体劣性遺伝の疾患で，"5 歳前後で発症し，20 歳前後で呼吸不全，心不全で死亡する" と過去には教科書にも記載されていた．10 歳前後で歩行不能となり，養護教育施設での日常生活は，いざっての移

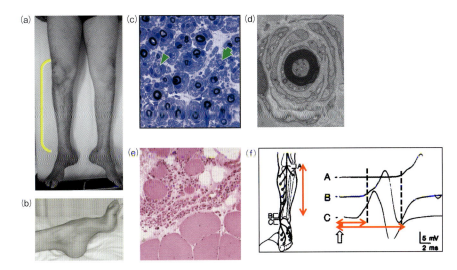

図 8.9　シャルコー・マリー・トゥース病（hereditary motor sensory neuropathy）
(a) 大腿遠位 1/3 以遠の筋萎縮（帝京大学神経内科・園生雅弘教授提供）．(b) 凹足（Pes cavus）と槌足（hammer toe）（防衛医大神経内科・海田賢一准教授提供）．(c) CMT1A 例の腓腹神経生検像：オニオンバルブ・フォーメーション（タマネギ茎状），（東京大学神経内科・清水潤准教授提供）．矢頭：onion-bulb whorls．矢印：thinly myelinated fiber, Bar＝10μm．(c) (d) 電顕像（東京大学神経内科・清水潤准教授提供）．(e) CMT 例筋生検像．小径の筋細胞群と大径の筋細胞群が群化している．神経原性萎縮症の典型的生検像（1970年代東京大学神経内科症例）．(f) 脛骨神経の伝導検査．矢印の点より A, B の M 波の起点間潜時を測定する．下肢で A, B の刺激部位間の距離を測定する．距離÷潜時の差が伝導速度となる．CMT では 33 m/秒などと低下することが多い．
(a)：栗原具朱．筋肉がやせてきた（特集：神経診察のコツ）．レジデントノート　2012; 13: 2406-10 に同じ写真．

(a)	(b)	(c)	(d)
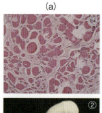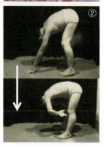	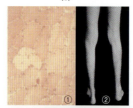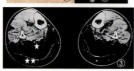	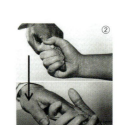	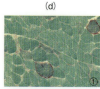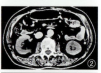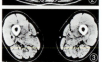
①筋生検：大小不同，壊死再生 ②登はん性起立	①腓腹筋生検：大小不同・壊死再生 ②下腿三頭筋の萎縮 ③下腿三頭筋の脂肪化	①刺入電位 ②ミオトニア：手を握ってすぐに離せない	①筋生検 GT（ゴモリ・トリクローム）染色：ragged red fiber ②傍脊柱筋，大腿屈筋が障害される
性染色体劣性遺伝，ジストロフィン欠損，下腿仮性肥大，登はん性起立，呼吸筋・心筋傷害，CK 上昇．	常染色体劣性遺伝，ジスファーリン欠損，下腿腓腹筋より始まる，下肢屈筋群，傍脊柱筋障害．日本に多い．呼吸筋・心筋障害はまれ．CK 上昇．	常染色体優性遺伝，顔面，下顎の筋力低下，四肢遠位筋力低下（特に下肢），ミオトニア，白内障，禿頭，心伝導障害，耐糖能異常，CK はあまり高値でない．	MELAS 点変異をもち，四肢近位筋力低下，呼吸障害より発症．20 年の経過後，呼吸障害で永眠．

図 8.10　遺伝性筋疾患

(a) DMD：1970 年代，5 歳，男児（東京大学神経内科症例）．(b) 三好型ミオパチー：31 歳，男性（防衛医大神経内科症例）．(c) myotonic dystrophy：①筋電図：43 歳，男性（防衛医大神経内科症例），②手の写真［文献[33]）より引用］．(d) ミトコンドリア脳筋症：47 歳，男性（防衛医大神経内科症例）．

動，低い高さの洗面所での洗顔，歯磨き，身の回りのことの自立，転倒時に頭部を守るための帽子・ヘルメット，下肢装具をつけての起立動作が中心であった．現在では電動車いすの導入による移動手段の確保，コミュニケーションのためのパソコンの使用で ADL と QOL の向上が図られている．病期により異なるが長下肢装具，骨盤帯付き長下肢装具着用での起立歩行訓練は，脊柱の変形を防ぎ歩行能力保持には有効とされている．呼吸筋への対策は前述したように呼吸筋訓練が有効で[19)20)]，また NPPV の導入と感染への対策が進み，寿命は約 10 年延長した[30)31)]．しかし，心不全を防ぐことはできていない[34)]．心不全に対し β 遮断薬，アンジオテンシン変換酵素阻害薬（ACE 阻害薬），そのほかが試みられている[35)]．DMD と同じ遺伝子の問題であるが，より緩徐に進行するベッカー型筋ジストロフィー（Becker muscular dystrophy）や，一部筋の筋力低下，筋萎縮，心不全を生じる女性保因者への対応が必要である[36)37)]．

三好型ミオパチー（三好型遠位型ジストロフィー，図 8.10）は日本に多く，常染色体劣性遺伝でジスフェリン（dysferlin）遺伝子変異で生じ下肢遠位部より始まる．腓腹筋やヒラメ筋が障害されつま先立ちができない，ふらついて転倒しやすい，などの初期症状が現れる．大腿屈筋群，傍脊柱筋に筋力低下，筋萎縮が広がる．上肢は比較的保たれるが，欧米では一般の筋ジストロフィーと同様の四肢近位部筋力低下の型もある．心筋，嚥下，呼吸は保たれることが多い．

成人で最も多いのは**筋強直性ジストロフィー**（myotonic dystrophy）で，常染色体優性遺伝である（図 8.10）[38)]．19 番染色体の CTG リピート数過伸長（コラム 4）で生じるが，ほかの筋ジストロフィーと病理学的に異なり，下肢遠位筋より始まり（この場合は下垂足が多い），白内障，心伝導障害，耐糖能異常，認知障害と多彩な合併症がある．リピート数が多いものほど重症で，軽症では 50 歳代で初めて歩行障害に気づく場合もあり，下垂足を防ぐ意味での下肢装具を使用する．重症者は手のミオトニアによる生活動作困難，階段昇降困難，立ち上がり困難，動揺性歩行（waddling gait，アヒル歩行）を発症し，車いす生活となる．合併症による問題も多い．筋強直性ジストロフィーでは，食道平滑筋が拡張することによって起こる嚥下障害で，やや特殊である．ミオトニアに対する治療薬はあるが，効果がない場合も多い．また，呼吸筋へ

の対応も必要となることがある．

ミトコンドリア脳筋症（mitochondrial encephalo-myopathy）は，ミトコンドリアの遺伝子変異である．筋肉だけでなくほかの組織の機能異常も現れ，脳神経と筋細胞の異常が主にみられる．病型は，カーンズ・セイヤー症候群（Kearns-Sayer syndrome：KSS），脳卒中用発作（MELAS，mitochondria myopathy, encephalopathy, lactic acidosis and stroke-like episodes）症候群，ミオクローヌスてんかん（myoclonic epilepsy）などがあり，臨床症状は多様である．心筋に主として障害がくるもの，眼球運動に関与する筋，眼瞼下垂，全身のるいそうの生じるタイプ，筋炎・筋ジストロフィーと類似するものなどさまざまな形がある．呼吸筋，心筋の問題を生じるかによって予後は異なる（図8.10）．

筋ジストロフィーはDMDをはじめとして，特定疾患治療研究事業の対象ではなかった．ミオトニー症候群〔（重症）筋緊張症〕，ミトコンドリアミオパチーは対象となっていたが，平成27年より指定難病に加えられた．以前より身体障害者手帳，在宅呼吸器使用支援での関与は可能であったが，障害者総合支援法での対象にもなった[2]．

⑤ **筋萎縮・筋力低下をきたす疾患共通の治療**：いずれにおいても基本は進行性疾患であることから，運動療法による拘縮予防が必要で，理学療法・作業療法はなるべく現在の状態を保持することが目的となる．

脳卒中麻痺患者では麻痺に対して，促通反復療法[39]，磁気刺激療法[40]，機能回復を助けるロボット，機能を補助するロボット[41]などの療法が開発されているが，上記の筋萎縮・筋力低下をきたす

疾患群は患者数も少なく，多数例での比較検討を施行しにくく，脳卒中の麻痺と同様でよいかといった問題も残る．末梢神経障害では，電気刺激による筋萎縮予防，循環・栄養改善などの方法と筋力増強訓練がある．筋電図を用いてのバイオフィードバック療法，感覚機能の再教育などもある．しかし，急激な麻痺をきたした末梢神経障害や筋疾患と異なり，変性疾患としての末梢神経障害，筋疾患では病期により効果が異なり，現状の維持，機能を保持することが目的となる．ましてや運動神経細胞自体に作用し保護する療法は，今後の問題といわざるをえない．上肢装具，下肢装具，杖，電動車いすは，活動性を高め保持するための対症療法といえる．

2）小脳系の変性疾患：運動を調節する小脳系統の変性疾患には図8.11[1)～5) 42)～44)]の疾患群がある．

① **多系統萎縮症**（multiple system atrophy：MSA）：MSAは，錘体路，小胞および自律神経の機能不全を起こし，進行する神経変性疾患で，わが国の運動失調症の67％が孤発性疾患でその65％を多系統萎縮症が占める[43]．現在書類上は脊髄小脳変性症でなく，独立した疾患として扱われている．多系統萎縮症は非遺伝性で，起立性低血圧，直腸膀胱障害，発汗異常などの自律神経症状が顕著になると変性疾患の中ではALSについで予後が悪い．小脳症状から始まる群（MSA-C）ではほかの小脳変性症と当初は類似するが，パーキンソン様症状から始まる群（MSA-P，黒質線条体変性症），自律神経症状から始まる群〔シャイ・ドレーガー症候群（Shy-Drager syndrome）〕もある．別々の疾患群とみなしていた時期もあったが，病理学的には乏突起

グリア細胞（oligodendroglia）内封入体という共通所見があり，同一疾患と考えられるようになった．自律神経症状では便秘，排尿障害，夏場の発熱，心電図でのR-R間隔の変動が著減するなどの症状となり，突然死もある．

② **遺伝性脊髄小脳変性症**：脊髄小脳変性症とは，運動失調を主症状とし，遺伝性と孤発性に大別され，いずれも小脳症状のみが目立つもの（純粋小脳型）と，小脳以外の病変，症状が目立つもの（非純粋小脳型）に大別される．遺伝性の純粋小脳型以外では多系統に症状が出現し直腸膀胱障害，嚥下障害をきたすことが多い．また，遺伝性純粋小脳型も末期には同様の問題を生じる．孤発性の純粋小脳萎縮症が脊髄小脳変性症としては比較的予後良好といえるが，調べると遺伝子変異がみつかったり，悪性腫瘍の初発症状であったりすることがある．また，薬剤性，アルコール中毒の場合もあるので鑑別が必要である．小脳失調の症状は緩徐に進行する．

③ **脊髄小脳変性症の治療法**：現時点では，有効な薬剤はない．根本的な治療法もない．脊髄小脳変性症に対する薬剤は甲状腺刺激ホルモン放出ホルモン（thyrotropin-releasing hormone；TRH）注射が以前まで行われたが，類似の経口薬セレジスト（taltirelin hydrate）がある．小脳失調の進行がやや遅くなる場合もあるが，薬剤としての期待はほとんどできない．起立性低血圧のある患者へノルエピネフリン前駆物質であるドロキシドパ（ドプス®），フルドロコルチゾン酢酸エステル（フロリネフ®）を使用して対症的に行うが仰臥位での血圧も上昇してしまう．痙性に対しては中枢性筋弛緩薬を使用するが，経口薬は有効とはいえない．

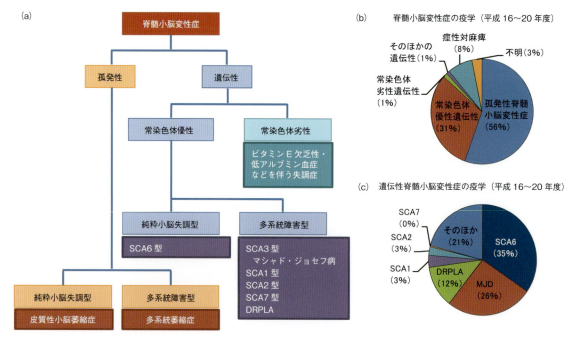

図 8.11　わが国の脊髄小脳変性症

孤発性の多系統萎縮症は特定疾患の行政上の分類では脊髄小脳変性症より独立している．また，原因不明の痙性対麻痺は脊髄小脳変性症に入っている．遺伝性脊髄小脳変性症の分類は実際にはさらに多く存在する．遺伝子のCAGリピート増多，ポリグルタミン病が多い（コラム4）．
(b)（c）2004～2008年の新規申請者を対象に解析している．
MJD：マシャド・ジョセフ病，DRPLA：dentate-rubro-pallido-luisian atrophy.
〔(a)：日本神経学会総会（平成15年）．本邦に於ける脊髄小脳変性症のpopulation based 前向き臨床研究による自然歴の把握．運動失調に関する調査及び病態機序に関する研究班．研究代表者：辻省次．2003年遺伝子診断のフローチャートを参考に作成．(b)（c）：金谷泰宏，佐藤洋子，水島　洋．特定疾患治療研究事業により登録された運動失調症の解析について．厚生労働科学研究費補助金　難治性疾患等政策研究事業（難治性疾患政策研究事業）研究事業．運動失調症の医療基盤に関する調査研究班．分担研究報告書　2014年，難病情報センター（http://www.nanbyou.or.jp/）より引用〕

　直腸膀胱障害は総論で述べたようにこの疾患群で多く，特に多系統萎縮症では必発である．膀胱瘻設置になる場合も多い（図8.5）[24)25)]．多系統萎縮症の自律神経障害による夏場の発熱は肺炎，膀胱炎との鑑別は必要であるが，クーリングのみで治まる場合が多い．発汗障害のため体温調節ができなくなった結果と考え，環境温度調節を行う．心拍のR-R間隔には生理的なゆらぎがあるが，この疾患では減少し，これも突然死の原因の1つであるが心拍の調整は困難である．突然死のほかの原因に声帯の突然閉鎖がある．このために気管切開を設置しておくのは1つの方法である．睡眠時無呼吸症候群も多系統萎縮症で多く，これも突然死の原因である．鼻マスク着用して経鼻的持続的陽圧呼吸療法（nasal continuous positive airway pressure：CPAP）を行う方法がある．MSAと遺伝性小脳変性症は末期に嚥下障害をきたすことが多く，対応はALSの場合と同様である．ALSよりは生命予後は良く，長期の生存が期待できるため，栄養管理は重要である．経口での食事摂取を希望する患者には，喉頭気管分離（気道食道分離）術を行うことがある．この方法では食事の摂取から，味わうことができ，誤嚥も生じないが，失声することになる．多くの患者は胃瘻設置を選択する．

　小脳性の四肢失調（協調運動障害，運動測定障害，変換運動障害），姿勢バランス障害と歩行障害，構語障害，眼球運動障害に対するリハビリテーションで古くよりいわれているものには以下がある．固有感覚受容器に刺激を加え，フィードバックを強化して神経筋への作用を促進する方法である固有受容性神経筋促通法（proprioceptive neuromuscular facilitation：PNF），視覚による代償を利用し協調運動を再学習するフレンケル運動（Frenkel exercise）などがあり，（フレンケル運動は深部感覚障害患者に元来行われていた方法である）小脳は生理的に常に求心情報から遠心情報へ，またその結果をフィードバックして遠心情報を変化させている．この回路を利用する方法，上肢におもりをつけて運動させ協調運動を改善させ，企図振戦も軽減

させる方法，下肢におもりをつけ失調性歩行を軽減する方法がある．四肢近位部を緊縛することで失調を軽減する方法もある．重力という感覚が運動制御に役立ち，筋力も向上させていると思われる．いずれも経験的方法で，多数例においての明確な研究がなされていない[45]．小脳失調による自然歴（医学的処置を加えない状態での経過）の調査での歩行不能となる年数が図8.12の通り調査されている[42]．これに対するリハビリテーションの効果については次の報告がある（図8.13）[46]〜[48]．1日2時間，4週間の集中リハビリテーションは小脳失調症状，歩行機能を改善し，効果は3カ月持続した．症状は元来進行性なので，それを考慮すると，6カ月後の機能がリハビリテーション前と同等でも機能維持できていると考えられる．自験例でもすでに車いす状態であったが，30分間の車いす自走による通院や，社会活動を行いパラリンピックも目指した脊髄小脳失調症6型（spinocerebellar ataxia type 6：SCA6）の患者は6〜7年全身的に良好な状態が保たれていた．SCA6に限っては動く指標を注視してのバランス運動などを自宅でやる方法[47][49]が提唱されている．

しかし，自律神経症状が加わる多系統萎縮症では，起立位で失神，座位でも失神という状態が生じるため，筋力増強訓練，歩行訓練は困難となる．眼球運動がスムーズでない，眼振が生じるなどもあり，このため視点が定まらない，めまいが生じるといった場合もあり，歩行訓練，筋力増強訓練が制限されるタイプの脊髄小脳変性症もある．歩行訓練時の杖であるが，三点杖，4点杖，歩行器のほうが歩行の安定性を保てる（図15.7参照）．QOLを上げる目的

では屋外へと出て他人とのコミュニケーションをとることも重要で，その際は車いすを使用するというのも方法の1つである．構語障害については言語聴覚士（ST）による言語訓練が一定の効果を上げる．小脳変性症での使用は少ないものの，声や手や，身体のほかの部分が使えない，または非常に困難を伴う患者は，トビーPCEyeなどの意思伝達装置の使用も選択肢の1つである．

3）錐体外路系変性疾患：錐体外路系変性疾患とは，大脳の錐体外路系・基底核の異常により発生

する多くの疾患，運動障害・姿勢反射喪失・動作緩慢・振戦・筋硬直・種々の不随意運動などを特徴とするものの総称である．主たる症状が不随意運動（意図せずに起こる運動，自分の意志で止められない運動）で，四肢，顔面，体幹に起こる不規則な不随意運動となる舞踏病様運動，筋緊張調節のバランスが失われ，さまざまな肢位・姿勢の異常や反復性の不随意運動を生じる症候群であるジストニアなどがある（表8.7）[1]〜[5]．治療にはハロペリドール系・クロナゼパム（リボトリール®）など

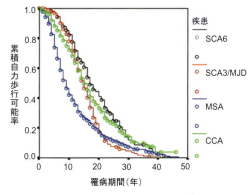

図8.12 脊髄小脳変性症病型別の自然歴（自力歩行可能年数）
孤発性の純粋小脳失調症のCCAや遺伝性小脳失調型のSCA6は脊髄小脳変性症の中では比較的ゆっくりした進行である．孤発性で多い多系統萎縮症（MSA）や遺伝性のマシャド・ジョセフ病（SCA3/MJD）では進行は速く罹病20年での自力歩行はかなり厳しい．〔日本神経学会総会（平成15年）．本邦に於ける脊髄小脳変性症のpopulation based 前向き臨床研究による自然歴の把握．運動失調に関する調査及び病態機序に関する研究班．研究代表者：辻省次．2003年より引用〕

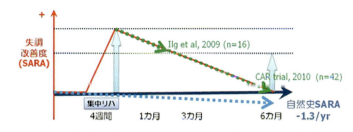

図8.13 小脳失調症に対するリハビリテーションの効果に関する無作為比較研究〔trial for cerebellar ataxia rehabilitation（CAR trial）〕
1日2時間，4週間の集中リハビリテーションは小脳失調症状，歩行機能を改善し，効果は3カ月持続した．症状は元来進行性（水色点線）なので，それを考慮すると，6カ月後の機能がリハビリテーション前と同等でも機能維持できていると考えられる．小脳失調症状が軽度な患者ほど，リハビリテーション後の機能改善保持は良好であった．SARA：Scale for the Assessment and Rating of Ataxia，小脳失調の評価スケール．
〔小脳失調症に対するリハビリテーションの効果に関する無作為比較研究（Trial for cerebellar ataxia rehabilitation（CAR trial），平成22年度運動失調症の病態解明と治療法開発に関する研究．研究代表者：西澤正豊　報告書より引用〕

表 8.7　錐体外路系変性疾患（パーキンソン病は他章を参照）

不随意運動	疾患	発症年齢	経過	症状
舞踏病様運動	ハンチントン病	成人，10歳代もある	進行性	常染色体優性遺伝 　第4染色体，CAGリピート増加 　認知症，性格変化 　大脳皮質，尾状核萎縮
	神経有棘赤血球症	思春期	進行性	遺伝性，金平糖状赤血球，チック，けいれん，咬舌，嚥下障害，るいそう
	小舞踏病	小児・思春期	良性，再発あり	B溶連菌感染後自己免疫疾患 心炎，関節炎，舞踏運動
	妊娠舞踏病	妊娠時	良性，再発あり	妊娠初期に多い 自己免疫，抗リン脂質症候群 SLEなどの関与がいわれている
	脳梗塞	成人，老年期	一過性，難治性もある	視床下核でバリズム， 線条体で舞踏病
	高血糖 高浸透圧	老年期	一過性	高血糖，浸透圧が関与しての舞踏病，バリズム
ジストニア アテトーシス	周産期異常 遺伝性 薬剤性	若年 若年，成人 成人	進行性，多くは一過性	顔面のgrimacing（しかめ顔），頸部・体幹の捻る動き，手足末梢の捻る動き
代謝性疾患	ウィルソン病	若年，成人	進行性，肝移植，キレート薬	常染色体劣性遺伝，基底核，角膜，肝への銅沈着

の内服薬による調整が試みられるが，薬剤による副作用もあり，また薬剤のみでの管理はかなり困難である．最近，ハンチントン病（Huntington's disease，以前はハンチントン舞踏病といわれた）の舞踏運動の改善にテトラベナジンが認められた．脳深部刺激療法（deep brain stimulation：DBS）による治療が最近は試みられていて，ジストニアには一定の効果がある．舞踏病やバリズム（ballism）では運動過多での消耗が生じ，不随意運動による歩行障害から，車いす生活となる場合も多い．特に四肢を突然振り回すなどの症状がみられることがあるため，外傷に注意しなければならず，車いす使用の際には四肢を固定するなどの注意が必要となる．ハンチントン病では，舌および口唇にも舞踏運動がみられ，これによる嚥下障害，構音障害なども生じる．

4）自己免疫による神経筋疾患（神経免疫疾患，表8.2）[1)〜7)]：

自己免疫性神経筋疾患は，脳・脊髄・末梢神経などの組織に対する自己免疫が生じ，それ自体による障害，抗原抗体反応と補体などによる組織障害などがあり，膠原病や血管炎と同様の病態をもつ．ギラン・バレー症候群以外は特定疾患治療研究事業対象に指定されている（表8.6）．

① **ギラン・バレー症候群**：ギラン・バレー症候群とこの亜型であるフィッシャー症候群（Fisher syndrome）は先行感染後発症し，症状は一過性で再発することはまれである．比較的急な発症で，大量ガンマグロブリン療法や血漿交換を早期に施行すれば1〜3カ月で良くなるが，早期から回復期にかけてのリハビリテーションは有効である．ギラン・バレー症候群は，重症例では呼吸筋麻痺，嚥下障害，経口摂取不能，自律神経失調による排尿障害，起立性低血圧により，生命に影響する疾患である．リハビリテーションは関節拘縮予防，血圧変動に注意しながら座位訓練から始める．運動障害が主で感覚障害は著明でない場合が多いが，体幹部に深部感覚障害（これは認識して調べないと分からない）があり，姿勢保持が困難なことがある．回復期に入ると筋力増強訓練，立位，歩行訓練と比較的順調に経過することが多い．

② **慢性炎症性脱髄性多発神経炎**：特定疾患に指定されている慢性炎症性脱髄性多発神経炎（chronic-inflammatory demyelinating-polyneuropathy：CIDP）は同じく末梢神経障害であるが，経過が長期で，変性疾患の末梢神経障害に類似の症状になる．多くは脳神経症状，呼吸筋障害は発症せず，四肢末梢の症状のみで経過するが，寛解増悪がある．また，遺伝性の末梢神経障害と合併することもある．この表には示されていないが，末梢血液白血球で好塩基球が増加する疾患に伴う末梢神経炎があり，チャーグ・ストラウス症候群（Churg-Strauss syndrome）と呼ばれる（わが国ではアレルギー性肉芽腫性血管炎とも呼ばれる）．喘息の既往がある患者が多く，四肢末梢の疼痛と筋力低下，筋萎縮，感覚障害をきたし，ステロイド治療を行うが治療抵抗性である．このため，同時にリハビリテーションでの筋力増強訓練，歩

行訓練が行われる．下垂足になることが多いので下肢装具と杖が必要である．

③ **多発性筋炎**：多発性筋炎も薬剤治療が存在し効果があるが，筋痛が治まっている段階からはリハビリテーション，理学療法が効果的である．筋炎も重症期は上肢挙上困難で着替えなどができず，階段昇降，立ち上がりの困難はもちろん，ベッドへ足をもち上げることも困難である．嚥下障害，呼吸障害，心筋障害を生じることもある．長期にわたると筋萎縮，関節拘縮もきたすので，ROM 訓練，筋力増強訓練は有効である．炎症性疾患では過度の訓練は効果を減少させ，運動療法時は血清クレアチンキナーゼ（creatine kinase：CK）値を参考に運動負荷量を決定する．

④ **重症筋無力症**：神経筋接合部疾患である重症筋無力症は，全身の筋力低下，易疲労性を特徴とする．発現部位に障害度の差があり，眼瞼下垂，複視などの眼の症状を起こしやすい．嚥下障害から経口摂取が困難となり，重症化すると呼吸筋麻痺を起こし，呼吸器装着による管理が必要となる場合がある．多くは免疫療法，外科的治療，薬剤治療法によって治療可能であるが，ベッド臥床が長期であった場合，あるいは増悪回数が多い場合では筋萎縮をきたすこともあり，リハビリテーションが必要となる．

⑤ **多発性硬化症**：中枢神経の脱髄疾患である多発性硬化症（multiple sclerosis：MS）は寛解と再発を繰り返し，次第に増悪することが多く，中枢性の麻痺，感覚障害，小脳症状，歩行障害，直腸膀胱障害，視力障害，眼球運動障害を生じる．急性期の薬物療法を行い，急性期を過ぎて回復期へと向かった時点でのリハビリテーションは有効とされている．しかし，これも炎症性疾患であるため，急性期に過度に治療を行うことは逆効果となる場合があるので症状をみての対応が重要である．また，炎天下や気温上昇，入浴などにより体温が上昇すると悪化する〔これをウートフ徴候（Uthoff's phenomenon）という〕のでリハビリテーションに際して注意すべきである．症状は，通常の脊髄損傷，脳梗塞による片麻痺や小脳失調の症状と同様のため，これらへの対応に準拠する．事実，小脳失調に対するリハビリテーション治療の文献に多発性硬化症における失調を対象としたものは多い．延髄に病変があると嚥下障害，吃逆（きつぎゃく，しゃっくり），呼吸障害を生じるが頻度は高くない．また，多幸感（euphoric）などの症状があるが，高度な高次脳機能障害（脳の損傷によって起こされるさまざまな神経心理学的症状）はあまり認められない．視力，視野の問題を生じることはあるので，その場合は理学療法・作業療法だけでなく，視機能への対応（視能訓練）が必要である．日本，アジアに多い視神経脊髄型 MS（optic spinal MS：OSMS）は視機能，脊髄炎様症状とともに，脊髄病変に一致した絞扼感が生じ，これが ADL を制限し，痙性も発作的に強くなる．また，他動的に手足を動かすと有痛性強直性けいれんを生じ，これも ADL を障害する．抗てんかん薬を使用することが多い．

8章のまとめ

1. 神経筋疾患の多くは慢性進行性の経過をとり中枢神経，末梢神経，筋の変性疾患の多くは薬剤治療法が今のところ期待できない．
2. 廃用症候群の防止，上下肢装具，杖，車いす使用，嚥下障害，直腸膀胱障害への対処，吸痰器，人工呼吸器の在宅での使用など ADL の質を少しでも上げることが治療目的となる．
3. この中の自己免疫関与の神経免疫疾患は治療法が確立されつつあるが，治療が長期にわたり，増悪寛解を繰り返すため，結果は進行性で変性疾患と同様の対応が必要となることも多い．また，多くは副腎皮質ホルモン，免疫抑制薬を使用するため薬剤による副作用についての認識が必要である．
4. 多くの疾患は就労困難となり医療費がかかることになるため，社会資源活用，このようなことの相談にのれる体制確立が重要である．各自治体で難病相談窓口，支援センターなどをもちつつあり，難病情報支援センターからの情報発信は大変有用である．
5. ROM 訓練，筋力の保持などのリハビリテーションが行われるが，脳血管障害で行われる，促通法，磁気刺激，失調への対応など特別な方法がこれらの疾患にも有効かの問題については今後検討が必要と思われる．ロボットもこれら疾患でこそ役立つ可能性がある．

問 題

8.1 脊髄小脳変性症の症状と対処との組み合わせで誤っているのはどれか．
  A．嚥下障害—とろみ調整食品
  B．起立性低血圧—弾性包帯
  C．脊髄後索障害—視覚代償
  D．四肢失調症—PNF
  E．睡眠時無呼吸症候群—口すぼめ呼吸

8.2 多発性筋炎の運動療法で負荷量設定の目安になるのはどれか．
  A．クレアチニンクリアランス
  B．血中クレアチニン値
  C．尿中タンパク排泄量
  D．血中白血球数
  E．血中CK値

8.3 10歳のデュシェンヌ型筋ジストロフィー児で独歩は困難になりつつある．股関節，膝関節の軽度拘縮もはじまっている．この患児に行う理学療法で誤りはどれか．
  A．在宅呼吸訓練の指導
  B．廃用性筋力低下の予防
  C．体幹部，足部のストレッチ
  D．骨盤帯付き長下肢装具による歩行訓練
  E．腸脛靭帯の持続的伸張運動

8.4 筋萎縮性側索硬化症で出現することが少ない症状はどれか．2つ選べ．
  A．直腸膀胱障害
  B．呼吸障害
  C．嚥下障害
  D．眼球運動障害
  E．構音障害

8.5 多発性硬化症患者に対して誤りはどれか．2つ選べ．
  A．過度の運動負荷は再燃を誘発しやすい．
  B．下位運動ニューロン徴候を認め筋萎縮，線維束性攣縮を認める．
  C．温熱療法を行う．
  D．筋力増強訓練を行う．
  E．バランス運動を行う．

8.6 運動失調症の運動療法で誤っているのはどれか．
  A．視覚の利用
  B．重錘の利用
  C．疲労の回避
  D．筋力増強訓練
  E．動作が速くリズミカルな運動

文 献

1) 日本神経学会．ホームページ（http://www.neurology-jp.org）
2) 難病情報センター（http://www.nanbyou.or.jp/）
3) 寺野 彰総編集．菅谷 仁，清水輝夫，羽田勝征編．シンプル内科学．2版．南江堂；2008．
4) 江藤文夫，飯島 節編．神経内科学テキスト．改訂3版．南江堂；2011．
5) 豊倉康夫総編集．萬年 徹，金澤一郎編．神経内科学書．2版．朝倉書店；2004．
6) 神経治療学会，神経学会ガイドライン（http://www.jsnt.gr.jp）
7) 神経免疫学会（http://www.neuroimmunology.jp/）
8) 厚生労働省の統計（http://www.mhlw.go.jp/toukei/saikin/hw/kanja/05/05.html）
9) Hirschberg GG, Lewis L, Thomas D, editors. Rehabilitation. Philadelphia：JB Lippincott；1964. pp. 12-23.
10) Halar EM, Bell KR. Physiological and functional changes and effects of inactivity on body functions. In：DeLisa JA, Gance BM, editors. Rehabilitation medicine：Principles and practice. 3rd ed. Philadelphia：Lippincott Willims & Wilkins；1998. pp. 1015-34.
11) 江藤文夫．過度の安静による合併症の障害学．医学の歩み 1981；116：416-22.
12) 江藤文夫．廃用症候群．Clinical Neuroscience 2003；21：41-3.
13) 佐鹿博信，水落和也，菊地尚久ほか．リハビリテーション医療における廃用リスクスコアの開発に関する臨床研究．リハビリテーション医学 2010；47：166-75.
14) 脳血栓塞栓症及び深部静脈血栓症の診断，治療，予防に関するガイドライン（2009年改定版）．循環器病の診断と治療に関するガイドライン（2008年度合同研究班報告）（http://www.j-circ.or.jp/guideline/pdf/JCS2009_andoh_h.pdf）
15) 厚労省の介護についてのホームページ（http://www.mhlw.go.jp/topics/kaigo/osirase/dl/yougu.pdf）
16) 日本福祉用具供給協会（http://www.fukushiyogu.or.jp/news/index.php#424）
17) 日本ALS協会編．新ALSケアブック—筋萎縮性側索硬化症療養の手引き．川島書店；2013．
18) 小山茂樹監．西山順博編．胃ろう（PEG）ケア はじめの一歩．秀和システム；2010. p. 19.
19) 花山耕三．Paralytic conditionにおける呼吸リハビリテーション．リハビリテーション医学 2011；48：566-74.
20) 日本リハビリテーション医学会監．神経筋疾患・脊髄損傷の呼吸リハビリテーションガイドライン．金原出版；2014．
21) 在宅人工呼吸器（http://www.neurology-jp.org/guidelinem/）
22) 荻野美恵子．筋萎縮性側索硬化症における呼吸ケア．黒岩義之編．標準的神経治療：重症神経難病の呼吸ケア・呼吸管理とリハビリテーション．日本神経治療学会．（https://www.jsnt.gr.jp/guideline/img/jyuushou.pdf）
23) 日本リハビリテーション工学協会（http://www.resja.or.jp/）
24) 支援マニュアル作成委員会編．看護・介護部門．在宅での排尿管理．国立障害者リハビリテーションセンター自立支援局別府重度障害者センター（http://www.rehab.go.jp/beppu/book/pdf/livinghome_no18.pdf）
25) 長崎市訪問看護ステーション連絡協議会（nnn0808.jp/wordpress/wp.../149671894b2f60b86ed7f565fb4a4f9d.pdf）
26) 厚生労働省ホームページ（http://www.mhlw.go.jp/）
27) Bahr M, Frotscher M 原著．花北順哉訳．神経局在診断．5版．文光堂；2010.
28) 東原真奈．筋肉がやせてきた（特集：神経診察のコツ）．レジデントノート 2012；13：2406-10.
29) 柳澤信夫，田代邦雄，東儀英夫ほか．日本における筋萎縮性側索硬化症に対するRiluzoleの二重盲検比較試験．医学のあゆみ 1997；182：851-66.
30) 多田羅勝義ほか．厚労省筋ジストロフィー福永班．筋ジストロフィー病棟入院患者調査．日本筋ジストロフィー協会の研修会「人工呼吸器」2005年5月（http://www.jmda.or.jp/6/05tatara.pdf）
31) 斎藤利雄，多田羅勝義，川井 充．国内筋ジストロフィー専門入院施設におけるDuchenne型筋ジストロフィーの病状と死因の経年変化（1999年～2012年）．臨床神経 2014；54：783-90.
32) Kandel EC, Schwartz JH, Jessell TM. Principles of neural science. 4th ed. New York：Mc Graw Hill Company；2000. p. 21.
33) Engel AG, Franzini-Armstrong C, editors. Myology. 3rd ed. New York：McGraw-Hill Company；2004.
34) 川井 充．筋ジストロフィー医療のこれまでとこれから—神経筋疾患の終末期をどう考えるか—．第48回日本リハビリテーション医学会学術集会 教育講演 2011年11月2日 幕張メッセ（千葉市美浜区）
35) 川井 充．厚生労働省 精神・神経疾患研究委託費「筋ジストロフィー治療のエビデンス構築に関する臨床研究班」2005-2007年の総括報告書．
36) Health effects of carrying a dystrophin

37) Kamakura K. Cardiac involvement of female carrier of Duchenne muscular dystrophy. Internal Medicine 2000; 39: 2-3.
38) Myotonic Dystrophy Foundation：home (www.myotonic.org/)
39) 川平和美．促通反復療法「川平法」の理論と実際．2版．医学書院；2010.
40) Takeuchi N, Tada T, Toshima M et al. Repetitive transcranial magnetic stimulaltion over bilateral hemispheres enhances motor function and training effect of paretic hand in patients after stroke. J Rehabil Med 2009; 41: 1049-54.
41) Krebs HI, Hogan N, Volpe BT, et al. Overview of clinical trials with MIT-MANUS：a robot-aided neuro-rehabilitation facility. Technol Health Care 1999; 7: 419-23.
42) 日本神経学会総会（平成15年）．本邦に於ける脊髄小脳変性症のpopulation baacd 前向き臨床研究による自然歴の把握．運動失調に関する調査及び病態機序に関する研究班．研究代表者：辻省次．2003年．
43) 金谷泰宏，佐藤洋子，水島　洋．特定疾患治療研究事業により登録された運動失調症の解析について．厚生労働科学研究費補助金　難治性疾患等政策研究事業（難治性疾患政策研究事業）研究事業．運動失調症の医療基盤に関する調査研究班．分担研究報告書　2014年．
44) Tsuji SI, Onodera O, Goto J, et al.；Study Group on Ataxic Diseases. Sporadic ataxias in Japan — a population-based epidemiological study. Cerebellum 2008; 7: 189-97.
45) 江藤文夫編．平井俊策．神経疾患のリハビリテーション．2版．南山堂；1997.
46) Miyai L, Ito M, Hattori N, et al. Cerebellar ataxia rehabilitation trial in degenerative diseases. Neurorehabil Neural Repair 2012; 26: 515-22.
47) Ilg W, Synofzik M, Brötz D, et al. Intensive coordinative training improves motor performance in degenerative cerebellar ataxoa. Neurology 2009; 73: 1823-30.
48) 小脳失調症に対するリハビリテーションの効果に関する無作為比較研究（Trial for cerebellar ataxia rehabilitation（CAR trial）．平成22年度運動失調症の病態解明と治療法開発に関する研究．研究代表者：西澤正豊　報告書．
49) Bunn LM, Marsden JF, Giunti P, et al. Training balance with opto-kinetic stimuli in the home：a randomized controlled feasibility study in people with pure cerebellar disease. Clin Rehabil 2015; 29: 143-53.

〈鎌倉　惠子〉

9 運動器疾患に対する リハビリテーション（上肢，下肢，体幹）

学習目標
- 基本的な運動器疾患に対する運動療法の種類とその実際が説明できる．
- 各種物理療法の禁忌と適応が説明できる．
- さまざまな運動器疾患の病態が説明でき，リハビリテーションの方法を概説できる．
- 運動器疾患における代表的な異常歩行の種類とその原因が列挙できる．
- 代表的な運動器疾患に対する日常生活指導の注意点が説明できる．

はじめに

運動器疾患とは骨，関節，筋肉，神経など身体を動かすのに必要な運動器に何らかの病変，障害をきたした疾患である．本邦では高齢化社会の到来により，運動器疾患患者は増加しており，変形性膝関節症患者の推定有病者数は2,530万人，骨粗鬆症者は1,300万人（大腿骨近位部）[1]，さらに大腿骨近位部骨折患者の年間発生件数は19万人と報告されている[2]．このような運動器疾患や転倒・骨折は，高齢者が要介護となる原因の約20％を占めるようになった．よって，高齢者が要介護状態へと移行するのを予防し，健康寿命を延長していくためにも，運動器疾患患者に対するリハビリテーション介入は非常に重要である．

本章では，運動器疾患に対する基本的な運動療法や物理療法，さらに代表的な運動器疾患に対する治療とリハビリテーションアプローチの実際を解説する．

9.1 種々の運動療法

a. 筋力増強訓練

筋力低下は，運動器疾患に多くみられる機能障害である．筋力の低下によって関節は正常な動きを失うとともに，基本的動作能力の低下や生活機能障害を招く．筋力増強訓練は高齢者の運動機能改善だけでなく，関節痛の軽減などにも効果があることが明らかとなっており[3]，運動器リハビリテーションの中核をなすものである．

1) 筋収縮の種類：筋力増強訓練時の筋収縮の方法にはさまざまあり，関節運動の有無から静的収縮と動的収縮に分類できる．静的収縮は等尺性運動（isometric exercise）といわれ，関節運動を静止させた状態で，筋の長さを保ちながら筋収縮させる運動である．動的収縮には，等張性運動（isotonic exercise）と等速性運動（isokinetic exercise）がある．前者は筋肉が一定の負荷で伸びたり縮んだりしながら収縮（求心性，遠心性）し，後者は機械によって設定された一定の角速度で収縮させる運動様式である（図9.1）．さらに，運動の姿位で分類すると，運動する四肢の末梢が解放された状態である開放的運動連鎖運動（open kinetic chain exercise：OKC exercise），逆に固定された状態である閉鎖的運動連鎖運動（closed kinetic chain exercise：CKC exercise）に分けることができる（図9.2）．それぞれの筋収縮様式や運動姿位には長所，短所があるため，運動を行わせる患者の病期，疾患，合併症，もともとの筋力などの評価をしたうえで適切な方法を選択する必要がある．

2) 筋力増強訓練の原則：筋力の増強を得るためには，運動により疲労が残るほどの筋肉の収縮を起こさせる必要がある．これが"過負荷（overload）の原則"である．過負荷の三要素として，"運動の強度""持続時間""頻度"があげられ，これらが適切でないと筋力増強効果が期待できない．一般的に筋力増強効果を得るには最大筋力の60％以上の強度で行うのが効果的といわれているが，高齢者や運動器疾患患者では元々の筋力が弱く，予備力が少ないため，負荷量の設定は患者の年齢，疾患の

特異性などを配慮し，慎重に行うべきである．虚弱高齢者の場合は最大筋力の40％程度の運動を頻回に行ったほうが筋力改善に効果的な場合もある．一般的には運動の持続時間や頻度に関しては，10回前後で，3セット以上を週に2～3日が効果的といわれている[4]．

次に重要なのが"特異性（specificity）の原則"である．筋力増強効果は，行った筋力増強訓練での筋収縮様式に依存するといった性質をもつ．等尺性での筋力増強訓練では運動を行った関節角度において筋力増強効果が最大となる．一方，等張性運動や等速性運動では筋力発揮は速度に依存し，運動した角速度で筋力が顕著に増強される．つまり，ある動作時の筋力を上げようと思えば，その動作と同様の関節角度，運動の速さ，強さなどを考慮した筋収縮トレーニングを行う必要がある．動作パフォーマンスを上げていくには特異性の原則に立ち，個別の筋に対する筋力増強訓練のみでなく，日常場面で遭遇するような動作を使いながら，さまざまな筋収縮様式を取り入れて筋力増強を図るべきである．筋力増強訓練を開始してすぐに筋力発揮の増大がみられることがあるが，これは神経系の要素（筋力発揮に参加する運動単位の増加や運動神経細胞の発火頻度の増大など）によるものである．さらに，肥大を起こすには数週間の運動継続が必要である．

b. 関節可動域の改善に対する運動療法

運動器疾患による障害の1つに，関節可動域（range of motion：ROM）制限があげられる．その原因には，関節の痛み，皮膚・軟部組織や関節包の癒着，筋肉や腱の短縮，筋の防御性収縮などがあ

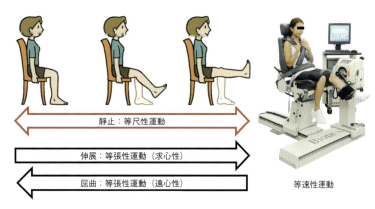

図 9.1 筋の収縮様式の違いと特徴
等尺性収縮運動では関節の動きを伴わず，筋の長さが変化しない．一方，関節の動きを伴う収縮様式である等張性収縮では筋の長さが短縮し，筋の起始と停止が近づく求心性収縮と筋の起始停止が遠のく遠心性収縮に分けられる．
等尺性収縮運動の長所として，① 関節運動をしないので安全，② 短時間の収縮で筋力増強が可能，③ 疼痛が少ない，などがあげられる．短所として，① 関節運動をしないため運動の動機づけが得にくい，② 循環器系への負荷が強い，などがあげられる．等張性収縮運動の長所は，① 循環器系への負荷が少ない，② 持久力，耐久性向上に適している，③ 道具などを用いての自主運動が可能で運動への動機づけが得やすい，④ 運動学習効果にすぐれることがあげられる．短所としては，① 疼痛への影響がある，② 等尺性と比べ安全性に劣る点があげられる．
（右）酒井医療株式会社の厚意による．

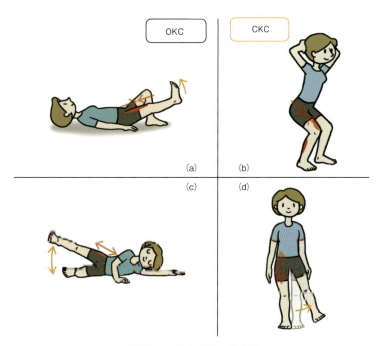

図 9.2 OKC と CKC の代表例
(a) straight leg raising（SLR）は簡便な大腿四頭筋の筋力増強訓練である．(b) スクワット運動では大腿四頭筋だけでなく，腓腹筋やハムストリングスなども同時に鍛えることができる．(c) 股関節外転運動で主に中殿筋が働く．(d) 立位で下肢を外転することで，骨盤の下制を防ぐために支持脚の中殿筋が CKC で働く．
OKC では主に単一の筋群の肥大を目的として行う場合が多い．CKC では単一の筋群だけでなく，同時に多関節にまたがる筋群が収縮することや，実際の日常動作に近い筋収縮様式であることから，動作パフォーマンスの学習に適している．

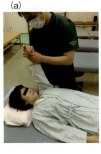
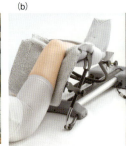
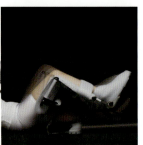
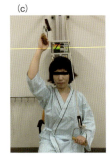
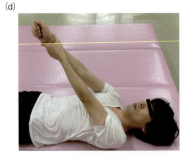

図 9.3　ROM 訓練の種類
(a) セラピストによる肩関節に対する他動運動．(b) CPM による膝関節に対する他動運動．(c) プーリーを用いた自動介助運動．健側上肢でプーリーを引き，患側上肢の挙上を助けながら運動を行う．(d) 患者自身による肩関節屈曲自動運動．
(b) 日本シグマックス株式会社の厚意による．

げられる．各種の ROM 訓練は，これらの原因によって起こった四肢，体幹の ROM 低下改善のために行われる．患者の状態や ROM 低下の原因の違いなどによって運動の手技や方法も異なる．代表的なものに以下のものがあげられる．

1) ROM 訓練：ROM 訓練とは ROM 低下の予防，もしくは制限の除去のために，四肢の屈曲，伸展などの骨運動をセラピストが徒手的に行ったり，持続的他動運動（continuous passive motion：CPM）機器によって行われる運動療法である．通常，他動運動，自動介助運動，自動運動の順で段階的に行うことが多い．他動運動は，患者に意識がない時，筋力低下や麻痺などによって随意運動が不可能な場合に行う．自動介助運動は随意運動が不十分な場合にセラピストが徒手的に関節運動を介助しながら，もしくは器具を用いて行う．自動運動は患者への自主運動として処方される（図 9.3）．

2) 関節モビライゼーション：関節モビライゼーションも他動的 ROM 訓練であるが，屈曲，外転といった，関節角度の変化を伴う骨運動とは異なり，関節包内の動きを改善させる治療手技である．関節包内運動（副運動）は骨運動に伴う関節包内のすべり，ころがり，回旋（図 9.4）といった構成運動や自分で動かすことのできない離解などの関節の遊び運動（joint play）を徒手的に行うのが特徴的であり，セラピストの熟達した技術が要求される．関節モビライゼーションは関節に生じるストレスが最小となる"ゆるみの肢位"で行うことが原則であり，離解法，滑り法，構成運動誘導法などの手技がある．

c. ストレッチ

ストレッチはスポーツだけでなく高齢者の健康増進などにも用いられ，一般的に普及している運動療法である．ストレッチの効果は ROM の改善のみだけでなく，筋緊張低下により血液循環が改善されることによるリラクゼーション，疼痛緩和，伸張反射の閾値上昇による傷害予防，巧緻性，俊敏性の改善などがある[5]．ストレッチの方法にもさまざまなものがあり，目的に応じた手法を選択する必要がある[6]．

1) スタティックストレッチ：反動をつけずに，筋を伸張させた状態で 30 秒程度保持する方法である．防御性収縮を起こさせないようにゆっくり持続的に伸張させるため筋損傷を起こしにくく，安全に施行でき，高齢者でも可能である（図 9.5）．

2) バリスティックストレッチ：反動をつけて筋を伸張させる方法である．スポーツ選手などが競技前に筋緊張を上げるために行うことがあるが，筋肉が勢いよく伸張されることで損傷することもあり，高齢者には不向きである．

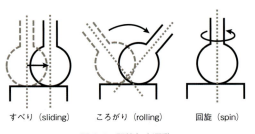

図 9.4　関節包内運動
すべり運動は関節面に対して，関節面の接触部位を変えないで平行に骨が滑る運動．ころがり運動は相互の関節面の接触部位を 1 対 1 の割合で変えながら動く運動．回旋では関節面の 1 点が移動せず，接触を保ちながら中心軸の周りを回旋する運動．

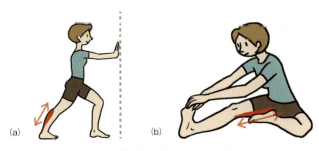

図 9.5 代表的な自己ストレッチ方法
(a) 下腿三頭筋に対するストレッチ．(b) ハムストリングスに対するストレッチ．

3）ダイナミックストレッチ：
相反神経抑制を用いたストレッチ方法である．伸張したい筋の拮抗筋を収縮させることで，伸張したい筋に相反抑制をかけ，筋を弛緩させストレッチする．

d. バランス運動

運動力学的にバランスを考えた場合，身体が平衡を保ち，転倒を回避するのには身体重心（center of gravity：COG）位置と支持基底面内にある足圧中心（center of pressure：COP）位置との関係が重要である（図 9.6-a〜c）．転倒を回避するようなバランス制御には姿勢反射，立ち直り，平衡反応などの中枢神経系の姿勢制御システムが重要な役割を演じている[7]．運動器疾患の場合，中枢神経疾患の合併症がないかぎり，そのような姿勢制御システムは問題がないはずであるが，変形性関節症，関節リウマチ患者，円背患者は転倒の頻度が高いことが明らかになっている[8〜10]．この原因として，下肢，脊柱の変形などによる立位アライメント異常や ROM 制限により身体重心と足圧中心の関係をうまく保てないことが原因の1つである．例えば，円背では重心が後方化するため，常に足関節を使って足圧中心を変化させ後方に倒れないようにバランスをとる必要がある（図 9.6-d）．逆に足関節に ROM 制限があれば，足関節を使った足圧中心の調整が困難となり，四肢や体幹で代償しながら身体重心を調整してバランスをとる必要がある（図 9.6-e）．さらに両者に障害があれば，バランスのコントロールは困難となり，容易に転倒を引き起こす．このような運動器疾患によるバランス障害に対しては，関節や姿勢，アライメントなどの障害に対して個々のアプローチを行う必要がある．さらに，バランスをとるためは上述したような力学的な平衡だけでなく，筋肉による関節の同時収縮や外乱に対する筋の反応が重要であるため，支持基底面の中で重心を移動させたり，さらに新しい支持基底面を作り出すようなバランス運動が重要である．以下に代表的なバランス運動を示す．

1）静的バランス運動（図 9.7-a）：
身体重心を支持基底面内の任意の足圧中心に保持する運動である．開眼片足立ち運動が代表的である．転倒予防体操としても代表的な運動方法である．一般的に高齢者に対しバランス運動として処方されるが，高齢者の下肢筋への運動負荷量は最大筋力の約 40〜80％である[11]ことから，下肢筋力増強訓練としても十分な負荷量といえる．

2）動的バランス運動（図 9.7-b, c）：支持基底面を変化させながら重心の移動を起こす運動と，支持基底面の中で身体重心を移動させる運動とがある．前者では前方・

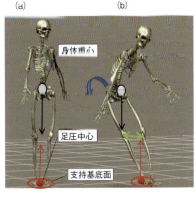
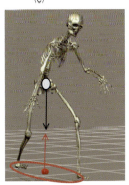
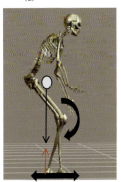
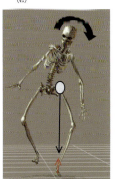

図 9.6 運動学的視点から見たバランス反応
(a) 身体重心と足圧中心，両者の作用線が同じ力で作用していればヒトは静止していることになる．(b) 後ろに身体重心の作用線がずれた場合，ヒトに回転が生じる．(c) 1歩後方に足を出し，新しい支持基底面を作り，身体重心と足圧中心の作用線を再び一致させバランスが保たれる．(d) 円背患者では身体重心が前方化しているため，膝関節と足関節の動きを使ってバランスの均衡（身体重心と足圧中心の作用線が同軸）を保っている．(e) 足部，膝に ROM 制限がする変形性膝関節症患者では足部での足圧中心の調整ができないため，体幹を傾けることで身体重心と足圧中心とのバランスを保って歩行している．

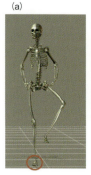 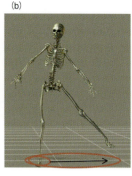 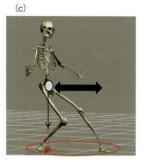

図 9.7　代表的なバランス運動
(a) 開眼片脚立ち運動：片脚の支持基底面の中で身体重心を任意の位置に保持する．(b) サイドステップ：身体重心を移動させて，新しい支持基底面を作り出す．(c) 太極拳をアレンジした体操：身体重心と足圧重心の均衡を保ちながら支持基底面の中で移動する．

側方ステップ運動などが代表的であり，後者では座位での立ち直り運動や，立位での重心移動運動，さらに足圧中心上で重心を残しながら運動する太極拳は転倒予防効果に優れているといわれている[12]．

9.2　物理療法

　物理療法とは，温熱，電気，水などの物理的エネルギーを用いた治療法である．直接，疾患の治療として，または運動療法の補助として使用される．それぞれの療法における適応，禁忌を十分理解した上での使用が必要となる[13) 14)]．

a．温熱療法

　温熱が身体に及ぼす効果として，血管拡張，代謝促進，コラーゲン組織伸張作用などがあげられる．これらの効果により局所の発痛物質や老廃物が除去されることによって，慢性疼痛の軽減，皮膚軟部組織に対する伸張性の向上やリラクゼーション効果が期待できる．また，温熱によって感覚神経の閾値が低下し，痛みが緩和するといわれている．

1) ホットパック（図 9.8-a）：ホットパックをバスタオルに乗せて包み，治療部位を 15 〜 20 分程度覆う．ホットパックは浅層の軟部組織への温熱効果に適しており，深部の組織や筋組織までは温熱効果がない．禁忌は術後の患部などを含め，あらゆる急性期疾患である．また，出血傾向のある患者では温熱による血行の促進のために，出血を助長することもあるため禁忌となる．さらに，感覚障害がある場合では熱傷の危険があるために，使用する場合は皮膚の観察が必須となる．運動器疾患では関節リウマチや変形性膝関節症，腰痛などの慢性疼痛に対して行われることが多い．

2) 極超短波（マイクロ波）（図 9.8-b）：マイクロ波とは 300 〜 3,000 MHz の周波数の電磁波の一種であり，医療用で用いられているのは周波数 2,450 MHz，波長は約 12.5 cm である．マイクロ波のエネルギーの約 50 ％ は皮膚表面で反射され，それ以外が組織の分子に運動エネルギーを与える．深達度は 3 〜 4 cm ほどといわれ，温熱効果は皮下，脂肪層，筋層表面にまで達する．禁忌はホットパックと同様であるが，ホットパックと違い，骨折部位が金属プレートによって固定されている場合や人工物置換術の場合などでは，金属にマイクロ波のエネルギーが集中し，金属周囲の軟部組織を加熱するおそれがあり使用できない．肩関節周囲や捻挫，打撲，腱鞘炎などの運動器の痛みに対してよく使用される．

b．寒冷療法

　寒冷の身体へ与える効果として，局所の新陳代謝の低下，二次的血管拡張，神経伝導速度の低下（筋紡錘活動の低下）があげられる．これらによって急性期の炎症による腫脹，熱感，疼痛抑制，有痛性の筋緊張の軽減などが期待できる．感覚が鈍麻している場合は，凍傷の危険もあり禁忌となる．骨折による骨接合術や人工物置換術後の急性期の患部に対して使用されることが多い．スポーツでは運動終了後のクールダウンに使用され，急性外傷時の応急処置に用いられる．

1) アイスパック：さまざまなものが市販されており，保冷剤と水を混ぜたものを防水加工性のビニールに詰めたものが多い．水分量の多いものでは温度が低く（−15 〜 −12 ℃），保冷性に優れる．逆に水分の少ないものでは温度が高く（−5 〜 −4 ℃），保冷性は劣るものの柔らかいため患部の形状になじみやすいメリットがある．凍傷を防ぐために，タオルで包むなどして患部を冷却する．

2) アイスクリッカー（図 9.8-

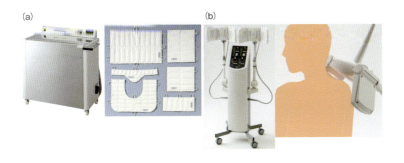
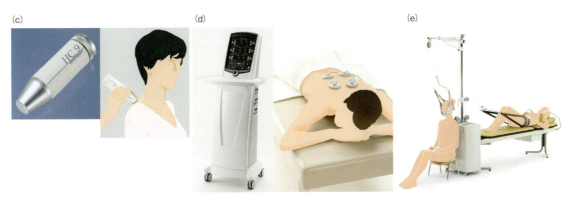

図 9.8　さまざまな物理療法
(a) ホットパック，(b) 肩関節周囲炎に対するマイクロ波照射，(c) 寒冷療法（アイスクリッカー），(d) 経皮的電気刺激療法，(e) 頸椎，腰椎牽引．
オージー技研株式会社の厚意による．

c)：筒状の中に氷を入れることで，筒の先端部分が冷却される．先端部分の形状は頸部や肘，足関節など局所を冷やす場合に適している．スポーツによる捻挫などの急性炎症を抑える場合や，局所炎症による痛みの緩和を目的としたアイスマッサージに使用できる．

c. 電気刺激療法

生体に電流を流す治療法であり，筋や神経を刺激し筋収縮を起こさせ，感覚神経を刺激することで痛みの治療にも用いられる．

1) 低周波刺激療法： 末梢神経損傷が起きると同時に筋萎縮も著明に進行するため，脱神経筋萎縮を防ぐために神経が回復するまで，脱神経筋に対して電気刺激を行う．脱神経筋は正常の約2倍の速さで疲労し，回復にも時間を要するため5〜25 Hz程度の刺激で適度

に休憩を取りながら行う．電流強度は患者が耐えうる最大量とし，麻痺筋が収縮する刺激時間，休止時間，周波数を調整しながら行う．心臓ペースメーカー埋め込み患者や重篤な心疾患のある患者は特に禁忌となる．

2) 経皮的電気刺激療法（図 9.8-d）：除痛を目的に行われる．50〜100 Hzの周波数で，200 μ秒以下の波形がよく用いられるが，刺激強度は筋収縮が誘発されない程度とし，刺激時間は20分程度とする．適応として，肩関節周囲炎や変形性関節症などの有痛性疾患や椎間板ヘルニアなどによる神経根圧迫症状による痛みが挙げられる．

d. 牽引療法（図 9.8-e）

一般的効果として椎間関節周囲の軟部組織の伸張や椎間板，椎間

関節の軽度の変形，変位の矯正，周囲筋群のマッサージ的効果による循環改善，促進などがあげられる．

1) 頸椎牽引： 頸部脊椎症や頸肩腕症候群などに対して行われる．8〜15 kgの牽引力で15〜20分程度行う．炎症性の脊椎炎や，牽引によって症状が増す場合，また頸部動脈硬化や骨粗鬆症高齢者では注意が必要である．

2) 腰椎牽引： 坐骨神経痛や腰痛症，椎間板ヘルニアなどに対して処方されることが多い．体重の1/5〜1/2で15〜20分行われる．患者の治療後の経過や効果をよく観察し，効果がみられない場合は，医師に報告し，適時プログラムの変更などの指示を受ける必要がある．

9.3 代表的な運動器疾患の治療とリハビリテーション

a. 上肢の運動器疾患（図 9.9）

1) 上腕骨近位端骨折： 転倒して手をついた場合に起きることが多く，骨粗鬆症の高齢者に多くみられる骨折である．腋窩神経，腋窩動静脈の損傷を合併することがある．非転位型の骨折の場合は保存療法が選択され，早期から拘縮予防に振り子運動を行う（図9.10-a）．著しい転位や不安定な骨折は，骨癒合の遅延や偽関節などを生じる場合もあるため，骨接合術などの手術療法が選択される．手術療法後にも振り子運動から開始し，等尺性運動，自動介助運動，自動運動，抵抗運動の順で進めていく．骨折部が不安定な重症症例の場合は骨癒合が得られてから積極的な運動療法を行う．

2) 上腕骨骨幹部骨折： 上腕骨骨幹部は軟部組織に包まれ，血行に優れているため，骨癒合を得やすい部位である．骨折の原因としては，スポーツや投球動作時の急激な捻転力で起きることもある．合併症として橈骨神経麻痺に注意する．ギプス固定などの保存療法が選択される例もあるが，手術療法が選択されることが多い．リハビリテーションはギプス固定中であれば手指，前腕，肩甲帯などの運動は早期から開始する．術後，合併症などがなければ，肘関節の他動運動，自動運動を中心に行う．

3) 上腕骨顆上骨折： 小児（5〜10歳）と高齢者にも頻発し，転倒で発症する．末梢の循環障害や正中神経・橈骨神経麻痺が生じていないか確認する．保存療法ではギプス固定中からリハビリテーションを開始し，手指の ROM 訓練などを中心に行う．手術療法では小児ではピンニング，成人ではプレート固定をすることが多い．術後のリハビリテーションは自動運動主体で行い，温熱療法などを併用する場合もある．拘縮のある症例では強力な他動運動は避け，愛護的に時間をかけて行う．

4) 前腕遠位部骨折： 転倒して手の平をついた際に橈骨，尺骨遠位部に起こり，骨粗鬆症の高齢者に頻発する骨折である．合併症として，尺骨茎状突起骨折や変形治癒，腱断裂などを生じることもある．また，受傷時の衝撃や骨片による圧迫で正中神経麻痺が起きることがある．また複合性局所疼痛症候群 (complex regional pain syndrome：CRPS) をきたすことがあるので注意が必要である．骨折の治療としては，内固定などの手術療法が用いられることが多い．リハビリテーションではまず，肩関節，肘関節，手指などの自動運動を指導する．さらに，温熱療法や軽擦法でのマッサージを行った後，ROM 訓練を行う．さらに骨癒合が得られれば抵抗運動などの筋力増強訓練も行っていく[15]（図9.10-b）．

b. 下肢の運動器疾患

1) 大腿骨近位部骨折： 骨折型によって大腿骨頸部骨折と転子部骨折に分類できる．骨粗鬆症の高

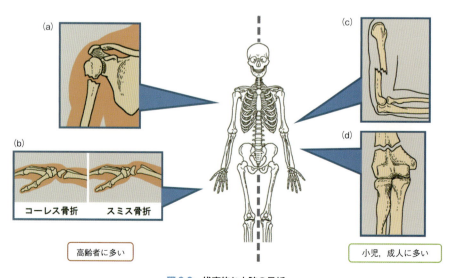

図 9.9　代表的な上肢の骨折

(a) 上腕骨近位端骨折，(b) 前腕遠位部骨折，コーレス骨折では橈骨骨端が背側へ，スミス骨折では掌側へ転位する．(c) 上腕骨骨幹部骨折，(d) 上腕骨顆上骨折．

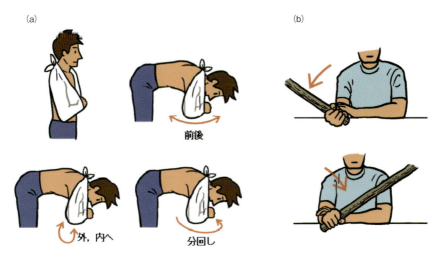

図 9.10　上肢の骨折後のリハビリテーション
(a) 上腕骨近位端骨折後，早期から開始する振り子運動．(b) 前腕骨折後の棒を用いた前腕回内外の筋力増強訓練．

齢者に多く転倒が受傷機転であることが多いが，歩行中や立ち上がりなどの動作に急激に外力が加わったことでも骨折に至ることがある．頸部骨折では人工骨頭置換術が，転子部骨折では骨接合術が選択されることが多い（図 9.11）．本骨折のほとんどは高齢患者のため，肺炎や褥瘡（じょくそう）などの二次的合併症や廃用症候群（disuse syndrome）を防ぐために早期からリハビリテーションが開始される．また術後の下肢不良肢位（外旋位）により腓骨神経が圧迫を受け，末梢神経麻痺を起こさぬようにベッド上ポジショニングも重要である．リハビリテーションの進め方としては，手術翌日より座位をとらせ，早期から起立，歩行獲得を目指して下肢筋力増強訓練を行うことが一般的である．リハビリテーションに関しては特に勧められるプログラムは存在しないが[16]，対象者は後期高齢者が多いため，体力や運動へのコンプライアンスを考慮しながら低負荷高頻度の運動や，動作の中でバランス能力を学習できる工夫も必要である[17]（図 9.12）．

2）変形性関節症（図 9.13-a）：

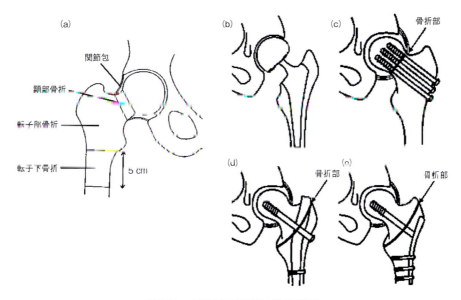

図 9.11　大腿骨近位部骨折と術式の種類
(a) 大腿骨近位部骨折の分類：関節包内骨折を頸部骨折，関節包外骨折を転子部骨折という．(b) 人工骨頭置換術，(c) multiple pinning 法，(d) short femoral nail（γタイプ），(e) sliding hip screw.
術式としてはまだ，頸部骨折では非転位型では (b) が，非転位型では (d) や小型タイプが好まれる．転子部骨折には (d) や (e) が用いられる．
［全日本民医連『いつでも元気』2006 年 2 月号より引用，改変］

図 9.12 大腿骨近位部骨折患者に対する治療の工夫
(a) 応用歩行, (b) 重すい負荷での歩行, (c) ボールを使ったバランス運動, (d) 不安定面での歩行訓練.

① **変形性膝関節症**(osteoarthritis of the knee):変形性膝関節症の発生原因には, 加齢, 肥満, 遺伝的因子や力学的負荷などの多くの因子が関与している. 病理学的には, 膝関節軟骨の表層に近い部位から進行する軟骨細胞外基質の消失, 軟骨の菲薄化などの軟骨の変性や関節周縁部の骨棘形成の変化を起こす疾患である. 臨床的には膝関節痛, 関節水症, 関節運動時の軋音, 膝関節 ROM 制限, 局所的な炎症を呈する. 保存療法では, まず, 関節にかかる負担を減らすため減量指導が重要である.

運動療法では有酸素運動, 筋力増強訓練(大腿四頭筋), ROM 訓練が奨励されている(図 9.13-b).

② **変形性股関節症**(osteoarthritis of the hip)(図 9.13-c):股関節の関節軟骨の変性, 摩耗により関節が破壊されることで, 嚢胞, 骨棘, 骨硬化などの骨増殖を特徴とする疾患である. 股関節症の原因としては, 原疾患の不明な一次性股関節症と, 先天性股関節脱臼や臼蓋形成不全などが原因となって発生する二次性股関節症とがある[18]. 臨床像としては疼痛, 跛行, 拘縮を呈する. 長期的には股関節のみならず, 脊柱, 骨盤にも拘縮や変形を生じていることが多いため股関節周囲の機能障害を把握する必要がある. さらに, 股関節症患者の中殿筋は, 病期の進行に伴って骨頭径の短縮などによって筋力が発揮しにくくなり, 廃用性筋萎縮をきたしていることが多いことから, リハビリテーションとしては臥位, 立位での股関節周囲の筋力増強訓練の継続が重要である.

3) 膝関節靱帯損傷: ① 前十字靱帯損傷:前十字靱帯(anterior

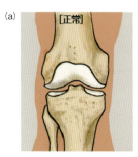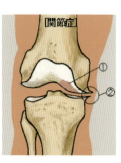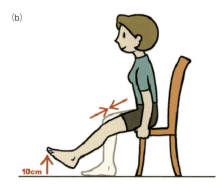
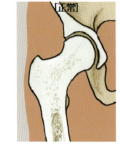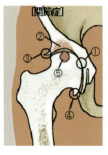

図 9.13 変形性関節症の病態
(a) ① 軟骨の変性, ② 骨棘. (b) 膝 OA 患者の大腿四頭筋に対する筋力増強訓練. (c) ① 関節裂隙の狭小化, ② 臼蓋荷重部の骨硬化, ③ 骨棘(roof osteophyte), ④ 骨棘(capital drop), ⑤ 骨嚢胞.
[石川 齊, 武富由雄編. 図解 理学療法技術ガイド. 文光堂;1999 を参考に作図]

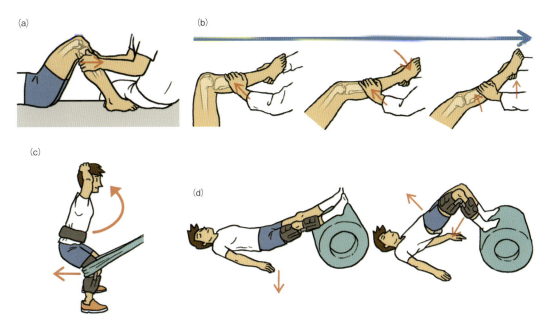

図 9.14 前十字靭帯損傷に対する特異的検査
(a) 前方引き出しテスト：仰臥位，膝屈曲 90 度で脛骨近位部を前方に引く．このとき患者の下肢の遠位は検者の大腿部で固定しておく．
(b) ピボットシフトテスト：膝を屈曲位から外反，下腿内旋ストレスを加えながら伸展させる．20 度屈曲位で脛骨外側関節面が前方へ亜脱臼を起こし，痛みや不安定感を患者訴える場合に陽性となる．(c) 膝最終伸展域までの筋収縮を意識したスクワット方法．(d) 股関節伸展，膝関節屈曲によってハムストリングスの収縮をさせる．

cruciate ligament：ACL）はスポーツでジャンプ後の着地時や方向変換時に捻った際に損傷することが多い．受傷時，膝は軽度屈曲，外反，大腿部は外旋をとることが多い．ACL 損傷後に起こる臨床症状は膝くずれ（giving way）であり，放置することにより半月板損傷などの二次的な関節内の損傷をきたす．ラックマンテスト（Lachman test），前方引き出しテスト（anterior drawer test），ピボットシフトテスト（pivot shift test）は ACL 損傷を診断するための特異的検査である（図 9.14-a，b）．保存療法のほかに，手術療法では自家腱移行などが行われる．術後のリハビリテーションでは早期に膝屈曲可動域 0 ～ 130 度を確保し，徐々に全荷重へと進める．膝の不安定性を随時評価しながら荷重位での安定性が得られるよう大腿四頭筋，ハムストリングスの筋力増強を行っていく必要がある（図 9.14-c，d）．

② 後十字靭帯損傷：後十字靭帯（posterior cruciate ligament：PCL）は，自動車の追突事故（dashboard injury）やスポーツなどで膝から転倒し，約 90 度屈曲位で前方から脛骨結節付近に直達外力を受けて損傷することが多い．後方ストレステストが陽性となる．保存療法が第一選択となる．リハビリテーションは，膝関節の後方不安定性に対しての抑制機能をもつ大腿四頭筋の強化が中心となる．

4）半月板損傷：靭帯損傷同様に，スポーツなどで膝関節に急激な屈曲，回旋ストレスがかかった時に生じる．靭帯損傷に伴って起こることが多い．疼痛や，引っか

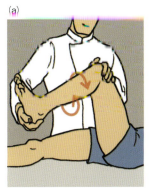 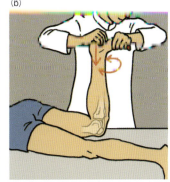

図 9.15 半月板損傷の誘発テスト
(a) マクマレー試験：膝関節最大屈曲位から下腿に回旋ストレスを加えながら伸展させる．下腿内旋時に疼痛があった場合，外側半月板損傷を疑い，外旋時では内側半月板損傷を疑う．関節裂隙のクリック音や半月板の動きを感知しながら行う．(b) アプリーテスト：腹臥位で膝関節 90 度屈曲位で踵に検者の体重をかけながら下腿を回旋すると疼痛が誘発される．

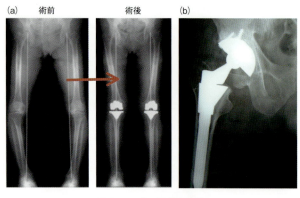

図 9.16 人工関節置換術
(a) 人工膝関節全置換術（TKA）：術前と比べ FTA が改善され，大腿骨頭から降ろした荷重線が，膝関節の内側から，中央に変化している．(b) 人工股関節全置換術（THA）：セメントレス．

かり感，ロッキング，クリック音などが代表的である．マクマレー試験（McMurray test）やアプリーテスト（Apley test），過伸展テストなどがある（図 9.15）．若年者では関節鏡下での縫合術を，中高年では部分切除を行うことが多い．リハビリテーションは，靭帯損傷同様に膝周囲筋の筋力増強訓練が中心となる．

5）人工関節置換術（図 9.16）：
① **人工膝関節全置換術**（total knee arthroplasty：TKA）：膝 OA や，関節リウマチ患者の関節の痛みや変形に対する治療である．日本で年間約 8 万人に近い患者がこの手術を受け，関節疾患の増加により今後も増加が予測される．関節病変を除去し，大腿骨面，脛骨面の骨切りにより大腿脛骨角（femorotibial angle：FTA）を正常に修正することで，歩行能力の向上を図る．術後はすぐに，深部静脈血栓予防のために足関節の自動運動から開始する．通常，リハビリテーション開始時より全荷重歩行が可能な場合が多い．近年では最小侵襲手術により，できるだけ小さい皮膚切開で手術を行う方法もあり，さらに早期での退院，自宅復帰が可能となりつつある．
② **人工股関節全置換術**（total hip arthroplasty：THA）：主に末期の変形性股関節症に対して行われる．手術が前方または側方アプローチでなされ，大転子や中殿筋の切離・再縫着を行った場合には，外転運動の負荷が強いと，大転子の離解や骨折が起こる場合もあるため，股関節外転運動は術後 3〜6 週程度行わない．

術後の歩行荷重は骨セメント使用，非使用によって異なる．通常，セメント使用の場合は早期荷重，非使用の場合は荷重時期を遅らせる場合もあるため，荷重のスケジュールについて主治医に確認が必要である．さらに，THA 後には人工関節の脱臼に対する配慮が必要であり，手術中の関節の安定性，手術アプローチ方法についても主治医への確認が必須である．前方アプローチでは股関節伸展・内転・外旋，後方アプローチでは屈曲・内転・内旋位が脱臼しやすい肢位となるため注意や患者指導が必要である．

C. 体幹の運動器疾患

1）椎体圧迫骨折（図 9.17-a）：骨粗鬆症の高齢者に頻度の多い骨折である．急性期の疼痛は 1〜2 週間ほどで緩解してくる．しかしながら本骨折患者は高齢者が多いため，安静期に廃用症候群をきたすことも多い．受傷直後からベッド上での運動療法を行うことが重要である．安静期を過ぎれば体幹装具を着けて歩行訓練を行う．運動療法では背筋に対する筋力増強訓練が重要である（図 9.17-b，c）．変形の強い症例や高齢者で腹臥位でのベーラー法（Böhler method，ベーラー体操ともいう）が困難な場合は，座位での体幹伸

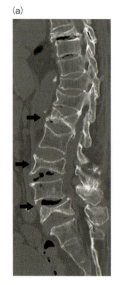

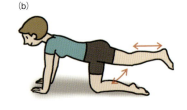

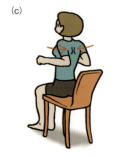

図 9.17 椎体圧迫骨折
(a) 多発椎体圧迫骨折．(b) 四つ這いでの体幹筋力増強．(c) 座位での背筋収縮運動．

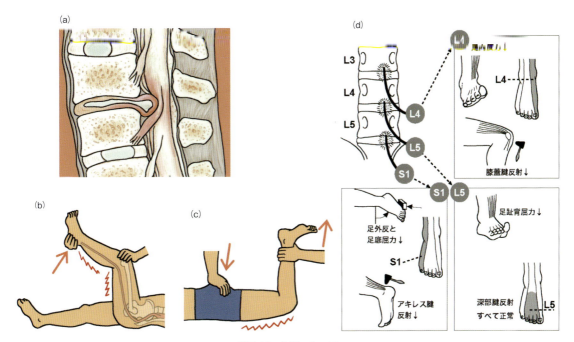

図9.18 腰椎ヘルニア
(a) 腰椎椎間板ヘルニア．(b) 下肢挙上テスト（ラセーグ徴候）陽性は L4/5 と L5/S1 のヘルニアを示唆する．(c) 大腿神経伸展テストでは L2，L3，L4 の神経根障害を意味し，L1/L2，L2/L3，L3/L4 間のヘルニアを示唆する．(d) 腰痛椎間板ヘルニアと神経根障害の所見．
〔(a)(b) 石川　齊，武富由雄編．図解　理学療法技術ガイド．文光堂；1999 を参考に作図，(d) 寺山和雄，辻　陽雄編．石井清一，平澤泰介，鳥巣岳彦ほか．標準整形外科学．7 版．医学書院；1999 を参考に作図〕

展運動を行う．

2）椎間板ヘルニア（図9.18）：椎間板組織が後方へ脱出し，神経根を圧迫することで腰，下肢痛を引き起こす疾患である．加齢に伴う退行性変性の過程で生じるが，膝伸展位で体幹を屈曲させ重いものをもつなどの力学的な負荷がきっかけとなることも多い．保存療法が第一選択となる．急性期疼痛が軽減したら，徐々にリハビリテーションを開始する．急性期の痛みに対してはマッケンジー法（McKenzie approach，体幹伸展運動）やモビライゼーションも有効な手段である[3]．回復期では軟性コルセットを装着し，体幹，下肢のストレッチングや腹筋背筋の筋力増強訓練を行っていく．手術療法では神経圧迫除去術や後方経路腰椎椎体固定術などが行われる．

コラム1 画像診断

　運動器疾患リハビリテーションを行ううえものは各疾患の状態（骨折後の骨癒合の状態，人工関節前後のアライメントの比較，ヘルニアによる神経根の圧迫の度合いなど）を把握し，臨床症状と照らし合わせながら機能障害の評価，診療を行っていく必要がある．そのために X 線撮影や磁気共鳴画像法（magnetic resonance imaging：MRI）などの読影技術の獲得が非常に重要となる．
　X 線画像はあらゆる画像診断の中核

ルシウムが天然の造影剤として画像に濃淡を生じさせる．黒い部分は X 線の透過しやすい空気の多い部分を表し，白い部分は X 線の透過しにくい筋肉や脂肪，骨などを表す．MRI は生体に変動磁場を作用させ，生体組織を構成する物質の水素原子核の共鳴する状態を画像に表示したもので，T1 強調，T2 強調の画像が用いられる．健常人では骨髄，脂肪組織は高信号（白）で表わされる．一方，骨皮質，靱帯，腱，関節包，線維軟骨は低信号（黒）で表わされる．筋組織は中間な

信号を，T2 強調画像で高信号を示すのは，硝子軟骨，関節液，脊髄液，水腫，炎症および腫瘍性病変がある．さらにコンピュータ断層撮影（computed tomography：CT）検査では MRI では描出できない骨病変の立体的変化をとらえるのに役立つ．
　画像診断のポイントとしては，骨の輪郭と内部構造をよくみて組織レベルの変化まで想定することや，左右両側を対比してじっくりと観察することが重要である．

9.4 運動器疾患による歩行障害

a. 異常歩行

1）中殿筋歩行：中殿筋の筋力低下で起こる異常歩行である．変形性股関節症患者によくみられる．運動療法としては重錘（じゅうすい，おもりのこと）を用いた立位，歩行訓練が効果的である場合がある（図9.19-a，b）．

2）大殿筋歩行：大殿筋の筋力低下がある場合，立脚時に股関節の屈曲を防ぐため，腹を突出し，上半身をそらしながら歩く異常歩行である．馬尾神経損傷，二分脊椎，進行性ジストロフィーなどでみられる．

3）下垂足歩行：足関節背屈筋力の低下によって起き，歩行の遊脚期で十分な足関節の背屈が保てないために代償的に膝や股関節を屈曲させて歩く異常歩行である．腓骨神経麻痺によって生じることが多い．シャルコー・マリー・トゥース病（Charcot-Marie-Tooth disease）で両側性にみられるものは鶏歩という．短下肢装具を作成し歩行訓練を行う（図9.19-c，短下肢装具は図8.1参照）．

4）間欠性跛行：腰部脊柱管狭窄症でよくみられる．一定の期間痛み，しびれ，疲労，筋力低下などで歩行不能となる．休憩すると症状が回復する．

b. 運動器疾患に対する歩行訓練（図9.20）

下肢の骨折，および人工関節などの疾患では，骨接合の状態によって術後に全体重を患肢にかけることができない場合がある．医師が定めた荷重量を理学療法士（physical therapist：PT）は患者に学習させ，部分的に下肢に荷重をかけて歩行訓練を行う．平行棒などで体重計を用いて患側下肢への荷重し，患者にその荷重量を学習させたのちに歩行訓練をさせる．通常，平行棒内から松葉杖や歩行器，杖歩行訓練へと進める．

c. 歩行補助具

歩行補助具の選択は，自立歩行が困難な患者，歩行能力の低い患者にとって歩行の安定性を確保させるため非常に重要となる．一般的に支持面が広い四点歩行器や歩行車が最も安定するが，前者は上肢に疾患がある場合は使うことができず，後者は荷重制限があると使いづらい．よって，患者の歩行状態のみならず，疾患特性，上肢機能，認知機能，居住スペースなどを鑑みて選択する必要がある[19]（図15.7参照）．

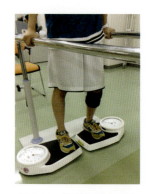

図9.20 部分荷重歩行訓練
平行棒内や松葉杖などで，体重計を用いて行う．荷重量は医師の指示に従い，患肢を体重計に乗せて決められた荷重量まで患肢に体重を乗せる練習をする．体重の1/3 → 2/3 → 全荷重と進めることが多い．

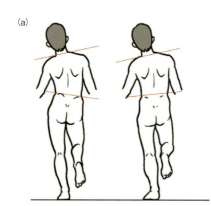 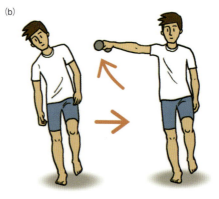 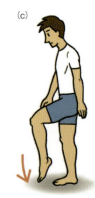

図9.19 異常歩行
（a）左：患側下肢片脚立脚時に骨盤が遊脚側に沈下し，体幹が立脚側に傾く場合をトレンデレンブルグ歩行（Trendelenburg gait）．右：骨盤の下制を伴わない場合はデュシェンヌ歩行（Duchenne gait）．（b）患側上肢で重錘をもつことで，体幹の傾斜が消失する．（c）下垂足歩行．

［市橋則明編．運動療法学 障害別アプローチの理論と実際．文光堂；2011を参考に作図］

9.5 日常生活動作（ADL）のリハビリテーション

a. 日常生活動作の指導

歩行が可能となっても，ROM制限などにより日常生活動作（activities of daily living：ADL）が困難となることがある．特に人工股関節手術や人工骨頭置換では股関節屈曲のROM制限が生じるため，しゃがみ動作や靴下の脱ぎ履きなどに不便が生じる．作業療法士（occupational therapist：OT）による応用的ADLの指導および自助具などの活用指導が重要である（図15.7参照）．

b. 応用動作の指導

骨折後，変形性関節症および人工関節置換術後の患者において，股関節や膝関節にROM制限がある場合，入浴動作，洗濯物干し，掃除機の使用など作業療法士（OT）による指導を行う．特に股関節疾患患者ではかがみ動作が困難となるため，掃除機使用の際にコンセントの位置などを考慮する必要も生じる．

c. 生活指導・患者教育

運動器疾患は日常の姿勢やADLによって悪化することも多いことから，セルフマネジメントが重要である．以下に代表的な生活指導の例をあげる．

1) 肩関節：肩関節周囲炎などの夜間痛に対しては就寝時に温かくすること，肘から前腕の下にタオルを入れるなどして，肩の回旋や伸展を防ぐ．また，上着は患側から袖を通すなどの指導を行う．

2) 脊椎関節：腰椎前弯が増強すると椎間関節や椎間板に負荷が加わる．さらに後弯が強くなると脊柱筋や腰椎背側の靭帯への負荷が増すことから，生理的な脊柱のアライメントを保つために肥満の防止，踵の高い靴を履かないなど注意が必要である．さらに立位，座位での作業時に，過度の前傾姿勢をとらないように指導する．

3) 膝関節，股関節：体重が1kg増加すると股関節への負荷は5kg増加するともいわれていることから，関節症の進行を防ぐには体重増加に注意していく必要がある．歩行能力に応じた歩行補助具の選択や段差解消や手すりの設置などが必要な症例に対しては，理学療法士（PT）あるいは作業療法士（OT）が退院前に家屋調査を行い，住宅改修のアドバイスを行う．運動指導としてはstraight leg raising（SLR）や座位での大腿四頭筋の筋力増強訓練を指導する．特に人工関節患者に対しては肥満予防，長距離歩行時や段差昇降時の杖使用などを指導し，人工関節の耐用年数を延ばすための教育を術前より徹底する[20]．

9章のまとめ

1. 運動器疾患に対する代表的な運動療法には筋力増強訓練，ROM訓練，バランス運動，ストレッチなどがあり，それぞれさまざまな種類の方法がある．疾患の特徴や運動処方する患者の特性に合わせて，これらを選択する必要がある．
2. 物理療法は，運動器疾患の治療および運動療法の補助的に使用される．運動器疾患においては急性期，慢性期などの病期に合わせて使用する際に注意が必要である．
3. 運動器疾患に対する治療には，保存療法と手術療法がある．また，各疾患で起こりやすい合併症に注意する必要がある．
4. 運動器疾患に対しての歩行訓練では部分荷重歩行が多いため，医師の指示に従って患者に学習させることが重要である．
5. ADLの指導では，関節疾患に対しての減量や動作指導などの患者教育が重要となる．

問題

9.1 筋力増強法の原則について正しいのはどれか．
　A．過負荷の原則三要素は"強度""持続時間""休息時間"である．
　B．最大筋力の20％以上の強度のみが筋力増強には効果的である．
　C．筋力の発揮は，行った運動での筋収縮速度に依存する．
　D．筋力増強開始後1週目には筋肥大が起こる．
　E．等尺性収縮は運動学習効果に優れる．

9.2 寒冷療法の作用でないものはどれか．2つ選べ．
　A．疼痛閾値の低下
　B．局所の代謝の低下
　C．二次的血管拡張
　D．神経伝導速度の低下（筋紡錘活動の低下）
　E．慢性疼痛緩和

9.3 85歳，女性．歩行中に転倒し歩行困難となった．腫脹や皮下出血は少なく股関節前に圧痛があり

救急外来受診した．X線写真で骨折を認めた．この骨折の場合に選択される術式はどれか．

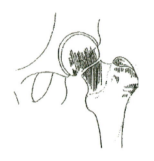

A．sliding hip screw
B．人工骨頭置換術
C．multiple pinning
D．short femoral nail（γタイプ）
E．人工股関節全置換術（THA）

9.4 この患者が術後に患側足関節の足関節背屈運動が不可能となった．この場合に考えられる合併症は何か．
A．肺塞栓症
B．脳梗塞
C．末梢神経麻痺
D．心筋梗塞
E．静脈血栓症

9.5 患者を仰臥位にし，膝関節最大屈曲位から下腿に回旋ストレスを加えた時，疼痛とクリック音があった．このテストは何か．

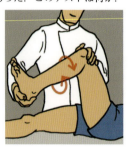

A．Fabere test
B．Ober test
C．Lachman test
D．Apley test
E．McMurray test

9.6 人工膝関節置換術後，3週経過．退院時の指導として正しいものを2つ選べ．
A．階段昇降の奨励
B．シルバーカーの使用
C．自宅に手すりの設置
D．ソックスエイドの使用
E．浴室に低い椅子の設置

文献

1) Yoshimura N, Muraki S, et al. Prevalence of knee osteoarthritis, lumbar spondylosis, and osteoporosis in Japanese men and women: the research on osteoarthritis/osteoporosis against disability study. J Bone Miner Metab 2009; 27:620-8.
2) Hagino H. Fragility fracture prevention: review from a Japanese perspective. Yonago Acta Med 2012; 55:21-8.
3) 日本理学療法士協会．理学療法診療ガイドライン．1版．各疾患・領域の理学療法診療ガイドライン．2.腰椎椎間板ヘルニア；2011．
4) 吉岡利忠，後藤勝正，石井直方編．日本運動生理学会．運動生理学シリーズ5．筋力をデザインする．杏林書院；2003．
5) 鈴木重行監．IDストレッチング．2版．Individual Muscle Stretching．三輪書店；2006．pp.16-25．
6) 市橋則明編．運動療法学 障害別アプローチの理論と実際．文光堂；2011．
7) Shummway-Cook A．田中 繁，高橋 明訳．モーターコントロール 運動制御の理論と臨床応用．原著3版．医歯薬出版；2009．
8) Hayashibara M, Hagino H, Katagiri H, et al. Incidence and risk factors of falling in ambulatory patients with rheumatoid arthritis: a prospective 1-year study. Osteoporos Int 2010; 21: 1825-33.
9) Matsumoto H, Okuno M, Nakamura T, et al. Fall incidence and risk factors in patients after total knee arthroplasty. Arch Orthop Trauma Surg 2012; 132: 555-63.
10) Kado DM, Huang MH, Nguyen CB, et al. Hyperkyphotic posture and risk of injurious falls in older persons: the Rancho Bernardo Study. J Gerontol A Biol Sci Med Sci 2007; 62: 652-7.
11) 松本浩実，萩野 浩．若年者と比較した高齢者の下肢運動時筋電図分析．運動療法と物理療法 2010；21：336-42．
12) Gillespie LD, Robertson MC, Gillespie WJ, et al. Interventions for preventing falls in older people living in the community. Cochrane Database Syst Rev 2009:CD007146.
13) 大塚 彰監．金井秀作，千鳥司浩，後藤昌弘編．学生のための物理療法学．大学教育出版；2004．
14) Cameron MH 編著．渡部一郎訳．EBM物理療法．医歯薬出版；2006．
15) 岡西哲夫，岡田 誠，板場英行編．骨・関節系理学療法クイックリファレンス．2版．文光堂；2010．
16) 大腿骨頸部/転子部骨折診療ガイドライン．改訂第2版．南江堂；2011．
17) 石川 齊，武富由雄編．図解 理学療法技術ガイド．文光堂；1999．
18) 寺山和雄，辻 陽雄監．石井清一，平澤泰介，鳥巣岳彦ほか編．標準整形外科学．7版．医学書院；1999．
19) 杉村卓哉，松本浩実．歩行介助と用具の使用法．おはよう21．中央法規；2012．
20) 松本浩実，奥野 誠，萩野 浩．【人工関節のリハビリテーション】人工膝関節のリハビリテーション．MEDICAL REHABILITATION 2011；139：32-8．

（松本　浩実，萩野　　浩）

10 脳卒中のリハビリテーション

学習目標
- 脳の可塑性と機能的再構築について説明できる.
- 脳卒中の急性期リハビリテーションについて記述できる.
- 脳卒中の回復期リハビリテーションについて記述できる.
- 近年注目されている新しい脳卒中リハビリテーションについて記述できる.
- 脳卒中患者にみられる高次脳機能障害の概略を記述できる.

はじめに

脳卒中とは，脳血管の破裂や閉塞によって神経症状が，比較的急速に出現する病態であるが，大きく，**脳内出血**，**くも膜下出血**，**脳梗塞**の3つに分類できる．脳卒中を発症した場合，当然ながら適切な急性期治療がなされることが望まれるが，それにもかかわらず脳内に病巣が生じて神経症状も残存した場合には，リハビリテーションが必要不可欠なものとなる．

2009年に本邦で発表された"脳卒中治療ガイドライン2009（以下 GL2009）"においては，脳卒中リハビリテーションの原則として，① 急性期・回復期・維持期と一貫した流れでリハビリテーションを行うこと，② 予後予測に基づいた目標（短期ゴールと長期ゴール）と適切なリハビリテーション・プログラムを設定すること，③ リハビリテーション・チームとして包括的にアプローチをしていくこと，があげられている．本章では，脳卒中のリハビリテーションを急性期と回復期に分けて述べたうえで，新しい脳卒中リハビリテーションと高次脳機能障害の概略についても記す．

10.1 脳の可塑性と機能的再構築

脳卒中を発症して脳内に病巣が生じても，適切なリハビリテーションが施行されることで，**片麻痺**や**失語症**といった神経症状が回復することは日常的に経験される．このような回復の機序はいかなるものなのであろうか？ いかに適切なリハビリテーションを行っても，一度生じた病巣が消失することは実際にはほとんどなく，リハビリテーションによる脳卒中後の機能回復は，障害を免れた正常残存組織の代償機能によると考えられている．すなわち，リハビリテーションを行うことで"脳卒中発症前には障害された機能には関与していなかった部位"が，発症後にその働きを変えて，障害された機能を代償的につかさ どるようになり，機能回復に貢献するわけである．例えば，**一次運動野**に脳卒中病巣が生じて片麻痺が出現した場合，病巣の周囲組織や**二次的な運動野**（**前運動野**，**補足運動野**）が運動機能を代償して片麻痺の回復に貢献することが確認されている．このように，人間の脳には，"いざという時（＝脳卒中が発生した時）に自らの働きを変えて，元々はほかの部位がつかさどっていた機能を代償する能力"があると考えられ，この能力は"可塑性（plasticity）"と称されている．また，このような脳の性質に基づいて，"正常組織による機能代償が高まり広がること"は"**機能的再構築（functional reorganization）**"と称される．脳 卒中の場合，脳の可塑性がより高まり，機能的再構築がより強固・広範に生じることで，障害された機能の回復がより促進されるものと考えられる（図10.1）．

近年になり，"疾病や外傷による脳神経系のダメージに由来する機能障害によって失われた生活上の機能を最大限に回復させて，再獲得させることを目指す臨床的専門分野"として，ニューロリハビリテーションという概念が広まっている．脳卒中リハビリテーションにおいて，大脳のもつ可塑性を生かして，大脳の機能的再構築を促進することで障害を回復させようとする介入は，まさにニューロリハビリテーションの最たるものといえるであろう．

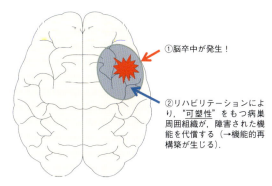

図10.1 脳の可塑性と機能的再構築
リハビリテーションを行うことで，ダメージを逃れた病巣周囲組織が，障害された機能を代償するようになり回復がみられる．これは，病巣周囲組織が"可塑性"をもっていたため，リハビリテーションによって"機能的再構築"が生じたからだと考えられる．

10.2 ストロークユニット

1990年代半ばより，米国で"脳卒中は（心疾患と同様に）救急疾患であるため，発症したら速やかな専門的診断・治療が必要である"というbrain attackの概念が提唱されてきたが，これに伴い"ストロークユニット（stroke unit：SU）"の重要性が注目されている．SUとは，"脳卒中診療に熟練した医師・看護師・療法士や，薬剤師，臨床心理士，ソーシャルワーカーなど**多職種で構成されるチーム**（multidisciplinary team）が，協調して脳卒中診療にあたる体制・システム"のことを指す．SUは，超急性期治療を終えた急性期脳卒中患者を対象に，随時カンファレンスを行うなどして十分な情報交換を行いながら，いわゆるチーム・アプローチを行っていくことが望まれる（図10.2）．SUの中においてリハビリテーション科医師および療法士が期待されることは，急性期リハビリテーションをより安全にかつより有効に開始して進めていくことである．なお，よく似た用語でstroke care unit（SCU）というものもあるが，これは"脳卒中の急性期治療を行うための集中治療室"を指している（4.1節参照）．

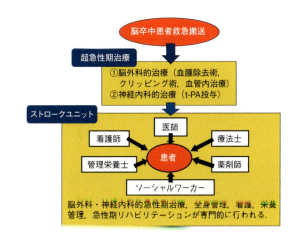

図10.2 ストロークユニット
ストロークユニット（SU）とは，医師，看護師，療法士，管理栄養士などと多職種から構成され，共同して急性期脳卒中患者にアプローチする体制・システムを指す語である．

10.3 脳卒中の急性期リハビリテーションの目的と開始条件

脳卒中の急性期においては，その病巣の部位と大きさによって，意識障害，片麻痺，失語症，半側空間無視，感覚障害などさまざまな神経症状が急激に新たに出現する．これに加えて，治療に伴う臥床による活動性の低下から，**筋力低下・筋萎縮，関節拘縮，起立性低血圧，心肺機能低下，褥瘡（じょくそう）**などの**廃用症候群**（disuse syndrome）が生じうる．また，全身性の合併症併発の危険性も高い時期に相当する．これらより，脳卒中急性期リハビリテーションの目的は，大きく分けて

①大脳の代償機能を促して，障害された神経機能の回復を促進させること，②廃用症候群の発生を予防すること，③合併症を予防すること，の3つとなる．以前は，脳循環自動調節能（コラム1参照）の破綻から脳梗塞再発，浮腫の増悪，病巣拡大などを危惧して急性期の安静を推奨する意見も少なくなかったが，現在では可能な限り早期の離床（ベッドアップ）を目指すべきとの考えが主流となっている．GL2009では，①意識が日本昏睡尺度（Japan Coma Scale：JCS）で1桁レベル（常に開眼している状態）にある，②神経症状の増悪がない（例えば，脳浮腫増悪の徴候がない），③呼吸循環状態が安定している（例えば，血圧が良好にコントロールされている），の3つを満たす場合には，速やかにベッドアップを行うべきと述べられている．逆に，①安静時脈拍が120回/分以上，②拡張期血圧が120 mmHg以上，③収縮期血圧が200 mmHg以上，④動作時に狭心痛が出現する，⑤心筋梗塞発症後1ヵ月以内，⑥心不全症状がある，⑦（心房細動以外の）顕著な不整脈がある，⑧安静時にも動悸や息切れがある，などの場合には，ハイリスクな状態にあると考えて，リハビリテーションの開始に慎重になるべきである．

●コラム1

人間の脳には脳血流に対する自動調節能が存在する．すなわち，健常人であれば，全身血圧（平均血圧）がおよそ50～150 mmHgの範囲内にある時は，脳血流量は一定に保たれる（図10.3）．これが存在するため，体位変換（例：突然に起き上がる）によって血圧が多少変化しても，脳血流量が変化することはないのである．しかしながら，脳卒中の急性期ではこの機構が破綻してしまい，全身血圧の増減に伴って，脳血流量も顕著に増減するようになってしまう．すると，多少の起立性低血圧によって脳血流量が減少して脳梗塞が発生したり，全身の血圧上昇によって脳血流量が過剰となり脳浮腫が増悪する可能性が危惧されることになる．

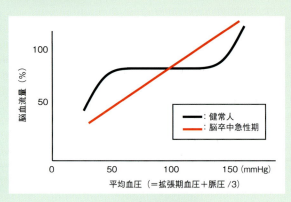

図10.3　脳循環自動調節能
健常人では，平均血圧が50～150 mmHgの時は，脳血流量は一定に保たれる．しかしながら，脳卒中の発症により，これは破綻して，脳血流量が平均血圧に直接に影響されるようになる．

10.4　脳卒中の急性期リハビリテーションの内容

脳卒中の急性期リハビリテーションでは，まず患者の状態を正確に評価することが望まれる．意識レベル，高次脳機能，運動機能，筋緊張状態，感覚機能，平衡機能，嚥下機能などの神経症状を診察すると同時に，バイタルサインを含めた全身状態や併存疾患（リスク）の有無についても評価を行う．意識レベルの評価は，JCSやグラスゴー昏睡尺度（Glasgow Coma Scale：GCS）によってなされることが多く，片麻痺の重症度はブルンストローム・リカバリー・ステージ（Brunnstrom Recovery Stage，コラム2参照）を用いて示されることが多い．また近年では，脳卒中急性期の神経学的重症度を示す評価法としてNational Institute of Health Stroke Scale（NIHSS）が用いられるようになってきている．そして，これらの初期評価に基づいて，具体的なリハビリテーション・プランが決定され，リハビリテーションが開始されることとなる．

脳卒中の急性期では，片麻痺がある場合は，麻痺そのものの回復を目指した促通（facilitation）を行いながら，関節拘縮を予防するための他動的関節可動域（range of motion：ROM）訓練，筋力低下・筋萎縮に対する筋力増強訓練を開始し，その後は起き上がり訓練，座位訓練，移乗動作などへと進めていく．以下に，これらの概略を記す．

● コラム2

ブルンストローム・リカバリー・ステージ

本邦におけるリハビリテーションの分野で最も広く用いられている，中枢神経損傷による片麻痺の回復段階を示す分類である．発症直後の弛緩状態から，連合反応・共同反応の出現に至り，ついには分離した運動がみられるようになる一連の回復過程を，ステージⅠ～Ⅵの6段階に分類している．通常は，上肢，手指，下肢のそれぞれについて，評価がなされる．その信頼性は高い分類であるが，各段階の幅が一定でない，きめが粗いという欠点もある．以下に各段階を示す．

ステージⅠ
　随意運動がまったくみられない．
ステージⅡ
　連合反応（非麻痺側肢を動かした時に，麻痺側肢が動く）がみられるのみ．
ステージⅢ
　共同運動（個々の関節を動かそうとしても，複数の関節が動く）が出現する．
ステージⅣ
　分離運動（個々の関節を分離して動かすこと）が一部可能となる．
ステージⅤ
　分離運動が可能となるが，拙劣さはみられる（共同運動は消失する）．
ステージⅥ
　分離運動が速やかに協調性をもって行える．

a. 促通（図10.4-a）

片麻痺そのものの回復を目指す治療で，早期から開始することで神経ネットワークの再構築が促されると考えられている．その原理は"弛緩している筋肉の随意的収縮を引き出すようにしながら，同時に連合反応など不都合な筋の活動を抑制することで，より分離された運動を促通する"というものであるが，実際には**ボバース法**（Bobath's method），**ブルンストローム法**（Brunnstrom's method）などさまざまなアプローチ理論が考案されている．

b. 他動的ROM訓練（図10.4-b）

関節拘縮の予防・改善を目的として，発症後早期から開始する治療で，他動的に屈伸を繰り返したり，ゆっくりと関節を持続伸展させたりする．上肢では肘関節の伸展や手指関節の伸展が，下肢ではハムストリングスの伸張や下腿三頭筋の伸張が重要である．

c. 筋力増強訓練

麻痺肢を患者自らが動かすことで，筋萎縮・筋力低下を予防・改善するための能動的な治療である．理学療法士（physical therapist：PT）は患者の麻痺肢筋力に応じて，適宜抵抗を加えるようにする．

d. 起き上がり（ベッドアップ）訓練

血圧が安定している場合は，理学療法士が介助することで臥位から座位をとらせる．血圧が不安定な場合は，ベッドのギャッジ・アップを用いて，徐々にベッドの角度を増すことで指導を行う．

e. 座位訓練（図10.4-c）

足底が必ず床面につくようにさせた上で，患者に座位を保たせる．理学療法士は患者の麻痺側に座り，必要があれば介助をしながら患者の状態を観察する（めまい，気分不快の発生など）．初回は5～10分程度の座位保持を試みさせるが，30分間の保持が可能となれば，移乗動作，車いす移乗動作へと進めてよい．

f. 移乗動作および車いす移乗動作（図10.4-d）

ベッドから車いすへの移乗動作を指導するのが一般的である．車いすを健側に置いた上で，理学療

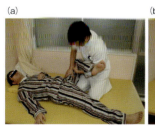
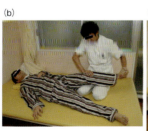
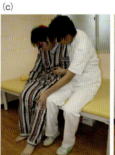
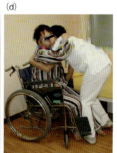

図10.4　急性期リハビリテーション
(a) 促通，(b) 他動的ROM訓練，(c) 座位訓練，(d) 車いす移乗動作．これらは理学療法士して，発症後できるだけ早期から開始されるべきものである．

法士は患者の正面から介助し，方向転換の際には患者自身にステップを踏ませるようにする（腰だけを回して座り込むことは避ける）．車いす移乗動作が安定すれば，健側上下肢での駆動を患者に試みさせる．

具体的なリハビリテーションの内容・進め方は個々の患者によって異なるものとなるが，原則的には覚醒度の改善や呼吸循環動態の安定に伴って受動的な治療から能動的な治療へと進めていくようにする．なお，急性期リハビリテーションはベッドサイドで開始されることがほとんどとなるが，誤嚥性肺炎，心不全などの全身性合併症のリスクが高い時期とも考えられるため，可能な限り心電図モニターの装着や頻回の血圧測定を行い，全身状態を観察しながら慎重にリハビリテーションを進めるようにする．

急性期脳卒中では，約70％の患者に顕性もしくは不顕性に嚥下障害が出現するとされている．また，発症直後で絶食中の場合，唾液が減少することもあり，肺炎の原因となりうる細菌（口腔内常在菌）が口腔内で繁殖しやすい．これらより，発症後早期から口腔ケアと食物を使わない嚥下訓練を開始すべきである．口腔ケアとしては，口腔内洗浄，水を含ませたスポンジブラシによる口腔粘膜ブラッシング，歯の清掃などを病棟看護師が行うのが一般的であり，できれば1日に3回以上行うことが望ましい（図10.5-a）．間接的嚥下訓練としてはアイスマッサージ，口唇・頰・舌の運動，咳の練習，空嚥下などがあるが，このうちアイスマッサージは，凍らせた綿棒に少量の冷水を含ませ，それで軟口蓋，舌根部，咽頭後壁を刺激するというものであり，嚥下反射を誘発することで誤嚥を防ごうとする試みである（図10.5-b）．

脳卒中急性期における経口摂取の開始には慎重になるべきであり，嚥下機能のスクリーニング検査である**反復唾液水飲みテスト**（repetitive saliva swallowing test：RSST）や**改訂水飲みテスト**（modified water swallow test：MWST）をベッドサイドで行ってから，直接的嚥下訓練（実際に食物を用いる嚥下訓練）の開始を検討するのがよい．RSSTは，"ごっくんとつばを飲み込むことを繰り返してください"と指示して，30秒間に行えた嚥下回数を数えるというものであり，3回以下しかできなかった場合は嚥下障害の存在が示唆される．MWSTは，冷水3 mLを嚥下させて（可能であれば追加してさらに2回の嚥下を行わせる），呼吸状態の変化やむせの出現を観察することで評価する．これら2つの検査は，ベッドサイドのスクリーニング検査としてGL2009でもグレードBで推奨されている．そして，これらスクリーニングで嚥下障害の存在が示唆された場合は，嚥下造影検査（videofluorography：VF）や嚥下内視鏡検査（video endography：VE）を行うことで詳細な評価を試みる．

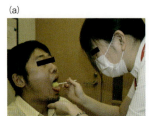 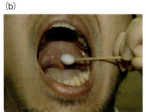

図10.5 口腔ケアとアイスマッサージ
（a）口腔ケア，（b）アイスマッサージ．いずれも急性期から開始することが望ましい．

10.5 回復期リハビリテーションの目的

急性期を脱して，リハビリテーションの介入によってさらなる機能回復が期待できると判断された場合，本邦では急性期病院・病棟から回復期リハビリテーション病院・病棟に治療の場を変えてリハビリテーションが継続されるのが一般的である．全身状態が安定しており，車いす乗車が問題なく行えるようになった時期に回復期病院・病棟に移るのが望ましく，発症1～3週間後に転院・転棟することが多い．回復期病院・病棟では，歩行自立を含めた日常生活動作（activities of daily living：ADL）の獲得，ひいては在宅復帰，社会復帰を目指してのリハビリテーションが行われることとなる．ただし，非常に軽症の場合は，急性期治療を終えた時点で自宅に退院することもあり，逆に重症の場合は，回復期リハビリテーション病院・病棟への入院適応がないものと判断され，維持期病院・病棟などへの転院・転棟が余儀なくされることもある．なお，最近においては，脳卒中地域連携クリニカル・パスの普及から，よりスムーズに急性期病院・病棟から回復期病院・病棟にリハビリテーション

が引き継がれるようになっており，いわゆるシームレスな（＝途切れのない）リハビリテーションが行われるようになってきている．

10.6　脳卒中の回復期における理学療法

回復期の理学療法では，移動能力の獲得，特に歩行機能の再獲得が主な目的となる．急性期からの座位訓練，ADLの指導を継続しながら，立ち上がり訓練，歩行訓練へと進めていく．

立ち上がり訓練は，理学療法士が患者の正面に位置して介助しながら，患者が楽に立ち上がれる高さから行っていく（図10.6-a）．立ち上がり訓練によって，健側下肢の筋力増強，麻痺側下肢への促通，バランス能力の改善などが期待される．立位保持が安定して，立ち上がり動作が安定して繰り返し施行可能となれば，できるだけ早期に平行棒内での歩行訓練を始める．歩行訓練では，理学療法士は患者の背部に回って介助し，麻痺側下肢を振り出す際に健側下肢への体重移動，健側股関節の伸展を促すようにする（図10.6-b）．一般的には，平行棒内での歩行訓練から杖での歩行訓練，独歩（杖を用いない歩行）の順に進め，平地歩行が上達すれば階段昇降訓練も行っていく．

必要があれば，適切な下肢装具を選択・処方した上で，下肢の活動量を高めるためにも早期に歩行訓練を開始する．脳卒中後片麻痺に用いる代表的な下肢装具としては，長下肢装具（long leg brace：LLB，図10.7）とプラスチック製もしくは両側金属支柱付き短下肢装具（short leg brace：SLB，図8.1参照）がある．股関節や体幹が不安定で，立脚期に膝折れを呈するなど下肢の支持性が低い場合にはLLBを処方する．ある程度の下肢の支持性はあるが内反尖足を呈しており，遊脚期のトウ・クリアランス（toe clearance）が悪い（つま先が床にすってしまう）場合にはSLBを処方する．特に，麻痺が軽度で膝折れも軽い患者にはプラスチック製SLBを，痙性が強い場合，体重が重く歩行量が多い場合，矯正が必要な足部変形がある場合には両側金属支柱付きSLBを処方する．脳卒中リハビリテーションを行う病院であれば，種々の治療用の下肢装具を常時備えておくことが望ましい．

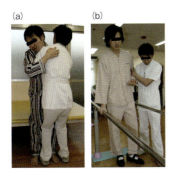

図10.6　回復期における理学療法
（a）立ち上がり訓練．（b）歩行訓練．歩行機能の再獲得を目標に，順次進めていく．

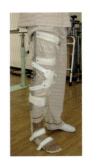

図10.7　長下肢装具
膝折れや内反尖足の有無，下肢痙縮の程度などをみながら，適切なものを処方して歩行訓練を行う．プラスチック製短下肢装具，両側金属支柱付き短下肢装具は図8.1参照

10.7　脳卒中の回復期における作業療法

回復期の作業療法では，麻痺側上肢に対する促通を継続しながら，自宅への退院を念頭においた上で，巧緻動作訓練や実際の日常生活場面に即したADLの指導を開始していく．食事動作（スプーンやフォークの使用練習など），更衣動作（シャツの着替えの練習など），排泄動作（ズボンの着脱の練習など）といったセルフケアに関したものから順次指導を進めていき，自助具も必要に応じて用いていく（図10.8）．これらの治療は，作業療法訓練室のみならず，入院患者の主たる生活の場となっている病棟・病室においても自主的に実施されることが理想的である．

利き手上肢に重度の麻痺が生じて，利き手を用いたADLの再獲

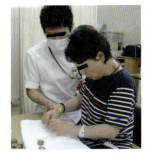

図10.8　回復期における作業療法
麻痺側上肢を用いたADL訓練を行う．

得が困難であると予測された場合には，"発症前には利き手が行っていたADLを非利き手が代わって行う"という利き手交換が必要となるため，このための指導（利き手交換）も行う．また，上肢麻痺が軽度な患者，退院後比較的早期から復職する必要がある患者などでは，電話，買物，調理，洗濯，パソコン操作，公共交通機関利用などといった手段的日常生活動作（instrumental ADL：IADL）に関する具体的な指導も行っていく．

10.8　脳卒中の回復期における言語療法と嚥下リハビリテーション

　回復期における言語療法は，失語症を主たる対象とする．まず，**標準失語症検査**（standard language test of aphasia：SLTA）や**日本語版WAB**〔西部失語症バッテリー（Western aphasia battery）〕を用いることで，対象患者における失語症のタイプと重症度を評価して，その結果に基づいて治療プログラムを作成する．治療は，通常は1対1の個別治療として行い，適切で強力な言語刺激を反復して与えることで言語機能そのものの回復を試みる（図10.9）．しかしながら，これが効を奏さなかった場合には，ジェスチャーなど非言語的手段を使ったコミュニケーション能力の向上を目標とする．なお，Schnellは失語症リハビリテーションの6原則として，①関心の高い言葉やよく使用してきた言葉を用いて治療を行う，②数回以上反復して言語刺激を与える，③言語刺激によって，発話，復唱，指差しなどの反応を引き出す，④得られた正しい反応に対しては賞賛してその反応を強化する，⑤誤りを矯正するよりも刺激を与えることが重要である，⑥聴覚以外の感覚刺激（視覚刺激など）を組み合わせて与える，をあげている．

　回復期における嚥下リハビリテーションでは，**間接的嚥下訓練**を進めながら，**直接的嚥下訓練**を開始していくようにする．直接的嚥下訓練は，日中は覚醒しており，全身状態が良好となっていれば開始してよい．摂食量や呼吸状態（排痰量など）を確認しながら，ゼリー，ペースト食などから粥食，常食へと段階的に食事内容をアップしていく．およその目安として，"30分以内に7割以上の摂食が3食続いた場合"に食事アップを考慮するとよい．

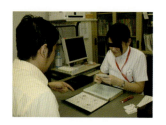

図10.9　言語療法
1対1の個別治療として行われる．

10.9　脳卒中の回復期に遭遇する症状とその対処法

　脳卒中発症に伴う症状の中には，ある程度発症後に時間が経過してから，実際には回復期病院・病棟に入院した後から目立ってくるものがある．以下に，そのような症状とそれらの対処法を記す．

a. 中枢性疼痛

　知覚求心路（感覚系）が大脳内で障害されると感覚低下に加えて疼痛を自覚することがある．特に視床が障害された場合は，耐え難い激しい疼痛を持続的に自覚することがある（視床痛）．四肢の遠位部や顔面に優位にみられること

が多い．抗てんかん薬や抗うつ薬の投与が試みられるが，治療に抵抗することも珍しくない．

b. うつ状態

　脳卒中患者ではその20～30%に出現するとされており，発症3～6カ月後にみられやすい．前頭葉や基底核領域に病巣が生じた場合に出現しやすく，脳内のセロトニン回路，ノルアドレナリン回路，ドパミン回路の障害が原因と推測されている．症状としては，抑うつ状態よりも意欲低下や活動性低下が目立つ傾向がある．三環

系抗うつ薬，選択的セロトニン再取り込み阻害薬の内服投与が行われる．

c. 症候性てんかん

　出血量が大きい脳内出血，皮質にまで病変が及ぶ脳梗塞，くも膜下出血では，病巣部位を焦点とするてんかんがみられることがある．意識清明下で麻痺側上下肢のみがぴくぴくと震える単純部分発作，意識障害を伴いけいれんが全身にまで広がる全身けいれん発作（二次性全般化）などとして発症する．精査として脳波検査を行う

d. 痙縮

伸張反射の亢進によって麻痺肢の筋トーヌスが病的に増加した状態であり，脳卒中発症後数週間が経過してから明らかに認められるようになることが多い．典型的には，**ウェルニッケ・マン肢位**（Wernicke-Mann posture）をとり，上肢では屈曲パターン（肩関節が内転・内旋し，肘関節，手関節，手指関節が屈曲する），下肢では伸展パターン（膝関節が伸展して，足関節が底屈する）を呈する（図10.10）．治療としては，経口筋弛緩薬投与，バクロフェン髄注，神経ブロック（フェノールブロック，エチルアルコールブロック），ボツリヌス毒素（ボツリヌストキシン）治療などがある．

e. 排尿障害

脳卒中による神経因性膀胱では，排尿筋の緊張低下による尿閉（膀胱に貯留した尿を排泄できないこと），溢流性尿失禁，残尿量増加などがみられやすく，尿路感染症の発生につながることがある．ポータブル・エコーによる残尿量測定や尿量動態検査法（urodynamic study）で診断・評価して，間欠導尿，バルーン・カテーテル留置，コリン作動薬の内服などで対処する．

f. 肩手症候群

上肢麻痺を呈する脳卒中患者の約20％にみられるもので，手および手指の腫脹（皮膚のしわの消失）と皮膚温の上昇（熱感），手・手指・肩関節の疼痛とそれによるROM制限がみられる．発症機序としては，自律神経系の障害が考えられており，反射性交感神経性ジストロフィーの一病型とみなされている．副腎皮質ホルモンの内服，星状神経節ブロックが治療的に試みられる．

g. 肩関節亜脱臼

片麻痺のため肩関節の靱帯や棘上筋が伸張され，肩甲上腕関節が脱臼する（上腕骨頭が下方・前方・外側にずり落ちる）現象で，弛緩性麻痺が強いほど起こりやすい．亜脱臼そのものでは疼痛は生じないが，関節包炎を合併すると疼痛が発生する．第一に三角巾（アーム・スリング）の使用が勧められるが，ROM訓練，温熱療法なども行われる．

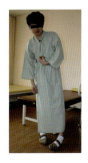

図10.10　ウェルニッケ・マン肢位
脳卒中による錐体路障害の場合，上肢は屈曲パターン，下肢は伸展パターンを呈する．

10.10　脳卒中に対する新しいリハビリテーション的介入

前述したニューロリハビリテーションの概念の広まりとともに，脳の可塑性に注目した新たなリハビリテーション的介入が考案されている．これらのうち，代表的なものを以下に記す．

a. constraint induced movement therapy (CIMT)

米国において開発された脳卒中後上肢麻痺に対する治療方法である（図10.11-a）．覚醒時間の90％以上で健側上肢を三角巾またはミトンなどで拘束して麻痺側上肢の使用を強制，通常は2週間にわたり毎日6時間の集中的リハビリテーションを行うというもので

ある．これの有効性はextremity constraint-induced therapy evaluation（EXCITE）研究ですでに確認されており，GL2009においてもグレードBとして推奨されているが，提供側のマンパワーの問題などから，本邦においてはまだ十分には普及していない．

b. 反復性経頭蓋磁気刺激 (repetitive transcranial magnetic stimulation：rTMS)

非侵襲的かつ無痛性に大脳皮質を磁力で刺激する装置であり，高頻度rTMS（5ヘルツ以上）とし

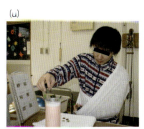 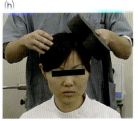

図10.11　新しいリハビリテーション的介入
(a) CIMT．(b) rTMS．CIMTでは健側上肢を拘束して麻痺側上肢の訓練を行う．rTMSは磁力で，tDCSは直流電気で大脳皮質を局所的に刺激する装置である．

て適用された場合は局所神経賦活作用を示し，逆に低頻度 rTMS（1 ヘルツ以下）として適用された場合は神経抑制作用を示す（図 10.11-b）．例えば，脳卒中患者においては，健側大脳の活動性を低頻度 rTMS で抑制し，健側大脳から病側大脳に至る半球間抑制を減少させることで病側大脳を抑制から解放，病巣周囲の機能代償部位を賦活しようとの試みがなされている．脳卒中後の上肢麻痺や失語症に対する治療的な臨床応用が報告されている．

c. 経頭蓋直流電気刺激（transcranial direct current stimulation：tDCS）

2つの電極を頭部に置き，1 mA 程度の弱電流を持続的に流すことで大脳を刺激するものである．運動野刺激として用いる場合，1つの電極を運動野上に，もう1つの電極を眼窩上隆起に置くが，陽極をどちらの部位に置くかで大脳への影響が異なったものとなる（陽極を運動野に置いた場合は興奮性，眼窩上隆起に置いた場合は抑制性）．rTMS と比べて，より安価な大脳刺激装置として注目されている．

d. 機能的電気刺激（functional electrical stimulation：FES）

脳卒中の場合，上位運動ニューロンは障害されるが，下位運動ニューロンは正常な機能を保っている．FES は，下位運動ニューロン（末梢運動神経）を直接に電気刺激することで麻痺筋を収縮させ，麻痺に陥った上下肢の動作を再建しようとする治療法である．脳卒中後片麻痺にみられる内反尖足がよい適応であり，遊脚期に総腓骨神経が刺激されるようにプログラムすることで，足関節の背屈がタイミングよく誘発され，歩行速度が速くなるとされている．

e. body weight supported treadmill training（BWSTT）

吊り下げ式の体重免荷装置とトレッドミルを用いて行う歩行訓練である（図 7.15 参照）．BWSTT は，麻痺側下肢で全体重を支持できない場合でも歩行練習を行うことができる，床上よりも速い速度での歩行訓練が可能となる，転倒のリスクが小さい，などの利点をもつ．一般的な理学療法と比べて，より効果的に脳卒中患者の歩行機能を改善させるとされている．

f. ボツリヌス毒素治療

脳卒中後の上下肢痙縮に対する治療法で，本邦においても 2010 年にその使用が承認された．ボツリヌス毒素（ボツリヌストキシン）を痙縮筋内に注射すると，神経筋接合部におけるアセチルコリンの遊離が阻害されることで筋弛緩作用が発揮され，病的に亢進した筋トーヌスが低下する．投与後数日で効果が出現して，およそ3〜4カ月間にわたりその効果が持続する．上肢では，上腕二頭筋，橈・尺骨手根屈筋，浅・深指屈筋が，下肢では腓腹筋，ヒラメ筋，後脛骨筋などが投与対象筋となることが多い．すでに多くのランダム化比較試験でその有用性が確認されており，GL2009 においてもグレード A で推奨されている．

10.11 脳卒中患者にみられる高次脳機能障害

高次脳機能障害は，脳の損傷が原因で生じた認知機能障害の総称であり，その原因疾患としては脳卒中が最多で，全体の約 80％を占めるものと推測されている．高次脳機能障害は，その病巣部位の広がりから"広範な前頭葉障害による高次脳機能障害"と"限局性の大脳皮質病変による高次脳機能障害"とに二分される．前者としては，記憶障害，注意障害，遂行機能障害，易疲労性，意欲・発動性の低下，脱抑制・易怒性などがあげられ，後者としては**失語症**（優位半球前頭葉の障害），**失行症**（優位半球前頭葉の障害），**半側空間無視**（劣位半球頭頂葉の障害），**病態失認**（劣位半球頭頂葉の障害）などが典型的なものである．くも膜下出血や頭部外傷の場合，前者が症状の中核となることが多いが，脳内出血（特に出血量が多いもの）や脳梗塞（特に大脳皮質を病巣に含むもの）では，前者と後者が共存して認められることも少なくない．高次脳機能障害は，発症後ある程度時間が経過してから顕著となってくることが通常であるため，実際には回復期リハビリテーション以降で対処される問題となる．高次脳機能障害が残存しても，ADL の障害はない患者も多く存在するため，退院後に社会に戻ってから（復職・復学してから）高次脳機能障害の症状が明らかになることもある．高次脳機能障害に対しては，いわゆる認知リハビリテーションが行われるが，これが効を奏さない場合は環境調整を行う必要がある（記憶障害に対するメモやタイマーの使用の指導，注意障害に対する静かな

場所の提供，易疲労性に対する休息時間の確保など）

10章のまとめ

1. 脳卒中の急性期リハビリテーションは，多職種で構成されるストロークユニット（SU）において行われることが望ましい．意識レベルが改善しており，神経症状の増悪もなければ，できるだけ発症後早期からリハビリテーションを開始して，麻痺肢の機能回復を促進するとともに，筋萎縮，関節拘縮などの廃用症候群の合併を予防するべきである．
2. 脳卒中の急性期においては，患者の状態を評価した後に，理学療法として，促通，ROM訓練，座位訓練，移乗動作，立ち上がり訓練を徐々に進めていくのがよい．口腔ケアと間接的嚥下訓練も，できるだけ早期から開始すべきである．
3. 回復期病院・病棟では，歩行訓練を積極的に行っていくのがよい．その際に，膝折れが目立つ場合には長下肢装具を，内反尖足がみられる場合には短下肢装具を使用して治療を進める．上肢麻痺に対するADLの指導，失語症に対する言語療法，直接的嚥下訓練も必要に応じて行っていく．
4. 回復期に遭遇する症状としては，中枢性疼痛，うつ状態，症候性てんかん，痙縮，排尿障害，肩手症候群，肩関節亜脱臼などがある．
5. 今後のさらなる発展が期待される脳卒中リハビリテーションの介入手段としては，CIMT，rTMS，tDCS，FES，BWSTT，ボツリヌス毒素（ボツリヌストキシン）治療がある．
6. 高次脳機能障害は，脳卒中による広範な前頭葉障害か，限局性の大脳皮質病変を原因として発症する．記憶障害，注意障害，遂行機能障害，易疲労性，失語症，半側空間無視などが代表的な症状である．

問題

10.1 脳卒中急性期に起こりうる廃用症候群として，不適切なものはどれか．
  A．筋萎縮・筋力低下
  B．関節拘縮
  C．高血圧症
  D．褥瘡
  E．心肺機能低下

10.2 脳卒中の急性期リハビリテーションとして，不適切なものはどれか．
  A．促通訓練
  B．他動的ROM訓練
  C．立ち上がり訓練
  D．間接的嚥下訓練
  E．利き手交換訓練

10.3 脳卒中後片麻痺に用いる下肢装具について，正しいものはどれか．
  A．下肢装具を用いた歩行訓練は，原則的に避けるべきである．
  B．膝折れを呈する患者には，長下肢装具は不適当である．
  C．体重が重く，歩行量が多い場合，プラスチック製の短下肢装具が勧められる．
  D．痙性が強い内反尖足を呈する場合，両側金属支柱付きの短下肢装具が勧められる．
  E．装具の使用は，脳卒中の発症後6カ月以内にとどめるべきである．

10.4 脳卒中の回復期に遭遇する症状について，正しいものはどれか．
  A．視床の障害で感覚障害・疼痛が生じることはない．
  B．脳卒中患者では，回復期に痙縮がみられる場合は稀である．
  C．脳卒中患者の20〜30％で，うつ状態がみられる．
  D．肩手症候群では，手の皮膚温が低下して冷たくなる．
  E．肩関節亜脱臼は，片麻痺が軽症の場合に起きやすい．

10.5 以下のうちで，脳卒中後の上下肢痙縮に対する治療法はどれか．
  A．機能的電気刺激（functional electrical stimulation：FES）
  B．body weight support treadmill training（BWSTT）
  C．ボツリヌス毒素治療
  D．抗てんかん薬の内服
  E．副腎皮質ホルモンの内服

10.6 脳卒中後の高次脳機能障害について，正しいものはどれか．
  A．後頭葉の広範な障害でみられることが多い．
  B．半側空間無視は，側頭葉の障害でみられる．
  C．記憶障害に対して，メモを用いることはよくない．
  D．高次脳機能障害の診断は，通常は急性期にくだされる．
  E．高次脳機能障害が存在しても，ADLが自立している患者もいる．

文献

1) 日本リハビリテーション病院・施設協会 急性期・回復期リハビリテーション検討委員会編：脳卒中急性期治療とリハビリテーション，南江堂，2000．
2) 原 寛美編：脳卒中リハビリテーションポケットマニュアル，医歯薬出版，2007．

（角田 亘，安保 雅博）

11 悪性腫瘍（がん）の リハビリテーション

学習目標
- 悪性腫瘍（がん）の種類・病態・治療の概要を説明できる．
- 悪性腫瘍（がん）のリハビリテーションの対象となる障害・病期別分類・身体機能評価を説明できる．
- 悪性腫瘍（がん）患者に対するリハビリテーションの実際の進め方を説明できる．
- 原発巣・治療目的別に，障害の概要とリハビリテーションの方法を説明できる．
- 悪性腫瘍（がん）のリハビリテーションを行ううえでのリスク管理のポイントを説明できる．

■ はじめに

　悪性腫瘍（がん）は人類を悩ます共通かつ最強の敵ともいうべき疾患であり，わが国でも疾病対策上の最重要課題として対策が進められ，現在では少なくとも，がん患者の半数以上が治るようになった（図11.1）[1]．わが国では，がんの治療を終えた，あるいは治療を受けつつあるがん生存者は2003年は298万人であるが，2015年には533万人に達すると予測されており（いわゆる2015年問題）[2]，がんが"不治の病"であった時代から"がんと共存"する時代になってきている．
　2006年6月に制定された"がん対策基本法"においては，基本的施策として，がん患者の療養生活の質の維持向上を行うことが，国，地方公共団体などの責務であることが明確にされた（表11.1）．しかし，現実には，"がん難民"という言葉に代表されるように，医師や病院によって，薦める治療法がまったく異なったり，治療成績に格段の差があったりすることが日常的に起こっており，治癒を目指した治療から生活の質（quality of life：QOL）を重視したケアまで，切れ目のない支援をするといった点で，今の日本のがん診療はいまだ不十分である．

患者にとっては，がん自体に対する不安は当然大きいが，がんの

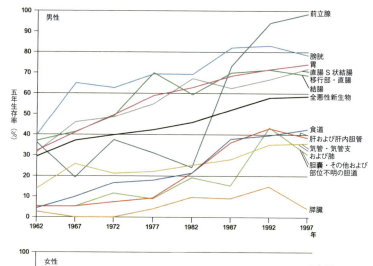
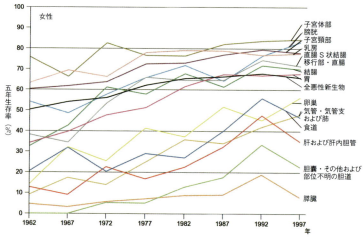

図11.1 初回入院患者の入院歴年別5年生存率の推移（％）（国立がん研究センター中央病院院内がん登録）

［がんの統計編集委員会編．がんの統計05．がん研究振興財団；2005より引用］

直接的影響や手術・化学療法・放射線治療などによる身体障害に対する不安も同じくらい大きい．しかしこれまで，がんそのもの，あるいはその治療過程において受けた身体的・心理的なダメージに対しては，積極的に対応されることがなかった．がん自体に対する治療のみならず，症状緩和や心理・身体面のケアから療養支援，復職などの社会的な側面にもしっかり対応していく，"がんと共存する時代"の新しい医療のあり方が求められている．

表11.1 がん対策基本法

概要
　がん対策のための国，地方公共団体などの責務を明確にし，基本的施策，対策の推進に関する計画と厚生労働省にがん対策推進協議会を置くことを定めた法律

基本的施策
1. がんの予防および早期発見の推進
   - がんの予防の推進
   - がん検診の質の向上など
2. がん医療の均てん化の促進など
   - 専門的な知識および技能を有する医師・医療従事者の育成
   - 医療機関の整備など
   - がん患者の療養生活の質の維持向上
3. 研究の推進など

11.1 悪性腫瘍（がん）の基礎的理解

a. 概念

　がんとは，**遺伝子の構造**あるいは**機能発現の異常**が引き起こす病気である．正常な細胞では必要なだけ細胞分裂・増殖すると，その増殖が停止されるが，がんに罹患すると生体の細胞がコントロールを失って無制限に増殖するため生体は急速に消耗し，臓器の正常組織を置き換えたり圧迫したりして機能不全をきたし，全身に転移することにより多数の臓器を機能不全に陥れるなどして，多臓器不全や身体の衰弱で死に至る．

　そのメカニズムとして，がん化を促進する遺伝子の活性化，逆にがん化を抑制するがん抑制遺伝子の不活性化が基本的な原因と考えられている．遺伝子の異常を引き起こす発がんの原因としては，アスベストやタバコの煙に含まれるさまざまな発がん物質の摂取，ウイルス感染，慢性炎症の持続，生活様式（食生活など）など，いくつかの要因が複合して関与していることが分かっている．一部のがんでは遺伝性の可能性も考えられている[3]．

b. 種類

　がんは造血器由来，上皮細胞由来（癌腫）および非上皮性細胞由来（肉腫）に大きく分類される（表11.2）．造血器由来のもの以外の癌腫と肉腫をあわせて固形がんと呼ぶこともある．なお，平仮名の"がん"は悪性腫瘍，漢字の"癌"は癌腫と使い分けることが多い．

c. 疫学

　1981年以来，がんは日本人の死亡原因の第1位である．"がんの統計2014"によると，2013年のがんによる死亡者数は36万4,872例（男性21万0,975例，女性14万7,897例）で，年間死亡者数の約3分の1に達する．部位別の死亡者数を図11.2に示した[4]．

　一方，2010年に新たに診断されたがん（がん罹患数）は80万5,236例（男性46万8,048例，女性33万7,188例）であった．部位別の罹患数を図11.3に示した[4]．がんの罹患者数は人口の高齢化とともに年々増加し，2015年にはがんの新患数が男性で55万4,000人，女性で33万6,000人，合計して約90万人ががんに罹患すると推定されている[5]．

d. がんの病態

　がん細胞の増殖形態・進展様式には，いくつかのパターンがある．原発巣や病期によって異なる性質を示すことも多い．早期がんでは自覚症状もなく，治療の侵襲も小さく，治療成績も良好である．がんの臨床病期が進むにつれて，がん細胞の数と巻き込まれた臓器の数が増え，治療成績が低下する[6]．

1) 局所での増大・浸潤：がん細胞が増殖し細胞数を増やすと，原発病巣が拡大し正常組織を侵食していく．これを**浸潤**という．がん細胞間の接着度が高いと一塊になって増大していく．腎・肝・肺などの実質臓器では，腫瘍の輪郭が球形の腫瘍として認識されることが多い（図11.4-a）．管腔臓器（腸管，尿管，胆管，気道など）では，内腔へ突出する腫瘍として

表11.2 悪性腫瘍（がん）の種類

造血器由来
　白血病，悪性リンパ腫，多発性骨髄腫など
上皮細胞由来（癌腫）
　肺がん，乳がん，胃がん，大腸がん，子宮がん，卵巣がん，舌がんなど
非上皮性細胞由来（肉腫）
　骨肉腫，軟骨肉腫，横紋筋肉腫，平滑筋肉腫など

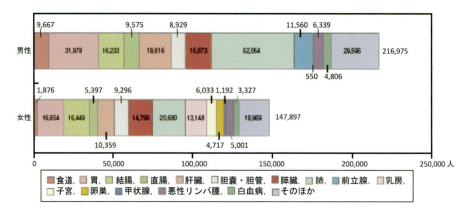

図 11.2 部位別がん死亡数（2013 年）
［がんの統計編集委員会編．がんの統計 '14．財団法人がん研究振興財団；2014．p.15 より引用］

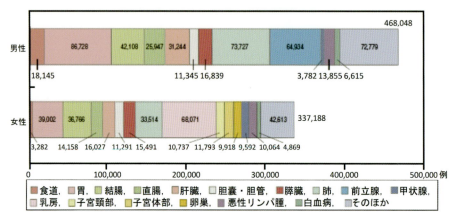

図 11.3 部位別がん罹患数（2010 年）
＊：上皮内がんを含む．［がんの統計編集委員会編．がんの統計 '14．財団法人がん研究振興財団；2014．p.18 より引用］

成長する．管腔臓器では，腔内にがんが発生した時，出血と通過障害が問題となる．腸管では**腸閉塞（イレウス）**，尿路では**水腎症**，気道では**呼吸困難**の原因となる．骨の場合には疼痛の原因になることが多く，病的骨折の危険が高くなる[3]．

他方，細胞間の接着が弱く，少数の細胞が正常組織へばらばらに進展していくタイプがある（図11.4-b）．実質臓器では腫瘍の輪郭が不明確で，管腔臓器では内腔突出の程度はさまざまである．周囲臓器への進展も早い．手術により切除範囲を決定することが困難で，手術成績も不良である．スキルスタイプの進展様式は，その極端な例である．

2）遠隔臓器への転移：原発病巣から，微小血管・リンパ管の壁を抜けて管腔に入ると，血行性・リンパ行性に全身に広がり，遠隔臓器転移を形成する．血管であれば静脈環流に入り，心臓を経由して肺，骨などに進展することが多い．疾患により，血行性，リンパ行性に進展しやすいタイプ，あるいは両者の性質をもつ場合がある．

3）腔内播種：胸腔や腹腔では，がん細胞が各臓器を包む漿膜や皮膜を貫通すると，その外にある腔内へばらまかれるように進展する．胃がんや卵巣がんなどによる**腹膜播種**，肺がんなどによる**胸膜播種**がこれに相当する．腹水や胸

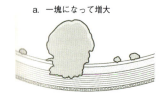
a. 一塊になって増大

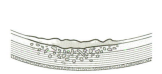
b. ばらばらに進展

図 11.4 浸潤の進展タイプ
（a）一塊になって増大．（b）ばらばらに進展．
［辻　哲也．がんの基礎的理解．辻　哲也編．がんのリハビリテーションマニュアル．医学書院；2011．pp.12-22 より引用］

水の貯留により苦痛が生じる．手術療法は無効のことが多く，抗がん薬の全身的あるいは腔内投与が行われる．

e. 悪液質（カヘキシア，cachexia）

がんが進行すると多臓器不全を生じ，例えば，肺がんや肺転移により呼吸機能が低下し低酸素血症となったり，肝臓がんや肝転移による肝性脳症や脳腫瘍・脳転移による意識障害の結果，呼吸循環動態が不安定になることで死に至る．

他方では，食欲が低下し体重が減少し，身体の衰弱により死に至ることも多い．この状態を，**がん悪液質**（カヘキシア，cachexia）という．がん悪液質は，生命予後やQOLに多大な影響を与え，がん死因の約20％を占めるといわれている[7]．そのメカニズムを図11.5に示した．がん細胞の多くは**炎症性サイトカイン**と呼ばれるホルモン類似物質を産生する．これらは食欲の低下，倦怠感の増強，発熱などの自覚症状を引き起こす．また，直接的・間接的な影響により，高カルシウム血症，高窒素血症，低ナトリウム血症，高カリウム血症などが引き起こされ，意識障害をきたしたり，心機能・腎機能に影響を与えたりして，最終的には死に至る[8]．

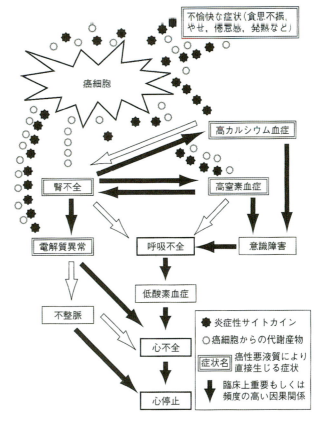

図11.5 がん性悪液質のメカニズム
［渡邉純一郎．癌の基礎的理解，癌治療の理解，化学療法．辻　哲也，里宇明元，木村彰男編．癌（がん）のリハビリテーション．金原出版；2006．pp.17-26より引用，一部改変］

● コラム

がん悪液質（カヘキシア）の骨格筋への影響

悪液質の特徴は，脂肪組織のみならず骨格筋の多大な喪失を呈することにある．単なる飢餓状態では脂肪組織の減少が主であり，骨格筋の大きな喪失を伴わないことと対照的である．がん悪液質は単なる栄養学的異常ではなく，代謝，免疫，神経化学的な異常によって引き起こされる病態であると考えられており，関連するサイトカインや腫瘍由来物質の同定と食欲，脂肪，筋肉などに対する作用が分子レベルで解明されつつある．

骨格筋に関しては，腫瘍壊死因子やproteolysis inducing factor（PIF）が筋肉組織に作用し筋崩壊をおこす．PIFはタンパク質の合成を抑制しタンパク質の分解も促進する作用をもつ．筋線維の分解を行うユビキチン-プロテアソーム系を活性化し筋タンパク質・筋線維の分解を促進するとされる．腫瘍壊死因子（tumor necrosis factor・TNF），アンギオテンシンⅡもPIFと同様，ユビキチン-プロテアソーム系に作用し筋タンパク質を分解するとされる．

結果，骨格筋は萎縮し筋力や筋持久力の低下を引き起こす．さらに，治療に伴う安静臥床は筋萎縮，心肺予備力などの廃用症候群をもたらし，日常生活のさらなる制限をもたらすという悪循環に陥ってしまう．がんの進行による悪液質の増悪は避けられないが，易疲労に注意しながらできるだけ離床を促し，リハビリテーションにより機能維持に努める必要がある．持久力に乏しい体力消耗状態の患者では，短時間で低負荷のリハビリテーション治療を頻回に行うようにする．

11.2 がん治療の概要

a. 手術療法

図11.6は国立がんセンターにおける初診患者の初回治療法の内訳である[1]．罹患率の高い胃がん，肺がん，大腸がんなど，大多数の固形がんでは早期に発見された場合には，手術による根治が十分に期待できるため，手術療法が第一選択となる．

近年，根治性を損なうことなく，手術療法による侵襲，機能障害を軽減するための工夫が進められている．その代表的なものは，消化管のがんに対する内視鏡治療（切除），胸腔鏡や腹腔鏡・後腹膜鏡による体腔鏡下手術の進歩である．また，化学療法や放射線療法などを併用した集学的治療を行うことで，より切除範囲を小さくしたり，臓器機能を温存したりする工夫も行われている．

b. 化学療法

1) 化学療法の種類： 従来の化学療法とは"悪性腫瘍に対する抗がん薬を用いた薬物療法"であったが，現在では乳がんや前立腺がんに対する内分泌療法，腎がんや一部の白血病に対するインターフェロン療法，一部の白血病に対する分化誘導療法，悪性リンパ腫や乳がんに対するモノクローナル抗体療法，肺がんや一部の白血病に対する分子標的療法なども化学療法に含まれる．

2) 化学療法の効果： 化学療法は，がん細胞を直接的または間接的に破壊・減少させ，臓器や全身への負荷（がん悪液質）を軽減することにより効果が現れる．この過程には数日〜数カ月の時間を要し，さまざまな副作用を伴うことが多い．化学療法では治療の効果（腫瘍の縮小）が現れても，疼痛の緩和，再発率の低下，延命効果，がんの治癒などとして自覚するのに時間を要することが多いので，患者の利益となることが期待できるかどうか常に確認しながら対応しなくてはならない．各種がんに対する化学療法の効果を表11.3に示した[9]．

3) 化学療法の副作用： ① 重篤な副作用：**腎機能障害，心機能障害，間質性肺炎**があり，致命的になることがある．腎機能障害としては，白金化合物（シスプラチン，プリプラチン®など），メトトレキサート（メソトレキセート®）などが知られている．

心機能障害は，アンスラサイクリン系薬剤であるドキソルビシン（アドリアマイシン®）やダウノビシン（ダウノマイシン®）などの使用によってが出現する．機序は薬剤による心筋ミトコンドリア障害であり，蓄積性かつ不可逆性である．ドキソルビシンの場合，体表面積あたりの累積使用量が450〜500 mgを超えると急速に出現率が上昇する．経時的に心エ

表11.3 化学療法の効果

治癒が期待できる
急性骨髄性白血病，急性リンパ性白血病，悪性リンパ腫，精巣（睾丸）腫瘍，絨毛がん
延命が期待できる
乳がん，卵巣がん，小細胞肺がん，大腸がん，多発性骨髄腫，膀胱がん，慢性骨髄性白血病，骨肉腫
症状改善が期待できる
軟部組織腫瘍，頭頸部がん，食道がん，子宮がん，非小細胞肺がん，胃がん，前立腺がん，膵がん，腎がん
効果が期待できない
悪性黒色腫，肝がん，甲状腺がん

［国立がんセンター内科レジデント．がん診療レジデントマニュアル．5版．医学書院：2010．p.21より引用］

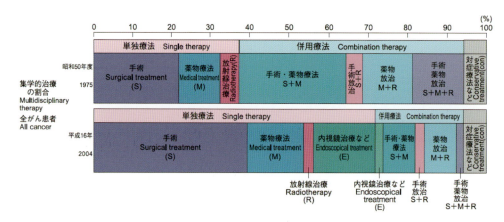

図11.6 がんの治療法

国立がんセンター中央病院全がん患者の就学的治療の割合．初発症例：昭和50（1975）年度，平成16（2004）年度の比較．
［がんの統計編集委員会編．がんの統計 05. がん研究振興財団；2005 より引用］

コー検査を行って駆出率を確認することや，薬剤の累積使用量を把握することでリスクを減らすことができる[8]．

間質性肺炎は薬剤性の肺炎で，ゲフィチニブ（イレッサ®）が有名である．根本的な治療法はなく重症化しやすく致死率も高い．
② **頻度の高い副作用**：一方，高頻度に生じる副作用には，**悪心・嘔吐**，**骨髄抑制**（白血球減少，血小板減少，貧血），**末梢神経障害**（四肢末梢のしびれ），**筋肉痛・関節痛**がある．

悪心・嘔吐は，抗がん薬投与後，数十分～数時間以内に出現し，数日～1週間で軽快するが，個体差も大きい．対策としては，セロトニン受容体拮抗薬（塩酸グラニセトロン：カイトリル®など）の投与や食事内容の改善が行われる．骨髄抑制に対しては，顆粒球コロニー刺激因子（granulocyte colony-stimulating factor：G-CSF）製剤（グラン®など）の投与や必要に応じて血小板輸血・赤血球輸血が行われる．

末梢神経障害は，タキサン系薬剤（パクリタキセル：タキソール®，ドセタキセル：タキソテール®など）で頻度が多く，投与後2～3週で手指や足底のしびれとして出現する．蓄積性で治療回数とともに増悪することが多いが，通常は治療終了後，数カ月～数年で消失もしくは軽快する．筋肉痛・関節痛はタキサン系薬剤の投与により，数時間～2日前後で出現し，数日以内に消失する[8]．

c. 放射線治療

1）放射線治療の効果：放射線療法は組織を切除せずに治療しうるということで，患者数は年々増加傾向にある．放射線治療の効果は，①治癒，②症状の緩和に分けられる．治癒を目指すためには

病巣に十分な線量を照射する必要があるが，重篤な晩期合併症を避けるためには，耐用線量以下に抑える必要がある．

単純分割照射では，1日2 Gyで週5回照射し，合計60～70 Gy/30～35回を行うことが多い．一方，症状緩和のための治療は，できるだけ早く目的を達成すべきであるので，1回の線量を増やして，短期間で治療を完了するようにすることが多い．骨転移では，1回3 Gyで合計30 Gy/10回を行うことが一般的である[10]．最近では，高線量率小線源遠隔照射，多分割照射，重粒子線治療，陽子線治療，温熱療法と放射線療法の併用も注目されている．

2）正常組織への影響：放射線の正常組織に対する影響は，発生時期によって照射期間中もしくは照射直後に発生する急性反応と，通常半年以降に出現する晩期反応に分けられる．

急性反応には，全身反応と局所反応がある．全身反応である放射線宿酔は照射後早期にみられる吐き気，食欲不振，倦怠感など二日酔い様の消化器症状をいう．全脳や腹部の広い範囲を照射した場合に起きやすい．対症療法としての制吐薬の投与や補液を行う．一方，局所反応には，血管の透過性の亢進による脳や気道などの浮腫，皮膚炎，口腔咽頭粘膜の障害，消化管障害，睡眠浮腫などがある．

晩期反応には，神経系（脳壊死，脊髄障害，末梢神経障害），皮下硬結，リンパ浮腫，骨（大腿骨頭壊死，肋骨骨折），口腔・唾液腺（口腔内乾燥症，開口障害），咽頭・喉頭の障害（嚥下障害・嗄声）などがある．

脳壊死は照射から1年以降に発生する．臨床的には腫瘍の再発との鑑別が困難である．脊髄の照射

終了から数カ月後に，脱髄性の変化によりレールメッテ徴候（Lhermitte's sign）が稀に発生するが自然に消失する．脊髄症は半年以降に発症し運動麻痺となる．末梢神経では腕神経叢麻痺や視神経麻痺が知られているが，いずれも根本的な治療法はなく予防が重要である[10]．

頭頸部や乳がんの術後照射の後には，結合組織の増生による皮下の硬結により頸部や肩の運動制限をきたすことがある．

d. がん治療の効果判定

1）治療効果の判定：がん治療の臨床的効果は，治療に近接して判定される**腫瘍縮小効果**と治療後の再発，または増悪の期間および生存期間を検討する**遠隔成績**によって評価される．

腫瘍縮小効果は，放射線療法，化学・内分泌療法，免疫療法に適用され，遠隔成績は手術療法を含むすべての治療効果の評価に用いられている．わが国では "世界保健機関（World Health Organization：WHO）基準" を参考にした日本癌治療学会の基準が広く用いられている[11]．腫瘍の縮小率（奏効度）は著効（complete response：CR），有効（partial response：PR），不変（no change：NC），進行（progressive disease：PD）により判定される．

2）治療による有害事象評価：治療効果の判定とともに有害事象（adverse events：AE）の評価も，治療継続の是非を検討する重要な基準となる．国際的な評価基準である "National Cancer Institute-Common Toxicity Criteria for Adverse Events v3.0：NCI-CTCAE v3.0" の日本語訳が利用可能である[12]．有害事象のグレードを**表11.4**に示した．

なお，有害事象とは "治療や処

置に際してみられる，あらゆる好ましくない徴候，症状，疾患であり，治療や処置との因果関係は問わない"と定義される[12]．

表11.4 CTCAE 有害事象の重症度グレード

Grade 1
軽症：症状がない，または軽度の症状がある；臨床所見または検査所見のみ；治療を要さない．
Grade 2
中等症：最小限／局所的／非侵襲的治療を要する；年齢相応の身の回り以外の日常生活動作の制限[*]．
Grade 3
重症または医学的に重大であるが，ただちに生命を脅かすものではない；入院または入院期間の延長を要する；活動不能／動作不能；身の回りの日常生活動作の制限[*2]．
Grade 4
生命を脅かす；緊急処置を要する．
Grade 5
AE による死亡．

説明文中のセミコロン（；）は「または」を意味する．
[*]：身の回り以外の日常生活動作（instrumental ADL）とは食事の準備，日用品や衣服の買い物，電話の使用，金銭の管理などを指す．
[*2]：身の回りの日常生活動作（self care ADL）とは入浴，着衣・脱衣，食事の摂取，トイレの使用，薬剤の内服が可能で，寝たきりではない状態を指す．
〔Japanese translation of common terminology criteria for adverse events (CTCAE), and instructions and guidelines. Int J Clin Oncol 2004; 9 (Suppl 3): 1-82 より引用〕

11.3　がんのリハビリテーションの基本的理解

a. 目　的

がんのリハビリテーションの目的は，"がんとその統合的な治療過程において受けた身体的および心理的な種々の制約に対して，個々の患者が属するそれぞれの家庭や社会へ，可能なかぎり早く復帰することができるように導いていくこと"にある[13) 14)]．すなわち，がん患者ではがんの進行もしくはその治療の過程で，認知障害，嚥下障害，発声障害，運動麻痺，筋力低下，拘縮，しびれや神経因性疼痛，四肢長管骨や脊椎の病的骨折，上肢や下肢の浮腫などさまざまな機能障害が生じ，それらの障害によって，移乗動作，歩行や ADL に制限を生じ，QOL の低下をきたしてしまう．がんのリハビリテーションでは，これらの問題に対して二次的障害を予防し，機能や生活能力の維持・改善を図る．

b. 対象となる障害

がんのリハビリテーションの対象となる障害を表11.5に示す[15)]．がんそのものによるものと，その治療過程において生じた障害とに分けられる．がん治療中や治療後の全身性の運動能力の低下，活動性低下，廃用症候群（disuse syndrome）といったがんの種類によらない一般的な問題に対するリハビリテーションも重要である．

c. 病期による分類

がんのリハビリテーションは，予防的，回復的，維持的および緩和的リハビリテーションの4つの段階に分けられる（図11.7）[16) 17)]．予防や機能回復から余命の限られたがん患者の機能の維持，緩和まで，あらゆる病期において役割をもつ．

d. 身体機能評価

身体機能の評価は，がんのリハビリテーションの効果の評価のみならず，生存期間の予測因子としても重要である．しかし，病的骨折や運動麻痺などの機能障害のために活動性が制限されている場合には，たとえ全身状態が良好であっても低いグレードになってしまい，必ずしも全身状態を示すことにはならないことに注意が必要である[18)]．

1) ECOG の Performance Status Scale（PS）（表11.6）：
Eastern Cooperative Oncology Group，USA（ECOG）の Performance Status Scale（PS）[19)]，いわゆる PS は，主に化学療法など積極的治療期における全身状態の評価のために，わが国のがん医療の現場で一般的に用いられている．評定尺度は5段階で，がん患者の全身状態を簡便に採点できる．

2) Karnofsky Performance Scale（KPS）（表11.7）： 1948年に初めて報告された評価法であるが，現在でも ECOG と並んで世界的に広く用いられている[20)]．

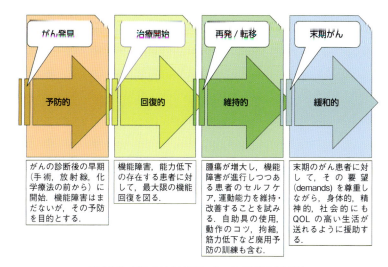

図 11.7 がんのリハビリテーションの病期別の目的
本図はがんのリハビリテーションの流れを示すもので，WHO の緩和ケア定義とは異なることに注意されたい（2002 年の WHO の定義では緩和ケアは末期がんに限定されない）．[辻 哲也．がんのリハビリテーション．日本医師会雑誌 2011；140: 55-9 および Dietz JH. Rehabilitation oncology. New York：John Wiley & Sons；1981 より引用]

11 段階で採点を行うため，PS よりも詳細な評価が可能である．KPS と PS は変換が可能で，KPS 100％・90％は PS 0，KPS 80％・70％は PS 1，KPS 60％・50％は PS 2，KPS 40％・30％は PS 3，KPS 20％・10％は PS 4 に相当する[12]．欠点としては，古典的な評価法であるため現在の医療状況にうまく適合しない点があることである．

3) Palliative Performance Scale (PPS)（表 11.8）： KPS の問題点を考慮し，現状の医療状況と矛盾しないように KPS を修正したものである[21]．小項目として，移動・活動性・セルフケア・食物摂取・意識状態をおのおの評価し，KPS と同様に 11 段階で採点する．

4) cancer functional assessment set (cFAS)（表 11.9）： がん患者の機能障害に焦点をあて，関節可動域（range of motion：ROM），筋力，感覚機能，バランス，最大動作能力，活動性の各領域を 4 段階もしくは 6 段階で評価する．がん患者の身体機能の障害の程度を包括的に評価可能であり，リハビリテーションプログラムの作成やリハビリテーション効果の判定に役立つ[22]．

表11.5 リハビリテーションの対象となる障害の種類

(a) がんそのものによる障害

1) がんの直接的影響

骨転移（長幹骨・脊椎）
骨転移をきたしやすい原発巣は乳がん，肺がん，前立腺がん，腎がんなどである．好発部位は脊椎，骨盤骨，大腿骨，肋骨，頭蓋骨であるが，上肢にも生じる．骨転移の症状は転移骨の疼痛や圧迫骨折に伴う神経症状などである．長管骨では突然の病的骨折で発症することもある．

脳腫瘍（転移）
頭蓋内に腫瘍があることによる頭蓋内圧亢進症状（頭痛，嘔気など）と腫瘍が発育あるいは圧迫した部位の脳局所症状（片麻痺，失調症，失語症など高次脳機能障害，脳神経麻痺など）を呈する．

脊髄・脊椎腫瘍（転移）
脊髄転移は，肺がん，乳がん，前立腺がんできたしやすく，多くは硬膜外からの進展である．好発部位は胸椎70%，頚椎10%，腰椎・仙骨20%程度である．腫瘍による脊髄の圧排，脊椎転移による脊椎の不安定性により，四肢麻痺，対麻痺，神経因性膀胱，疼痛を生じる．

腫瘍の直接浸潤
消化管のがんなどの腹膜播種による多発神経根症，肺がんや乳がんなどの腋窩リンパ節転移に伴う腕神経叢麻痺，第8頚髄，第1胸髄神経の浸潤によるパンコースト腫瘍（Pancoast tumor）などを生じる．消化器がんや婦人科がんなど腹部がんの直接浸潤によって腰仙部神経叢麻痺をきたすこともある．

疼痛
安静時・運動時の疼痛はがんのリハビリテーションにおける大きな阻害因子であり，訓練を行ううえで疼痛コントロールがうまくなされているかどうかは非常に大きな問題である．

2) がんの間接的影響（遠隔効果）

がん性末梢神経炎
原発巣によって生じる末梢神経炎の種類（運動性・感覚性・混合性）は多彩である．感覚障害（異常感覚，感覚低下）や運動障害（下垂足などの運動麻痺）を生じる．

悪性腫瘍随伴症候群
亜急性小脳変性症（paraneoplastic subacute cerebellar degeneration：PSCD），末梢神経炎，筋炎，神経筋接合部疾患が含まれる小脳変性症に付随した失調症は，肺がん，乳がん，卵巣がんでみられることがある．シャイ–ドレーガー症候群（Shy-Drager syndrome）は肺がん（小細胞がん）で認める．近位筋の筋力低下（ミオパチー）は，炎症性筋炎（皮膚筋炎），カルチノイド筋炎，ステロイド筋炎，悪液質による筋力低下などによる．皮膚筋炎患者では高率に悪性腫瘍を合併する．重症筋無力症は胸腺腫に合併し，筋無力症候群〔ランバート–イートン筋無力症症候群（Lambert-Eaton myasthenic syndrome）〕は肺がん（小細胞がん）で生じる．

(b) 主に治療の過程において生じうる障害

1) 全身性の機能低下，廃用症候群

化学・放射線療法，造血幹細胞移植
化学・放射線療法や造血幹細胞移植の治療中や治療後の患者では治療に伴う副作用や合併症および骨髄抑制による隔離により，ベッド上安静による不動の状態となる機会が多く，いわゆる廃用症候群に陥りやすい．造血幹細胞移植後には移植片対宿主病（graft-versus-host disease：GVHD）も問題となる．

2) 手術

骨・軟部腫瘍術後
患肢温存術や四肢切断術などの術後には，運動障害やADL障害を生じるので，術後の後療法として歩行訓練や義手・義足などのリハビリテーションを要する．

乳がん術後
胸壁や腋窩の切開部の疼痛と肩の運動障害を認め，肋間神経を切除された場合には上腕後面〜側胸部のしびれ感，感覚障害も出現する．腋窩リンパ節郭清が施行された患者では，腋窩部の痛みやひきつれ感による肩の挙上困難が生じる．

乳がん・子宮がん・卵巣がん術後リンパ浮腫
腋窩リンパ節郭清術後には，術側上肢リンパ浮腫，骨盤内リンパ節郭清術後には片側もしくは両側下肢リンパ浮腫を生じる．治療せず放置すると，徐々に悪化し，見栄えだけでなく，上肢巧緻性の障害や歩行障害を生じ，ADLに支障をきたす．

頭頸部がん術後
舌がんをはじめとする口腔がんの術後には，舌の運動障害のため，口腔期の嚥下障害および構音障害を認める．がんが中咽頭に及ぶと，咽頭期の嚥下障害を生じる．また，喉頭がんによる喉頭摘出術後には発声が困難となり代用音声（電気喉頭・食道発声など）を要する．

頸部リンパ節郭清術後
全頸部郭清術により胸鎖乳突筋，副神経が合併切除されると僧帽筋が麻痺し，肩関節の屈曲・外転障害，翼状肩甲をきたす．症状として上肢の挙上障害，頸・肩甲帯のしめつけ感を伴う疼痛，肩こりを生じる．保存的・選択的頸部郭清術でも術中操作などにより，副神経の完全もしくは不全麻痺が生じる可能性がある．

開胸・開腹術後
術後には，患者の不動化により生じる下側（荷重側）肺障害（dependent lung disease：DLD）や開胸・開腹術の手術侵襲による術後の呼吸器合併症の軽減には，周術期の予防的なリハビリテーション介入が効果的である．

3) 化学療法・放射線療法の副作用

化学療法
抗がん薬の種類によって生じる末梢神経炎の種類（運動性・感覚性・混合性）は多彩である．感覚障害（異常感覚，感覚低下）や運動障害（下垂足などの運動麻痺）を生じる．

放射線療法
晩期反応として，神経系（脳・脊髄・末梢神経），皮膚，骨などさまざまな臓器に不可逆性の障害を生じる．

［辻　哲也．がんのリハビリテーションの概要．辻　哲也編．がんのリハビリテーションマニュアル．医学書院；2011．pp.23-37 より引用］

表11.6 ECOG の Performance Status Scale (PS)

Score	定義
0	まったく問題なく活動できる．発病前と同じ日常生活が制限なく行える．
1	肉体的に激しい活動は制限されるが，歩行可能で，軽作業や座っての作業は行うことができる．例：軽い家事，事務作業
2	歩行可能で自分の身の回りのことはすべて可能であるが作業はできない．日中の50％以上はベッド外で過ごす．
3	限られた自分の身の回りのことしかできない．日中の50％以上をベッドか椅子で過ごす．
4	まったく動けない．自分の身の回りのことはまったくできない．完全にベッドか椅子で過ごす．

[Oken MM, Creech RH, Tormey DC, et al. Toxicity and response criteria of the Eastern Cooperative Oncology Group. Am J Clin Oncol 1982; 5: 649-55 より引用]

表11.7 Karnofsky performance status scale

%	症状	介助の要，不要
100%	正常，臨床症状なし	正常な活動可能，特別のケアを要していない
90%	軽い臨床症状があるが，正常の活動可能	
80%	かなりの臨床症状があるが，努力して正常の活動可能	
70%	自分自身の世話はできるが，正常の活動・労働は不可能	労働不可能，家庭での療養可能，日常の行動の大部分に病状に応じて介助が必要
60%	自分に必要なことはできるが，時々介助が必要	
50%	病状を考慮した看護および定期的な医療行為が必要	
40%	動けず，適切な医療および看護が必要	自分自身のことをすることが不可能，入院治療が必要，疾患が急速に進行していく時期
30%	まったく動けず入院が必要であるが，死はさしせまっていない	
20%	非常に重症，入院が必要で精力的な治療が必要	
10%	死期が切迫している	
0%	死	

[Karnofsky DA, Abelman WH, Craver LF, et al. The use of nitrogen mustard in the palliative treatment of carcinoma. Cancer1 1948; 634-56 より引用，一部改変]

表11.8 Palliative performance scale (PPS)

%	移動	活動性	セルフケア	食物摂取	意識状態
100	正常	正常 病状変化なし	自立	正常	正常
90	正常	正常 いくらか病状変化あり	自立	正常	正常
80	正常	正常（努力が必要） いくらか病状変化あり	自立	正常／低下	正常
70	低下	通常の仕事困難 いくらか病状変化あり	自立	正常／低下	正常
60	低下	趣味や家事困難 かなり病状進行あり	たまに介助が必要	正常／低下	正常／混乱
50	大部分車いす	どんな作業も困難 広範に病状進行	かなり介助が必要	正常／低下	正常／混乱
40	大部分ベッド	どんな作業も困難 広範に病状進行	大部分介助	正常／低下	正常／混乱／傾眠
30	すべてベッド	どんな作業も困難 広範に病状進行	すべて介助	低下	正常／混乱／傾眠
20	すべてベッド	どんな作業も困難 広範に病状進行	すべて介助	ごく少量	正常も／混乱／傾眠
10	すべてベッド	どんな作業も困難 広範に病状進行	すべて介助	口腔ケアのみ	傾眠／昏睡
0	死	—	—	—	—

[Anderson F, Downing GM, Hill J, et al. Palliative performance scale (PPS): a new tool. J Palliat Care 1996;12: 5-11 より引用，一部改変]

表11.9 cFAS（Cancer Functional Assessment Set）

		機能的自立度					
最大動作能力	起き上がり	0：全介助〜最大介助 1：中等介助 2：軽介助 3：見守り 4：補装具を要する 5：自立	0 1 2 3 4 5	関節可動域	肩関節	他動的外転	右 0 1 2 3
	立ち上がり		0 1 2 3 4 5				左 0 1 2 3
	移乗		0 1 2 3 4 5		足関節	他動的背屈	右 0 1 2 3
	50 m歩行		0 1 2 3 4 5				左 0 1 2 3
	階段昇降		0 1 2 3 4 5	バランス	立位	開眼片脚立位	右 0 1 2 3 4 5
筋力	上肢	握力	右 0 1 2 3 4 5				左 0 1 2 3 4 5
			左 0 1 2 3 4 5		立位	閉眼閉脚立位	0 1 2 3
	体幹	座位からの起き上がり	0 1 2 3	感覚	上肢	0：重度 1：中等度の障害 2：軽度の障害 3：正常	0 1 2 3
	下肢	股関節屈曲（MMT）	右 0 1 2 3 4 5		下肢		0 1 2 3
			左 0 1 2 3 4 5				
		膝関節伸展（MMT）	右 0 1 2 3 4 5	活動性	主な活動範囲	0：ベッド上 1：自室内 2：病棟内・屋内 3：院内・屋外	0 1 2 3
			左 0 1 2 3 4 5				
		足関節背屈（MMT）	右 0 1 2 3 4 5				
			左 0 1 2 3 4 5				

合計：102点

11.4 がんのリハビリテーションの実際

a. リハビリテーションプログラムの立て方

　基本的なリハビリテーションの方針・内容は，がん以外の患者と何ら変わることはないが，原疾患の進行に伴う機能障害の増悪，二次的障害，生命予後などに特別の配慮が必要である．リハビリテーションのかかわり方は，がん自体による局所・全身の影響，治療の副作用，臥床や悪液質に伴う身体障害に大きく左右される．治療のスケジュールを把握し，治療に伴う安静度や容態の変化をある程度予測しつつ，生命予後などの観点から，具体的なプログラムを立てていくことが大原則である．

b. リハビリテーションの進め方

　がん専門病院ではリハビリテーションと並行してがんに対する治療が行われることがほとんどである．治療に伴うさまざまな副作用でリハビリテーションが中断することもしばしばみられるので，病状の変化により臨機応変な対応が必要である．治療担当科の医師，病棟スタッフなどとリハビリテーションスタッフはカンファレンス（キャンサーボード）などを通じて，緊密にコミュニケーションをとっていく．

1) 周術期：　周術期リハビリテーションの目的は，術前および術後早期からの介入により，術後の合併症を予防し，後遺症を最小限にして，スムーズな術後の回復を図ることである．通常，術後に合併症や何らかの障害が生じてからリハビリテーションが開始されることが多いが，リハビリテーションチームの術前や術後早期からの積極的なかかわりが望まれる（図11.8）．

　術前の患者は手術とともに術後の障害の種類・程度，日常生活や社会復帰についても不安を抱いていることが多いので，術前にリハビリテーションの立場から説明することによりその不安を取り除くことができる．また，術前に患者と担当療法士が面識を持ち，術後

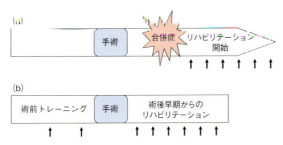

図 11.8　周術期リハビリテーションの目的
(a) 従来のリハビリテーション．(b) 術前・術後早期からの介入．術前および術後早期からの介入により術後の合併症を予防し，後遺症を最小限にして，スムーズな術後の回復を図ることが重要である．

のリハビリテーションの進め方や必要性を説明しておくことは，術後のリハビリテーションをスムーズに進める上でも有益である．

2) 進行がん・末期がん患者への対応：余命半年未満と推定される末期がん患者におけるリハビリテーションの役割は，ADLを維持，改善することにより，できるかぎり可能な最高のQOLを実現するべく関わることにある．入院の目的（一時退院を目的としているのかどうか）や予後（おおむね，月単位，週単位，日単位で表される）を十分認識し，患者の要望にあわせた適切な対応を行う必要がある．リハビリテーション治療開始時には元気であっても，容態が急変することも多いので，状態の安定している時にすばやい対応を行うことが望まれる．

c. 精神心理的問題，がん告知

がん患者では，何らかの精神心理的問題を抱えていることが多い．リハビリテーションが心理支持的に働き良い効果をもたらすこともあるが，逆にリハビリテーション室での治療中に不安や焦燥感などを表出したり，意欲の低下からうまくリハビリテーションが進まなくなったりする場合もあるので，必要に応じて精神腫瘍科医や臨床心理士へのコンサルテーションを行う．

がん告知に関して，特にがん専門病院では"告げるか，告げないか"という議論をする段階ではもはやなく，"いかに事実を伝え，その後どのように患者に対応し援助していくか"という告知の質を考えていく時期にきている．しかし，一般病院ではまだ100％告知には至っておらず，その対応には注意が必要である[23]．

告知されているかどうかは，リハビリテーション担当医がリハビリテーション処方を出す際に明記し，スタッフに周知徹底する必要がある．また，例えば，原発巣である乳がんは告知されていても，骨転移や脳転移については告知をされていないこともあるので，告知の内容についても注意する．

11.5　原発巣・治療目的別のリハビリテーション

a. 脳腫瘍（脳転移）

周術期には片麻痺，失調症などの運動障害，高次脳機能障害，摂食・嚥下障害などに対して，機能回復，社会復帰を目的としてリハビリテーションを行う．障害が残存しADLの低下を認める場合には，必要に応じて通院リハビリテーションや回復的リハビリテーション病棟への転院を検討する．

再発や腫瘍の増大に伴い神経症状が悪化しつつある症例は，全身状態や症状に応じた維持的もしくは緩和的リハビリテーションの適応となる．その際には，脳浮腫の悪化，腫瘍からの出血，けいれん発作，水頭症などで意識状態や神経症状の変動がしばしばみられるため，リハビリテーションを行う際には注意が必要である[24]．

b. 脊髄腫瘍（脊髄・脊椎転移，髄膜播種）

がんに伴う脊髄損傷（四肢麻痺・対麻痺・膀胱直腸障害）のリハビリテーションは，外傷性脊髄損傷のプログラムに準じて行われる．脊髄転移患者では，原発巣や他臓器転移に対する治療が継続されている場合もあり，リハビリテーション治療が円滑に進行しないことも多い．一方，再発や腫瘍の増大に伴い神経症状が悪化しつつある症例については，全身状態や症状をみながら短期ゴールを設定しリハビリテーション治療を進めるのが現実的である．麻痺が増悪し歩行不能となりADLが低下することは患者にとって大きな不安であるので，心理的なサポートも重要である[25]．

c. 頭頸部がん

1) 口腔・咽頭がん：舌がんをはじめとする口腔がんの術後には，舌の運動障害により，構音障害や嚥下障害（食塊の咀嚼・形成・咽頭への移送困難）を生じる．がんが中咽頭に及ぶと，嚥下

の咽頭期における鼻咽腔閉鎖不全，嚥下圧の低下，喉頭挙上障害や輪状咽頭筋の弛緩不全などによって誤嚥を生じる．ビデオ嚥下内視鏡検査・嚥下造影検査で適宜，評価しながら，経口摂取へ向けて嚥下リハビリテーションを進める[26]．

2）喉頭がん： 喉頭がんによる喉頭摘出術後には，代用音声を獲得するためのリハビリテーションが必要となる．術後に頸部創が安定した後，まず導入が容易な電気喉頭から開始する．電気喉頭での代用音声に関しては退院時にほとんどの患者が，実用レベルに達する．

食道発声に関しては時間を要するため，退院後に外来でのリハビリテーション治療に移行し継続する．食道発声の習得には時間がかかるので，あせらずにリハビリテーション治療を継続する．

肺からの呼気を駆動源とするシャント発声は，食道発声よりも習得が容易である．気管食道瘻に一方向弁の voice prosthesis（Provox®，アトスメディカル社，スウェーデン）を挿入する方法は，手術手技が比較的簡単で誤嚥も少ない．手術費用や付属品の定期的な購入などで費用負担が大きいことが欠点である．欧米では主流の方法であり，今後わが国でも普及が予想される[27]．

3）頸部郭清術： 全頸部郭清術（radical neck dissection：RND）により胸鎖乳突筋，副神経が合併切除されると僧帽筋が麻痺し，肩関節の屈曲・外転障害・翼状肩甲をきたし，症状として上肢の挙上障害，頸・肩甲帯のしめつけ感を伴う疼痛などを生じる．リハビリテーションでは，肩に負担のかからない ADL の指導，肩甲周囲や頸部の温熱，肩・肩甲骨・頸部の関節可動域（range of motion：ROM）訓練，肩甲周囲の代償筋の筋力増強訓練を行う[28]．

保存的頸部郭清術（modified radical neck dissection：MRND）や**選択的頸部郭清術**（selective radical neck dissection：SND）で副神経が温存された場合でも，術中の副神経の長時間の牽引や圧迫などにより副神経に脱髄や軸索変性が生じ，僧帽筋の完全もしくは不全麻痺に陥ることがしばしばみられるので注意が必要である．障害の程度にもよるが，神経の回復には半年から1年程度を要する[28]．

d. 開胸・開腹術（肺がん，食道がん，胃がん，大腸がんなど）

リハビリテーションの目的は，患者の不動化により生じる下側（荷重側）肺障害（dependent lung disease：DLD）の発生を未然に防ぐこと，および開胸・開腹術の手術侵襲による術後の呼吸器合併症を予防し，肺胞換気を維持・改善し，早期離床を図ることである[29)30]．

術前には患者とその家族に術前後の呼吸リハビリテーションの必要性を説明し，患者自身の協力が得られるようにする．その上で，術後の肺胞虚脱，無気肺の予防のための腹式（横隔膜）呼吸や最大吸気持続法すなわち**インセンティブ・スパイロメトリー**（incentive spirometry：IS）を練習する．咳嗽（ハフィング）や胸郭伸長運動（ストレッチ）の指導も行う．

術後早期には体位変換を繰り返し（ターニング），DLD を予防する．また，自己排痰を促し，腹式呼吸を励行させ，IS を1〜2時間に1回行う．血行動態に問題がなければ，早期から端座位，立位，歩行へと早期離床を進める．立位，歩行などの運動により局所の換気が増大し，換気と血流の不均等が改善する．呼気流量が増えて運動による気管支の拡張も生じて，排痰が促進する．

食道がんに対する開胸開腹術は，胸部操作（開胸・食道切除・縦隔リンパ節郭清），腹部操作（開腹・腹部リンパ節郭清，胃管形成），頸部操作（頸部リンパ節郭清，食道胃管吻合）が行われるため，身体への侵襲が大きく，肺合併症を中心とした術後合併症を起こす頻度も非常に高率であるため，術前および術後早期からのリハビリテーションの積極的な介入が望まれる．前頸筋群の切離や反回神経麻痺を生じやすいことから，呼吸リハビリテーションだけでなく摂食嚥下障害への対応も重要である．また，栄養面の問題とともに全身持久力や筋力低下に対する対策も必要である[31]．

e. 乳がん

手術後には，術創部の疼痛と肩の運動障害を生じる．前胸部の軟部組織切除よりも腋窩部の皮膚切開が，運動制限に対して影響が大きいため，腋窩リンパ節郭清実施時には肩の運動障害を生じやすい．動作時の疼痛のため肩の不動が続くと，二次的な肩関節の炎症や拘縮，いわゆる癒着性関節包炎を生じ，回復には長期間のリハビリテーションを要するので，その予防のための ROM 訓練は重要である．

術後の ROM 訓練の開始時期については，メタ分析の結果から創部が治癒する前に動かしすぎると，リンパ貯留の増加や創部離解などの問題を生じることが報告されているので[32]，創部のドレーンが抜去されるまでは原則として自動 ROM 訓練のみを行い，屈曲90度，外転45度まで許可する．ドレーン抜去後は積極的に他動・自動 ROM 訓練を行う[33]．

退院時に肩ROMがほぼ正常であっても, 術後2〜3週で腋窩ウェブ症候群 (axillary web syndrome：AWS) が出現することがある. AWSとは, 手術侵襲により上腕や腋窩部の表在にある静脈やリンパ管に生じた血栓が線維化し, 前胸部や腋窩・上腕部から前腕の方向に索状に線維束を触れ, 同部のひきつれや痛みを生じることである. 自然に消退するが, その間に癒着性関節包炎を生じさせないように, 痛みの悪化しない範囲でROM訓練を継続する. 温熱で疼痛緩和を図ることも有用である.

f. 骨・軟部腫瘍術後 (患肢温存術後, 四肢切断術後)

下肢骨腫瘍による患肢温存術後には, 患肢完全免荷での立位, 平行棒内歩行から両松葉杖歩行へと進める. 荷重の時期は, 手術の術式と創部の治癒の具合により決定される. 下肢の軟部腫瘍切除後では, 患肢の荷重は早期から可能である. 一方, 骨腫瘍による切断後では, 通常の切断術後のリハビリテーションと同様に, 断端管理から義肢装着訓練・義足歩行訓練へと進める. しかし, 術後の化学療法によってリハビリテーション治療を中断せざるをえなかったり, 創治癒が遅延し断端体積に変動が起こりやすく, ソケットの適合調整などに時間を要したりすることから, リハビリテーション治療は通常よりも時間がかかる傾向にある[25)].

g. リンパ浮腫

リンパ浮腫とは, リンパ管やリンパ節の先天性の発育不全, または二次性の圧迫, 狭窄, 閉塞などによって, リンパ流の阻害と減少のために生じた浮腫である. 先天性のものを含めた原因不明の原発性 (一次性) と, 発症原因が明らかな続発性 (二次性) に分けられる.

がん治療後の続発性リンパ浮腫は, 全リンパ浮腫患者の80％以上を占める. 原因となる疾患は, 乳がん, 婦人科がんが多いため大多数は女性である (図11.9).

乳がん術後に再発のない1,379名を対象とした全国調査の結果では, 患側が健側に比べて1cm以上大きい場合をリンパ浮腫の発症, 2cm以上を重症と定義したところ, リンパ浮腫は50.9％ (軽症53.4％, 重症46.6％) で発症しており, 非常に高率であった[34)]. 一方, 卵巣がん・子宮頸がん・子宮体がんで後腹膜リンパ節郭清を実施された694例を対象とした全国調査の結果では, 術後3年以内に27.2％に浮腫が出現した[35)].

浮腫出現時には, 患肢の負担を避けるように生活指導し, 就寝時には患肢を高めに保つようにする. むくんだ患肢はリンパ流の低下がみられ易感染性であるので, 急性炎症性変化 (蜂窩織炎やリンパ管炎) に注意する. 急性炎症性変化をきたした場合には患肢の安静・挙上・冷却を行い, 必要に応じて抗生物質を投与する.

国際リンパ学会のコンセンサス文書[36)] では, リンパ浮腫の保存的治療の中心は複合的理学療法

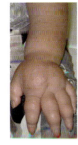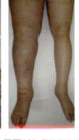

図 11.9　乳がんと子宮がんの術後写真
(a) 左乳がん術後 (左乳房切除, 腋窩リンパ節郭清あり) のリンパ浮腫, (b) 子宮がん術後 (広汎子宮全摘術, 骨盤内リンパ節郭清あり) のリンパ浮腫.

(complex physical therapy：CPT) であると提言されている. CPTはスキンケア, 圧迫療法, 圧迫下での運動, 用手的リンパドレナージを包括的に行うことにより, 患肢にうっ滞した過剰なリンパ液の排液を行う治療法である[37)]. CPTの集中的排液期には, 連日の集中的な治療が必要であるため, 入院が前提となる.

圧迫療法には**多層包帯法**と**弾性着衣**がある. 多層包帯法では, 患肢全体に筒状包帯を着用後, 指 (趾) に伸縮性のガーゼ包帯を巻き, 全体に綿包帯を巻いた後, 弾性包帯 (伸縮性のないもの) を巻き上げていく. 弾性着衣にはさまざまなタイプがあるので, 浮腫の状態に応じて選択する. 圧迫下で運動を行うことにより, 筋肉の収縮・弛緩による筋ポンプ作用が増強, リンパ還流が刺激され, リンパの運搬能力を高めることができる. 四肢の自動運動や散歩など, 患肢の筋収縮を促すような運動を20〜30分行う.

現在, わが国でリンパ浮腫の入院治療を行える施設は数少ないため, 現実にはCPTに準じた治療法を外来通院で実施していることが多い. 外来での治療においては, CPTのみでは不十分であり, 日常生活に対する指導を加えることが重要である. したがって, わが国においては, CPTに日常生活指導を加えた"複合的治療"または"CPTを中心とする保存的治療"がリンパ浮腫に対する標準的治療として推奨される[38)].

h. 造血幹細胞移植

白血病, 多発性骨髄腫, 悪性リンパ腫などで, 造血幹細胞移植を実施される場合には, 隔離病棟滞在が長期にわたるため, 抑うつや孤立感を生じがちである. また, 前処置として実施される全身放射

線照射，超大量化学療法に伴う有害事象，移植後の**移植片対宿主病**（graft versus host disease：GVHD）などの合併症により，不活動の状態となる機会が多いので，心肺系・筋骨格系の廃用症候群を予防しコンディションを維持することが必要である．

移植前には移植後の運動の必要性を説明し体力評価を行い，移植後は体調に合わせて ROM 訓練，軽負荷での抵抗運動，自転車エルゴメータや散歩のような有酸素運動を体調に合わせて実施する[39]．

i. 放射線や化学療法中・後

放射線や化学療法中・後のがん患者では，体力（全身性の筋力や心肺機能）の低下が多くみられる．その原因としては，悪液質，すなわち腫瘍細胞や腫瘍に関連する炎症性サイトカインによる代謝の亢進，組織の異化亢進などによる消耗とともに，廃用症候群，すなわち治療によるさまざまな有害事象や疼痛，睡眠障害や精神心理的要因により引き起こされる**"がん関連倦怠感**（cancer-related fatigue：CRF）"が身体活動を制限し二次的に体力低下が生じていることが多い[40]．廃用症候群と悪液質の両者があいまって，歩行や起居動作の能力が低下し，活動性が低下するという悪循環を生じてしまう．また，がん患者の体力低下は，早期がんであっても多くの例で認められることが報告されている[41]．

がん患者における体力低下は，治療法の選択・生命予後・活動能力・QOLに関わる重要な課題であるが，化学療法などのがん治療中・後の体力向上を目的とした運動療法（有酸素運動や抵抗運動）を定期的に行うことで，心肺系・筋骨格系機能の改善だけでなく，疲労感の減少・自信や自尊心の保持，ボディーイメージの改善，QOL全体の向上といった精神心理面への効果も報告されている[40]．体力の改善が疲労感の減少につながり，ADL が改善し生活が自立することで自尊心が向上，活動範囲が拡大し社会的交流が増え，QOLの向上につながる[42]．

j. 末期がん

緩和ケアにおけるリハビリテーションの目的は，"余命の長さにかかわらず，患者とその家族の要望・希望（demand）を十分に把握した上で，その時期におけるできるかぎり可能な最高の ADL を実現すること"に集約される．一般の医療においては，どうしても医療者側のニーズが優先されがちであるが，緩和ケアでは患者の要求が優先されることに注意しなくてはならない．がんの進行とともに，QOL は低下し，やがて死を迎える．過剰な治療は QOL を急速に低下させるばかりでなく，合併症により生命予後を縮める可能性もある．一方，緩和ケアは同じ生命予後でも QOL の高い期間を長く保つところに特徴がある[43]．

緩和ケアにおけるリハビリテーションの役割は，ADL を維持，改善することにより，できるかぎり可能な最高の QOL を実現するべく関わることにある．疼痛などの症状緩和のために入院し自宅復帰が目標である患者では，終末期を自宅で迎えるにあたって，杖や装具，福祉機器を利用しながら，残存機能でできる範囲の ADL 拡大を図る（維持的リハビリテーション）．また，終末期を緩和病棟で迎える患者の場合にも，ADL 拡大を図ることは重要であるが，全身状態が悪化した場合には疼痛，しびれ，呼吸困難，浮腫などの症状緩和や精神面のサポート（緩和的リハビリテーション）にリハビリテーション治療の目的を変更する[44]．

11.6　リスク管理

リハビリテーションを進めるうえで，全身状態，がんの進行度，がん治療の経過について把握し，リスク管理を行うことは重要である．**表 11.10** はがん患者が安全にリハビリテーションを行えるかどうかの目安である[14]．現実的には，これらの所見をすべて満たしていなくとも，必要なリハビリテーション治療は継続することが多いが，その場合には，リハビリテーション処方の際に運動負荷量や運動の種類の詳細な指示や注意事項を明記すると同時に，リハビリテーション治療時の全身状態の観察を注意深く行い，問題のある時には躊躇せずリハビリテーション治療を中断する．

a. 骨髄抑制

化学療法中や放射線治療中は骨髄抑制を生じる可能性があるので，常に血液所見に注意を払う必要がある．急性白血病患者において，肉眼的な出血は血小板数 2 万以上であれば稀であり，脳内出血は血小板数 1 万以上であれば生じなかったことが報告されている[14]．一般的に，血小板が 3 万以上であれば特に運動の制限は必要ないと思われる．1 万～2 万では，有酸素運動を主体にして，抵抗運動は行わないようにする．1

表11.10 がん患者におけるリハビリテーションの中止基準

1. 血液所見：ヘモグロビン7.5 g/dL以下，血小板50,000/μL以下，白血球3,000/μL以下
2. 骨皮質の50％以上の浸潤，骨中心部に向かう骨びらん，大腿骨の3 cm以上の病変などを有する長管骨の転移所見
3. 有腔内臓，血管，脊髄の圧迫
4. 疼痛，呼吸困難，運動制限を伴う胸膜，心囊，腹膜，後腹膜への浸出液貯留
5. 中枢神経系の機能低下，意識障害，頭蓋内圧亢進
6. 低・高カリウム血症，低ナトリウム血症，低・高カルシウム血症
7. 起立性低血圧，160/100 mmHg以上の高血圧
8. 110回/分以上の頻脈，心室性不整脈

[Gerber LH, et al. Rehabilitation for patients with cancer diagnoses. DeLisa JA, Gans BM, Bockenek WL, editors. Rehabilitation medicine：principles and practice. 3rd ed. Philadelphia：Lippincott-Raven Publishers；1998. pp. 1293-317 より引用]

万以下の場合には積極的なリハビリテーション治療は行うべきではない．強い負荷での抵抗運動も，筋肉内や関節内出血を引き起こす可能性があるので注意する．

白血球が減少すると，易感染性が問題となる．特に好中球が500/μL以下の場合は感染のリスクが高く，G-CSFや予防的な抗生物質投与，クリーンルーム管理などの感染予防の対策が必要となる（11.2節 b. 化学療法 3）化学療法の副作用参照）．

b. 化学療法中・後

化学療法後には，臥床に伴う心肺系・筋骨格系の廃用症候群，ヘモグロビン値の低下，多量の水分負荷もしくは心毒性に伴う心機能の軽度低下などが原因で，安静時に頻脈となることがしばしばある．運動負荷の目安について科学的検証はいまだなされていないが，動悸，息切れなどの自覚症状に注意しながら，安静時よりも10～20多い心拍数を目安に少しずつ負荷量を増加させていくことが，現実的である．

アンスラサイクリン系薬剤であるドキソルビシン（アドリアマイシン®）やダウノルビシン（ダウノマイシン®）を使用中，もしくは使用の既往のある場合には，心機能障害の出現に注意をする（11.2節 b. 化学療法 3）化学療法の副作用参照）．

c. 血栓・塞栓症

進行したがん患者では凝固・線溶系の異常をきたしている場合があり，長期の安静臥床もあいまって血栓・塞栓症を生じるリスクが高い．下肢の**深部静脈血栓症**（deep vein thrombosis：DVT）の臨床症候は，局所浮腫，発赤，腓腹部の疼痛，熱感，ホーマンズ徴候（Homans' sign，腓腹部の把握痛，足関節の他動的背屈により腓腹部に痛みが出現）である．

DVTにより，静脈系に生じた血栓が塞栓子となって血流に乗って運ばれ，肺動脈に詰まり閉塞すると**肺血栓塞栓症**（pulmonary thromboembolism：PTE）を生じる．末梢肺動脈が完全に閉塞すると肺組織の壊死が起こり，肺梗塞をきたす．突然にショック症状で発症する場合も多く，注意を要する[45]．

DVTが発見されれば，抗凝固療法を開始する．リスクが高い場合には下大静脈フィルターを挿入し，肺塞栓症の予防に努める．PTEの治療には，抗凝固療法と血栓溶解療法，および残っているDVTが遊離して新たな肺塞栓を生じることを防ぐための安静を要する．四肢ドレナージやマッサージは禁忌となる．

d. 骨転移

骨転移は脊椎，骨盤や大腿骨，上腕骨近位部に好発し，初発症状として罹患部位の疼痛を生じるので，がん患者が四肢，体幹の痛みを訴えた場合には常に骨転移を念頭に，骨シンチグラフィー，陽電子放出断層撮影（positron emission tomography：PET），コンピュータ断層撮影（computed tomography：CT），磁気共鳴画像法（magnetic resonance imaging：MRI），単純X線写真などの検査でその有無をチェックする．初期に病変をみつけ対処しないと病的骨折を生じ，さまざまな障害をきたす（図11.10）．

Mirels[46]は，長管骨転移を場所，疼痛，タイプ（溶骨性，造骨性など），大きさから点数化して病的骨折のリスク評価をしている（表11.11）．また，Harrington[47]の切迫骨折の定義を表11.12に示す．この定義に当てはまる場合には，放射線治療中や手術といった骨折予防のための積極的な介入が必要となる．また，ハイリスク状態であることを患者に十分に理解させ，松葉杖や歩行器などによる免荷歩行を指導する．頸椎，上位胸椎病変には頸椎装具，下位胸椎から腰椎の病変には，胸腰椎コルセットを装着させ，疼痛緩和と動作による骨折リスクを回避する．

骨転移に対する治療方針は，腫瘍の放射線感受性，骨転移発生部位と患者の予想される生命予後などにより決定される．多くの場合，放射線照射が第一選択となるが，大腿骨や上腕骨などの長管骨転移では，病的骨折を生じるとQOLの著しい低下をきたすため手術対象となることも少なくない[48]．

リハビリテーションの内容は，骨転移の罹患部位と治療方法，原発巣の治療経過，全身状態によって大きく異なるが，リハビリテーションの目的は，切迫骨折状態にある骨転移を早期に把握し，骨折

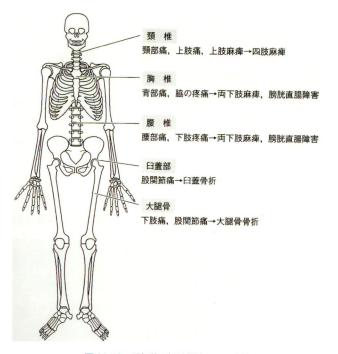

図 11.10 骨転移の好発部位とその症状

［片桐浩久．特徴・診断・治療の要点．原発性悪性骨・軟部腫瘍，転移性骨腫瘍．辻 哲也，里宇明元，木村彰男編．癌（がん）のリハビリテーション．金原出版；2006．pp.245-56 より引用］

表 11.11 四肢骨転移の病的骨折のリスク

点数	1 点	2 点	3 点
1. 場所	上肢	下肢	大腿骨転子部
2. 疼痛	軽微	中等度	高度で ADL に制限あり
3. X 線所見	造骨性	混合性	溶骨性
4. サイズ（骨径の）	1/3 以下	1/3 ～ 2/3	2/3 以上

8 点以上の場合，病的骨折のリスクが高いので予防的に内固定術を推奨している．

［Mirels H. Metastatic disease in long bones. A proposed scoring system for diagnosing impending pathologic fractures. Clin Orthop Relat Res 1989; 249: 256-64 より引用，一部改変］

表 11.12 切迫骨折の定義

1) 骨皮質の全周 50％以上の破壊
2) 適当な局所療法にかかわらず，荷重時の痛みが持続，増強，再燃
3) 大腿骨近位で病変の径が 2.5 cm を超えるか小転子の剝離あり

［Harrington KD. The role of surgery in the management of pathologic fractures. Orthop Clin North Am 1977; 8: 841 より引用，一部改変］

を避けるための基本動作・歩行訓練および日常生活動作（activities of daily living：ADL）の指導を行うことが基本である．適切な対応をすれば歩行や ADL 向上の可能性の高い患者が安静臥床を強いられたり，病的骨折のリスクの高い患者や切迫骨折患者に免荷を指導せずそのまま放置したりすることは避けるべきである．

リハビリテーションに際しては，全身の骨転移の有無，病的骨折や神経障害の程度を評価，骨折のリスクを認識し，腫瘍専門の整形外科医と情報交換を行い，治療プログラムを組み立てる．リハビリテーション開始にあたっては，患者，家族への病的骨折のリスクについての説明を十分に行い，承諾を得る必要がある[49]．

高カルシウム血症の治療に使用されるビスフォスフォネート製剤のゾレドロネート（ゾメタ®）や抗 RANKL 抗体のデノスマブ（ランマーク®）などの骨修復薬には骨転移の進行抑制効果があり，病的骨折，脊髄圧迫症状，骨痛に対する放射線療法などの骨関連事象（skeletal related events：SRE）の頻度を軽減する[50]．

e. 胸水・腹水

がん性胸膜炎によって胸水が貯留している患者では，動作によってすぐに動脈血酸素飽和度が下がってしまうことがあるので，リハビリテーション中にはパルスオキシメータを使用し，できるだけ少ないエネルギーで動作を遂行できるように指導する．またベッド上の体位を工夫したり，環境を整えたりすることも有効である．

四肢に浮腫がみられる患者で胸水や腹水が貯留している場合には，圧迫やドレナージによって胸水や腹水が増悪することがあり，注意が必要である．このような場合には，呼吸困難や腹部膨満感といった自覚症状の悪化，動脈血酸素飽和度の低下などに注意しながら対処していく．特に，尿量が少ない場合には慎重な対応が求められる．

胸水や腹水に対しては利尿薬の投与が行われるが，根底に低栄養が存在することも多く，必要に応じてアルブミン製剤の投与も行われる．

11章のまとめ

1. 悪性腫瘍（以下，がん）とは遺伝子の構造あるいは機能発現の異常が引き起こす病気である．がんは，造血器由来，上皮細胞由来（癌腫）および非上皮性細胞由来（肉腫）に分類される．がん細胞の増殖形態・進展様式には，局所での増大・浸潤，遠隔臓器への転移，腔内播種がある．

2. がんの三大治療は，手術療法，化学療法，放射線治療である．大多数の固形がんでは，早期発見された場合には手術療法が第一選択となる．化学療法の治療効果はがんの種類により，治癒・延命・症状緩和・効果なしまでさまざまである．化学療法の効果が現れるまでには数日〜数カ月の時間を要し，さまざまな副作用を伴うことが多い．放射線療法は組織を切除せずに治療しうるということで，患者数は年々増加傾向にある．放射線治療の効果は，治癒・症状の緩和に分けられる．

3. がんのリハビリテーションの対象となる障害は，がんそのものによるものと，その治療過程において生じた障害とに分けられる．がんのリハビリテーションは4つの段階に分けられ，予防や機能回復から余命の限られたがん患者の機能の維持，緩和まで，あらゆる病期において役割をもつ．身体機能の評価として，ECOGのperformance status scale（PS），Karnofsy performance scale（KPS），palliative performance scale（PPS），cancer functional assessment scale（cFAS）が用いられる．

4. 基本的なリハビリテーションの方針・内容は，がん以外の患者と何ら変ることはないが，原疾患の進行に伴う機能障害の増悪，二次的障害，生命予後などに特別の配慮が必要である．治療担当科スタッフと緊密にコミュニケーションをとりつつ，治療のスケジュールを把握し，治療に伴う安静度や容態の変化をある程度予測しつつ，生命予後などの観点から，患者のニーズに合った，より具体的なプログラムを立てる．

5. 脳腫瘍（脳転移），脊髄腫瘍（脊髄・脊椎転移，髄膜播種），頭頸部がん（口腔・咽頭がん・頸部郭清術），開胸・開腹術（肺がん，食道がん，胃がん，大腸がんなど），乳がん，骨・軟部腫瘍術後（患肢温存術後，四肢切断術後），リンパ浮腫，造血幹細胞移植，放射線や化学療法中・後，末期がんなど，原発巣・治療目的により，多彩な障害を障害をきたしうる．がんの進行度や治療計画に応じて，個々のニーズに応じたアプローチをしていく必要がある．

6. リハビリテーションを進める上で，全身状態，がんの進行度，がん治療の経過について把握し，リスク管理を行うことは重要である．骨髄抑制，抗がん薬投与中の運動負荷，血栓・塞栓症，骨転移，胸水・腹水，がん悪液質などのリスク要因については，リハビリテーション担当医はリハビリテーション処方の際に運動負荷量や運動の種類の詳細な指示や注意事項を明記する必要がある．また，リハビリテーション治療時の全身状態の観察を注意深く行い，問題のある時には躊躇せずリハビリテーション治療を中断する．

問題

11.1 悪性腫瘍（がん）について誤っているのはどれか．
A．がんは，造血器由来，非上皮性細胞由来（癌腫）および上皮細胞由来（肉腫）に分類される．
B．がん細胞の進展様式には，局所での増大・浸潤，遠隔臓器への転移，腔内播種がある．
C．大多数の固形がんでは早期に発見された場合には，手術による根治が十分に期待できるため，手術療法が第一選択となる．
D．化学療法の治療効果はがんの種類により，治癒・延命・症状緩和・効果なしまでさまざまである．
E．放射線の正常組織に対する影響は発生時期によって，照射期間中もしくは照射直後に発生する急性反応と半年以降に出現する晩期反応に分けられる．

11.2 悪性腫瘍（がん）のリハビリテーションの病期別の目的について，誤っているのはどれか．
A．予防的リハビリテーションは，がんの診断後の早期（手術，放射線，化学療法の前から）に開始し，機能障害はまだないが，その予防的目的とするものである．
B．回復的リハビリテーションでは，機能障害，能力低下の存在する患者に対して，最大限の機能回復を図る．
C．維持的リハビリテーションでは，腫瘍が増大し，機能障害が進行しつつある患者のセルフケア，運動能力を維持・改善することを試みる．
D．緩和的リハビリテーションでは，末期のがん患者に対して，医療者側のニーズを優先することで，身体的，精神的，社会的にもQOLの高い生活が送れるように援助する．

11.3 原発巣・治療目的別のリハビリテーションについて誤っているものはどれか．
A．脳腫瘍の再発や腫瘍が増大しつつある場合には，脳浮腫の悪化，腫瘍からの出血，けいれん発作，水頭症などで急

識状態や神経症状の変動に注意が必要である．
  B．開胸開腹術の周術期リハビリテーションの目的は，患者の不動化により生じる下側（荷重側）肺障害の発生を未然に防ぐこと，開胸・開腹術の手術侵襲による術後の呼吸器合併症を予防し，肺胞換気を維持・改善し，早期離床を図ることである．
  C．乳がん術後には，術直後から積極的に他動・自動ROM訓練を行うことが勧められる．
  D．リンパ浮腫の標準的治療として，複合的理学療法（CPT）に日常生活指導を加えた"複合的治療"または"CPTを中心とする保存的治療"が推奨される．
  E．放射線や化学療法中のがん患者では，疼痛，嘔気，倦怠感などの副作用による不活動とがんの進行により生じる悪液質があいまって，歩行や起居動作の能力や活動性が低下しやすい．

11.4 悪性腫瘍（がん）のリハビリテーションのリスク管理について誤っているものはどれか．
  A．血液中の血小板が1万以上であれば運動の制限は必要ない．
  B．アンスラサイクリン系薬剤を使用中もしくは使用の既往のある場合には心機能障害の出現に注意をする．
  C．深部静脈血栓を認めた場合には，リンパドレナージは禁忌である．
  D．悪性腫瘍（がん）患者が四肢，体幹の痛みを訴えた場合には，まず，骨転移を考える．
  E．がん性胸膜炎によって胸水が貯留している患者では，リハビリテーション中にパルスオキシメーターの使用が勧められる．

文　献

1) がんの統計編集委員会編．がんの統計05．がん研究振興財団；2005．
2) 山口　建．厚生労働省がん研究助成金がん生存者の社会的適応に関する研究．2002年報告書．
3) 辻　哲也．がんの基礎的理解．辻　哲也編．がんのリハビリテーションマニュアル．医学書院；2011．pp.12-22．
4) がんの統計編集委員会編．がんの統計'09．財団法人がん研究振興財団；2009．pp.12-5．
5) 北川貴子，津熊秀明，味木和喜子，ほか．日本のがん罹患の将来予測．富永祐民，黒石哲生，大島　明ほか編．がん統計白書．篠原出版；1999．
6) 鳶巣賢一．癌の基礎的理解．癌の疫学と病態．辻　哲也，里宇明元，木村彰男編．癌（がん）のリハビリテーション．金原出版；2006．pp.3-9．
7) Tisdale MJ. Biology of cachexia. J Natl Cancer Inst 1997; 89：1763-73.
8) 渡邉純一郎．癌の基礎的理解．癌治療の理解，化学療法．辻　哲也，里宇明元，木村彰男編．癌（がん）のリハビリテーション．金原出版；2006．pp.17-26．
9) 国立がんセンター内科レジデント．がん診療レジデントマニュアル．5版．医学書院；2010．pp.16-7．
10) 西村哲夫．癌の基礎的理解，癌治療の理解，放射線療法．辻　哲也，里宇明元，木村彰男編．癌（がん）のリハビリテーション．金原出版；2006．pp.27-33．
11) 西條長宏，下山正德，福田治彥ほか．固形癌の効果判定のための新ガイドライン（RECISTガイドライン）―日本語JCOG版―アムステルダム：Excerpta Medica Japan/Elsevier Science ; 2002．
12) Japanese translation of common terminology criteria for adverse events (CTCAE), and instructions and guidelines. Int J Clin Oncol 2004; 9 (Suppl 3): 1-82.
13) Ragnarsson KT, Thomas DC. Principles of rehabilitation medicine. In: Bast RC, Gansler TS, Holland JF, et al. editors. Cancer medicine, 5th ed. London: BC Decker; 2000. pp.971-85.
14) Gerber LH, Vargo M. Rehabilitation for patients with cancer diagnoses. In: DeLisa JA, Gans BM, Bochenek WL, editors. Rehabilitation medicine：Principles and practice. 3rd ed. Philadelphia: Lippincott-Raven; 1998. pp.1293-317.
15) 辻　哲也．がんのリハビリテーションの概要．辻　哲也編．がんのリハビリテーションマニュアル．医学書院；2011．pp.23-7．
16) 辻　哲也．がんのリハビリテーション．日本医師会雑誌 2011；140：55-9．
17) Dietz JH. Rehabilitation oncology. New York: John Wiley & Sons; 1981.
18) 辻　哲也．臨床と研究に役立つ緩和ケアのアセスメント・ツール　がん患者のリハビリテーションの評価．緩和ケア 2008；18（増刊）：161-5．
19) Oken MM, Creech RH, Tormey DC, et al. Toxicity and response criteria of the Eastern Cooperative Oncology Group. Am J Clin Oncol 1982; 5: 649-55.
20) Karnofsky DA, Ableman WH, Craver LF, et al. The use of nitrogen mustard in the palliative treatment of carcinoma. Cancer1: 634-656, 1948.
21) Anderson F, Downing GM, Hill J, et al. Palliative performance scale (PPS): A new tool. J Palliat Care 1996; 12: 5-11.
22) Miyata C, Tsuji T, Tanuma A, et al. Cancer Functional Assessment Set (cFAS): A new tool for functional evaluation in cancer. Am J Phys Med Rehabil 2014; 93: 656-64.
23) 辻　哲也．リハビリテーションを行ううえでのリスク管理．辻　哲也編．実践！がんのリハビリテーション．メジカルフレンド社；2007．pp.17-22．
24) 辻　哲也．悪性腫瘍（がん）．千野直一編．現代リハビリテーション医学．2版．金原出版；2004．pp.488-501．
25) 大田哲生．脳腫瘍，脳転移リハビリテーションの要点．辻　哲也，里宇明元，木村彰男編．癌（がん）のリハビリテーション．金原出版；2006．pp.82-93．
26) 辻　哲也，安藤牧子．口腔癌，咽頭癌の周術期リハビリテーション．多職種チームのための周術期マニュアル．鬼塚哲郎編．多職種チームのための周術期マニュアル 4 頭頚部癌．メヂカルフレンド社；2006．pp.234-61．
27) 辻　哲也．頭頚部がんの特徴・治療・リハビリテーションの概要．辻　哲也編．がんのリハビリテーションマニュアル．医学書院；2011．pp.68-87．
28) 辻　哲也，田尻寿子，市川るみ子．頚部郭清術後．多職種チームのための周術期マニュアル．鬼塚哲郎編．多職種チームのための周術期マニュアル 4 頭頚部癌．メヂカルフレンド社；2006．pp.276-98．
29) 辻　哲也．急性期からのリハビリテーション 開胸・開腹術後．臨床リハ 2003；12：408-15．
30) 辻　哲也．悪性腫瘍（がん）の周術期呼吸リハビリテーション．リハビリテーション医学 2005；42：844-52．
31) 辻　哲也，増田芳之，青木聡美，ほか．周術期リハビリテーション．坪佐恭宏編．多職種チームのための周術期マニュアル 3 胸部食道癌．メヂカルフレンド社；2004．pp.48-69．
32) McNeely ML, Campbell K, Ospina M, et al. Exercise interventions for upper-limb dysfunction due to breast cancer treatment. Cochrane Database of Syst Rev 2010; 16: CD005211. DOI: 10.1002/14651858.CD005211.pub2.
33) 近藤国嗣．乳癌リハビリテーションの要点．辻　哲也編．癌（がん）のリハビリテーション．金原出版；2006．pp.190-205．
34) 北村　薫，赤澤宏平．基礎から最新知識まで最前線のリンパ浮腫ケア．乳がん術後のリンパ浮腫に関する多施設実態調査．臨床看護 2010；36：889-93．
35) 佐々木寛．腹腔鏡補助膣式広汎子宮全摘術の予後および婦人科癌における術後下

肝浮腫治癒手術の開発．厚生科学研究（がん克服戦略事業）平成14年度報告書．

36) International Society of Lymphology. The diagnosis and treatment of peripheral lymphedema. 2009 Consensus Document of the International Society of Lymphology. Lymphology 2009; 42: 51-60.

37) リンパ浮腫診療ガイドライン作成委員会編．リンパ浮腫診療ガイドライン2008年度版．1版．金原出版；2008.

38) 財団法人ライフプランニングセンター．リンパ浮腫研修委員会における合意事項 http://www.lpc.or.jp/reha/modules/newlymph/（2015年11月14日引用）

39) 石川愛子，辻 哲也．臓器移植—リハビリテーションの新たな挑戦．造血幹細胞移植とリハビリテーションの実際．臨床リハビリテーション 2008；17：463-70.

40) 村岡香織．がん患者に対する全身持久力トレーニング その考え方と効果．辻 哲也編．実践！ がんのリハビリテーション．メヂカルフレンド社；2007. pp.143-8.

41) Schwarz AL. Physical activity after a cancer diagnosis. Cancer Invest 2004; 22: 82-92.

42) Courneya KS, Mackey JR, Bell GJ, et al. Randomized controlled trial of exercise training in postmenopausal breast survivors: Cardiopulmonary and quality of life outcomes. J Clin Oncol 2003; 21: 1660-8.

43) 辻 哲也，安達 勇．悪性腫瘍（がん）のリハビリテーション 緩和ケア病棟においてリハビリテーションに期待すること．総合リハ 2003；31：1133-40.

44) Tunkel RS, Lanchemann EA. Rehabilitative medicine. In: Berger AM, Portenoy RK, Weissman DE, editors. Principles and practice of palliative care and supportive oncology. 2nd ed. Philadelphia: Lippincott Williams & Wilkins; 2002. pp.968-79.

45) 辻 哲也，里宇明元．廃用症候群．石神重信，宮野佐年，米本恭三編．最新リハビリテーション医学．2版．医歯薬出版；2005. pp.74-85.

46) Mirels H. Metastatic disease in long bones. A proposed scoring system for diagnosing impending pathologic fractures. Clin Orthop Relat Res 1989; 249: 256-64.

47) Harrington KD. The role of surgery in the management of pathologic fractures. Orthop Clin North Am 1977; 8: 841.

48) 片桐浩久．特徴・診断・治療の要点．原発性悪性骨・軟部腫瘍，転移性骨腫瘍．辻 哲也，里宇明元，木村彰男編．癌（がん）のリハビリテーション．金原出版；2006. pp.245-56.

49) 辻 哲也．骨転移痛に対する対策 骨転移患者のケア．ペインクリニック 2008；29：761-8.

50) 厚生労働省がん研究会がんの骨転移に対する予後予測方法の確立と集学的治療法の開発班編．骨転移治療ハンドブック．金原出版；2004.

（辻　哲也）

12 精神・発達障害に対するリハビリテーション

学習目標
- 人間発達を学ぶ意義が説明でき，粗大運動の発達で重要な発達指標を記述できる．
- 巧緻動作・コミュニケーションの発達に必要な要素を説明できる．
- 発達上の問題をもつ子どもがどのような経路を通過して医療機関につながるのかなど，発達評価を用いる意義を説明できる．
- 障害をもつ子どもが，年代ごとにどのような支援を受けるのか説明できる．
- 小児の精神系障害と運動系障害を列挙でき，障害の概要と発達支援の内容について説明できる．
- 脳性麻痺の筋緊張による分類と運動の特徴について説明できる．
- 二分脊椎症の麻痺レベルと移動能力の関係について説明できる．
- 精神疾患の診断基準と状態像，治療法を列挙し，それぞれの目的について説明できる．
- 精神疾患の障害の要因を説明でき，リハビリテーションの目的と，支援のあり方の概要について説明できる．

■ はじめに

人間は，生まれもった能力を用いて環境に対して働きかけながら，適応していくために必要な新たな能力を獲得していく．本章では，環境との相互作用によって乳幼児期に獲得する諸機能と，それらの能力を評価するための手段について説明する．また，人生の早期に障害をもつ発達障害と，青年期以降に障害が明らかになることが多い精神障害について，障害の特徴とそれらに対するリハビリテーションについて概要を説明する．

12.1 人間発達

a. 人間発達を学ぶことの意義

人間発達は，運動，認知，言語，社会性などさまざまな能力で分類でき，これらは，① 各年齢における能力という観点，② 各発達の機能獲得過程という観点，③ 各発達の相互関連性という観点，といった3つの観点から学習していくことが必要である．①については，子どもに対して療育を実施する際に，子どもの能力が定型的か否かを判断するうえで重要な指標となる．また，②，③については，治療目標・内容の決定に際して，多くのヒントを与えてくれる．

b. 粗大運動発達

粗大運動の発達は，独歩を境に大きく2つの時期に分けられる．ここでは，歩行獲得前の時期におけるいくつかの重要な発達指標を示す（表12.1）．歩行獲得後の発達は，応用歩行能力，立位バランス能力，遊具を使っての能力などを指標にしている．

c. 巧緻動作の発達

手や手指が熟練した運動をするためには，上肢運動としてはリーチ，把握，自発的リリース，手内操作の能力が必要である．またそれ以外にも，粗大運動発達，視機能，体性感覚，認知，文化などさ

表12.1 粗大運動の発達指標

月齢	粗大運動発達の指標
4カ月	腹臥位で対称的に45度頭を上げる
	縦抱きで頭を垂直位に保持できる
5カ月半	腹臥位で体を手で支え，胸を上げる
6カ月	背臥位から手を持って引き起こしても頭が遅れない
7カ月	1人で座っていられる
7カ月半	両足で体重をかけられる
9カ月半	つかまって立っていられる
13カ月半	1人で立っていられる
14カ月	1人で上手に歩く

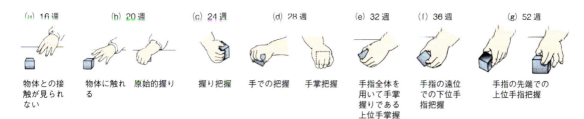

図12.1 把握の型

(a) 16週．物体との接触がみられない．(b) 20週．左：物体に触れる．右：原始的握り．(c) 24週．握り把握．(d) 28週．左：手での把握．右：手掌把握．(e) 32週．手指全体を用いての手掌握りである上位手掌握．(f) 36週．手指の遠位での下位手指把握．(g) 52週．手指の先端での上位手指把握．

[Halverson HM. An experimental study of perhension in infants by means of systematic cinema records. J Genet psychol 1932; 7: 212-5 より引用，改変]

まざまな要因が複雑に絡み合って発達をする．ここでは，Halverson[1]による把握の発達経過を図12.1と巧緻動作の発達指標（表12.2）[2]に示す．

d. 日常生活動作の発達

食事，排泄，更衣，整容といった基本的な日常生活動作（activities of daily living：ADL，表12.3）[3]は，学齢前に自立させておくことが望ましく，各動作の年齢ごとの発達状態を知っておくことは支援内容を検討するうえで役立つ．

e. 認知発達

ピアジェ（Piajet）による認知発達理論が有名で，外界の認識や操作の発達的変化を理論化したものである（表12.4）．特に0～2歳の感覚運動期が知能と言語の発達の基礎を築くうえで重要な段階であり，精神遅滞をもつ子どもはこの感覚運動期でつまずくことが多い．

f. 言語発達

言語発達は，乳児期の表情や動作によるコミュニケーションから始まり，幼児期の音声言語を用いたものへと変化する．長崎ら[4]は，2歳までのコミュニケーションの発達を2つの伝達意図と音声の理解と表出で分類して説明している（表12.5）．健常児であればこの4つがバランスよく発達するが，自閉性障害の子どもは，相互伝達系の発達に問題が生じる．

g. 発達評価に用いる検査

発達検査は，子どもの各機能における発達状態を明らかにするために実施する．アプローチ内容はこの結果に基づいて決定し，アプローチ実施後の効果判定にも使用する．検査には，多種多様なものがあり，検査ごとに目的，適用年齢，内容などが異なる（表12.6）．検査者は，検査目的に合致したものを選択して実施する必要がある．

表12.2 巧緻動作の発達指標

歳	発達の指標	歳	発達の指標
0：0	手にふれたものをつかむ	1：2～1：3	積木を一つ重ねる
0：1	手をしゃぶったり、ものをしゃぶる	1：4～1：5	コップからコップへ水をうつす
0：2	頬にふれたものを取ろうとして手を動かす	1：6～1：8	鉛筆でぐるぐるまるをかく
0：3	おもちゃをつかんでいる	1：9～1：11	積木を横に二つ以上ならべる
0：4	ガラガラを振る	2：0～2：2	鉄棒などに両手でぶらさがる
0：5	手を出してものをつかむ	2：3～2：5	紙など直線を引く
0：6	おもちゃを一方の手から他方に持ちかえる	2：6～2：8	まねて○をかく
0：7	親指と人さし指でつかもうとする	2：9～2：11	はさみを使って紙を切る
0：8	おもちゃのたいこをたたく	3：0～3：3	ボタンをはめる
0：9	びんのふたを，あけたりしめたりする	3：4～3：7	十字をかく
0：10	おもちゃの車を手で走らせる	3：8～3：11	紙を直線にそって切る
0：11	なぐり書きをする	4：0～4：3	はずむボールをつかむ
1：0～1：1	コップの中の小粒をとり出そうとする		

（注）1：4は1歳4カ月を示す．

[遠城寺宗徳．遠城寺式乳幼児分析的発達検査法「九大小児科改訂版」．慶應義塾大学出版会；1982 の評価表を引用，改変]

表 12.3　ADL の発達

年齢（歳：カ月）	食事	排泄	更衣	入浴	整容
0：6	スプーンから食べる				
0：9	ビスケットを自分で食べる 哺乳びんをもって飲む				
1：0	スプーンを使い自分で食べようとする				
1：3	コップをもって飲む お菓子の包み紙をむいてくれとせがむ		衣服の着脱に協力する		
1：6	スプーンを使って食べる ストローで飲める	おしっこをした後で教える			歯を磨こうとする
1：9			ぼうしを一人でかぶる 靴・靴下を脱ぐ	お風呂で石鹸をつけて体を洗おうとする	
2：0		昼間のオムツが不要	自分で脱ごうとする		
2：3	ごちそうさまをいう	便意を教える	靴をはく		
2：6		おしっこをする前に知らせる	自分で着ようとする		手を洗う
2：9				頭を洗っても泣かない	
3：0	手を汚さないで食べられる	夜のオムツが不要	自分で簡単な衣服を脱ぐ		
3：6	箸が使える	おしっこの自立	ボタンをはずす 自分で簡単な衣服を着る	自分で体を簡単に洗える	
4：0			衣服の前後がわかる ボタンをかける 一人で全部着る		顔を洗う 歯磨きを自分からする
4：6		うんちの自立（後始末ができる）		入浴後，自分で体を拭く	鼻をかむ
5：0					
5：6			更衣の自立		
6：0				頭を洗う	髪をとかす

［篠川裕子．幼児期前期．福田恵美子編．人間発達学．2 版．中外医学社；2009．p.49 より転載］

表 12.4 ピアジェの認知発達理論

段階			年齢	説明
前論理的思考	感覚運動期		誕生～2歳	感覚-運動的活動を通して活動の仕方を変えながら、反射的な行動から目的的・意図的な行動へと外界を認識する枠組みを変えていく
		Ⅰ. 生得的反射の時期	誕生～1カ月	生得的反射の時期
		Ⅱ. 第一次循環反応	1～4カ月	自分自身の身体活動そのものに興味や関心を向け、その活動を連続的に繰り返す
		Ⅲ. 第二次循環反応	4～8カ月	目的と手段が分化し始める時期で、自分の活動によって偶発的に引き起こされた外界の変化に興味をもち、その活動を連続的に繰り返す
		Ⅳ. 二次的シェマの協応	8カ月～1歳	目的が与えられると、すでにもっている手段の中から対応したものを選び、結果を引き起こそうとする
		Ⅴ. 第三次循環反応	1～1歳6カ月	実験的に手段を変化させ、それによって生じる結果の違いを調べる活動を繰り返す。またある目的が与えられた場合には、自分で新たな手段を考案する
		Ⅵ. シェマの統合による新たな手段の発見	1歳6カ月～2歳	目的が与えられた時、新たな解決手段を、活動を通さずに表象(目の前にない事柄を心の中で思い浮かべること)によって洞察的に発見できる
論理的思考期	表象的思考期	前操作期	2～7歳	表象によってある事物を別の事物で表す象徴機能は成立するが、それを用いて思考することはできない
		具体的操作期	7～11歳	現実の具体的な対象やその変化を利用することで論理的思考ができるようになるが、抽象的・論理思考は不十分
		形式的操作期	11歳以上	目の前に存在しない抽象的概念や観念的イメージを用いて、論理的に思考することができる

シェマ:自分が引き起こすことができる動作のパターンや、頭の中で思い浮かべることができるイメージなどのことをいう。たとえば物をつかむために手を開くこともシェマであるし、イヌはどんな動物か尋ねられた時、イヌに関する情報を思い浮かべることもシェマであると考えている。

表 12.5　2歳までのコミュニケーションの4側面の定義と発達

	月齢（カ月）	基底的伝達構造		記号的伝達構造	
		〈要求伝達系〉	〈相互伝達系〉	〈音声言語理解〉	〈音声言語表出〉
定義		自己の目的のために他者を動かす行為	他者とのかかわること自体が目的の行為	ジェスチャーも含めた言語の理解	発声も含めた言語の表出
発達	0	・生理的要求　↓	・働きかけへの応答　↓		・/a://e:/などの発声　↓
	6	・要求対象物の明確化 ・要求相手の明確化　↓	・自発的な働きかけ ・相互性の獲得　↓	・ジェスチャー、文脈を伴った言葉の理解	・喃語 ・音声模倣 ・有意味語　↓
	12	・要求行動の間接化　↓	・やり取り行動の成立	・日常的な指示理解 ・物、身体部位、人の名称の理解 ・動作やルーチンの理解 ・絵や写真による物の名称の理解 ・二語文の理解	〈1歳前半〉 名詞　1～10語程度 動詞　1～5語程度 形容詞そのほか 　　　1～5語程度 〈1歳後半〉 〈18～20カ月〉 →〈20～24カ月〉 名詞　20～30語→100語程度 動詞　10語・50語程度 形容詞そのほか 　　　10語→50語程度 ・二語文の使用 ・助詞の使用
	18	・ジェスチャーを伴って言葉で要求 ・自己主張・拒否	・物や出来事、自己の行為や心的状態を他者に叙述		
	24	・他者への行為の要求 ・所有への欲求 ・一語文で要求	・他者の行為を二語文で叙述 ・他児への興味		

[長崎　勤、小野里美帆：コミュニケーションの発達と指導プログラム―発達に遅れをもつ乳幼児のために―.日本文化科学社;1996, p.4より引用]

表 12.6 各種発達検査

	発達検査	適用年齢	検査領域・内容
発達スクリーニング検査	遠城寺式乳幼児分析的発達検査	0〜4歳7カ月	運動（移動運動・手の運動），社会性（基本的習慣・対人関係），言語（発語・言語理解）の3分野（6領域）の領域別発達を評価する
	乳幼児発達スケール（KIDS）	1カ月〜6歳11カ月	日常生活場面での行動から，「運動，操作，理解言語，表出言語，概念，対子ども社会性，対成人社会性，しつけ，食事」の領域別発達を評価する
	乳幼児精神発達質問紙（津守式）	0〜7歳	日常生活場面での行動項目から「運動・探索・社会・生活習慣・言語」の5つの領域別発達を評価する
	デンバー発達判定法（DENVER II）	0〜6歳	「個人−社会領域・微細運動−適応領域・言語領域・粗大運動領域」の4つの領域別発達を評価する
詳細な発達検査・知能検査	新版K式発達検査 2001年版	0〜14歳過ぎ	「姿勢・運動，認知・適応，言語・社会」の3領域の発達を評価する
	田中ビネー知能検査	2歳〜成人	言語，動作，記憶，数量，知覚，推理，構成など，さまざまな項目から知的発達を評価する
	WISC-IV知能検査	5歳0カ月〜16歳11カ月	全15の下位検査の結果から，全検査IQと言語理解，知覚推理，ワーキングメモリ，処理速度の4つの指標を評価する
	知能診断検査（WPPSI）	3歳10カ月〜7歳1カ月	WISC知能検査の幼児版
	心理・教育アセスメントバッテリー（KABC-II）	2歳6カ月〜12歳11カ月	視覚認知，短期記憶，手の動作，言語習得課題，数の操作などの下位項目検査の結果から，問題解決や情報処理の際の認知様式を評価する
感覚・知覚・認知の処理過程に関する検査	フロスティッグ視知覚発達検査（DTVP）	4歳〜7歳11カ月	視覚と運動の協応，図形と素地の弁別，形の恒常性，空間位置，空間関係の視知覚障害の種類と程度を評価する
	非運動性視知覚発達検査（TVPS）	4歳〜12歳11カ月	運動的要素を最小限にとどめた視知覚を評価する
	日本版ミラー幼児発達スクリーニング検査（JMAP）	2歳9カ月〜6歳2カ月	感覚・運動，言語，非言語的認知能力など，発達全般にわたる総合的に評価をする
言語・コミュニケーションに関する検査	言語学習能力診断検査（ITPA）	3歳〜9歳11カ月	コミュニケーションの言語学習能力に関する発達特徴と神経心理学的な原因を評価する
	絵画語い発達検査（PVT-R）	3歳0カ月〜12歳3カ月〜10歳11カ月	基本的な語彙理解力の発達を評価する
	国リハ式〈S-S法〉言語発達遅滞検査	0〜6歳発達相当の小児	コミュニケーションの3側面（記号形式─指示内容関係，基礎的学習能力）から言語症状のタイプと言語発達の水準を評価する
心理社会的技能／心理的要素に関する検査	新版S-M社会生活能力検査	1〜13歳	社会生活能力（身辺自立，移動，作業，意志交換，集団参加，自己統制）の発達を評価する
	子どもの行動チェックリスト（CBCL）	2〜3歳用 4〜18歳用	子どもの情緒と行動を包括的に評価する
	心の理論課題検査（TOM）	3〜7歳	他人の心の動き（他者の意図，思考，感情）を理解する能力（社会認知能力）を評価する
運動機能に関する検査	粗大運動能力尺度（GMFM）	5歳程度までの粗大運動能力の発達	臥位・寝返り，座位，四つ這い・膝立ち，立位，歩行・走行・ジャンプの5領域の運動能力
	運動年齢検査（MAT）	4〜72カ月レベルの運動発達	体幹下肢，上肢で運動発達年齢を算出
日常生活能力に関する検査	リハビリテーションのための子どもの能力低下評価法（PEDI）	6カ月〜7.5歳	セルフケア，移動，社会的機能の3領域の能力とパフォーマンスを評価する
	子どものための機能的自立度評価法（WeeFIM）	6カ月〜7歳	セルフケア，排泄管理，移乗動作，移動，コミュニケーション，社会的認知における子どもの自立度と介護度を評価する
そのほかの検査	グッドイナフ人物画知能検査（DAM）	3〜10歳	子どもが描いた人物画から，それぞれの身体部位の描き方により精神年齢を評価する
	小児自閉症評定尺度（CARS）	自閉症疑いの小児	自閉性障害の診断・評定尺度，自閉症と自閉症以外の発達障害児とを識別する
	LD判定のための調査票改訂版（LDI-R）	小学〜中学生	担任教師が，普段の子どもの様子を基に基礎的学力と行動を評定する

KIDS（キッズ）: kinder infant development scale, WISC-IV（ウィスク-IV）: Wechsler intelligence scale for children, WPPSI（ウィプシー）: Wecheler preschool and primary scale of intelligence, KABC: Kaufman assessment battery for children, DTVP: developmental test of visual perception consulting, TVPS: test of visual-perceptual skills, JMAP（ジェイマップ）: Japanese version of Miller assessment for preschoolers, ITPA: Illinois test of psycholinguistic abilities, PVT-R: picture vocabulary test-revised, 国リハ: 国立障害者リハビリテーションセンター, S-S: sign-significate, S-M: social maturity scale, CBCL: child behavior checklist, TOM: theory of mind development screening test（幼児・児童の社会認知スクリーニング・テスト）, GMFM: gross motor function measure, MAT: motor age test, PEDI（ペディ）: pediatric evaluation of disability inventory, WeeFIM: functional independence measure for children, DAM: draw a man test, CARS（カーズ）: childhood autism rating scale, LDI-R: learning disabilities inventory-revised.

12.2 小児のリハビリテーション

a. 障害が明らかになるまでの過程

運動や言語発達の遅れ，集団場面での不適応などの発達上の問題は，子どもの状態に応じて多様な時期・場面（図12.2）[5]において発見され，医療機関へとつながる．医療機関では図12.3[5]のような診察・検査が実施され，最終的な診断が確定される．

b. 地域支援の流れ

問題が軽度もしくは超重度な場合や，社会的問題を抱えている子ども以外は，医学的診断がついた後は，基本的にその子どもが生活している地域において療育や教育，福祉によるサービスや支援（図12.4）[6]を受けることになる．

c. 発達支援

乳幼児期の発達支援は，多くの専門職によってなされている．歩行前の粗大運動発達に関しては理学療法の領域であり，感覚・知覚，歩行後の粗大運動，上肢機能・巧緻動作，ADL，遊び，前言語などの発達に関しては作業療法が実施する．摂食，言語理解・表出に関しては言語聴覚療法の領域であり，認知指導については臨床心理士（発達臨床心理士）が，社会性，集団適応能力については保育士が中心に実施している．

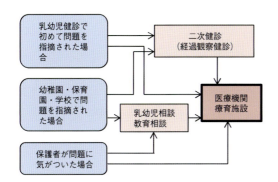

図12.2 評価までの流れ―受診経路別―

[森 優子. 発達障害の評価に用いる診断・発達検査と発達障害児への対応. 宮尾益和編. 言語聴覚士のための基礎知識 小児科学・発達障害学. 2版. 医学書院；2009. p.209 より引用]

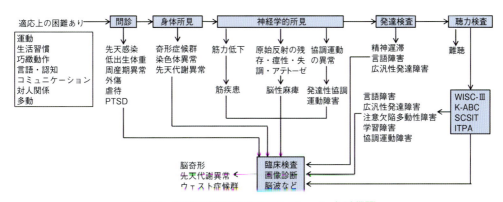

図12.3 発達障害診断のためのフローチャート（医療機関）

[森 優子. 発達障害の評価に用いる診断・発達検査と発達障害児への対応. 宮尾益和編. 言語聴覚士のための基礎知識 小児科学・発達障害学. 2版. 医学書院；2009. p.210 より引用]

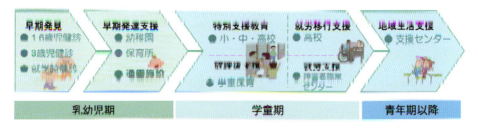

図12.4 年代に応じた支援内容

[特別支援教育の推進体制整備について（平成17年度受託事業の概要）(http://www.mext.go.jp/b_menu/shingi/chukyo/chukyo0/toushin/05120801/s005.pdf) より引用，改変]

d. 疾患・障害

小児期の障害には，主として精神，行動上に問題をもつ精神系障害と，運動機能の問題のある運動系障害とがある．それぞれの代表的な障害について説明する．

1) 精神系障害： 小児期における主な精神系障害には，**精神遅滞**（mental retardation：MR，知的障害：intellectual disabilities），**広汎性発達障害**（pervasive developmental disorders：PDD），**注意欠如多動障害**（attention-deficit hyperactivity disorder：ADHD），**学習障害**（learning disorders, learning disabilities：LD）などがある．定義，臨床経過，発生頻度などについて杉山ら[7]がまとめたものを**表12.7**に示す．また，精神遅滞の知能指数（intelligence quotient：IQ）による分類とそれぞれの能力については**表12.8**にまとめた．

2) 疾患別による発達支援： 精神系障害をもつ子どもへの発達支援は，脳の器質的な障害によって引き起こされる問題と，その結果として二次的に生じる心因的な問題（自信喪失，対人関係における被害念慮，不適切な行動パターンなど）に対して実施される．それぞれの障害への支援内容の概略を説明する．

① **精神遅滞の発達支援内容**：精神遅滞は，知的面や言語面の遅れのほかに，運動面や対人面など，

表12.7 発達障害分類

	障害名	定義	臨床的経過			発生頻度	併存症
			幼児期における臨床的特徴	学童期における臨床的特徴	青年期における臨床的特徴		
第一群	精神遅滞	標準化された知能検査でIQ 70未満，および適応障害	言葉の遅れ，歩行の遅れなど全般的な遅れの存在	学習が通常の教育では困難．学習の理解は不良であるが感情発達は健常児と同じ	特別支援教育を受けない場合には学校での不適応，さらに被害念慮に展開することもある	1.1%	心因反応，被害念慮，うつ病など
	境界知能	標準化された知能検査でIQ 70以上85未満	若干の軽度の遅れのみ	小学校中学年ごろから学業成績が不良となる，ばらつきも大きい	それなりに適応する者が多いが，不適応が著しい場合は，不登校などの形を取ることも多い	14.0%	軽度発達障害群，高機能広汎性発達障害にむしろ併存症として認められることが多い
第二群	知的障害を伴った広汎性発達障害	社会性，コミュニケーション，想像力の3領域の障害	言葉の遅れ，視線が合わない，親から平気で離れるなど	さまざまなこだわり行動の存在，学校の枠の理解が不十分なため特別支援教育以外に教育は困難，親子の愛着が進む	適応的な群はきちんとした枠組みの中であれば安定，一方激しいパニックを生じる場合もある	0.6%	多動性行動障害，感情障害，てんかんなど
	高機能広汎性発達障害	上記の障害をもち知的にIQ 70以上	言葉の遅れ，親子の愛着行動の遅れ，集団行動が苦手	社会的状況の読み取りが苦手，集団行動の著しい困難，友人を作りにくい，ファンタジーへの没頭	孤立傾向，限定された趣味への没頭，得手不得手の著しい落差	1.5%	学習障害，発達性協調運動障害，多動，不登校，感情障害など多彩
第三群	注意欠陥多動障害	多動，衝動性，不注意の特徴および適応障害	多動傾向，若干の言葉の遅れ	低学年における着席困難，衝動的な行動，学習の遅れ，忘れ物など不注意による行動	不注意，抑うつ，自信の欠如，時に非行	3〜5%	反抗挑戦性障害，抑うつ，非行など
	学習障害	知的能力に比べ学力が著しく低く通常の学習では成果が上がらない	若干の言葉の遅れを呈するものが多い	学習での苦手さが目立つようになる	純粋な学習障害の場合は，ハンディをもちつつ大きな社会的適応は良好な者が多い	3.0%	学習障害自体がさまざまな発達障害に併存して生じる
第四群	子ども虐待	子どもに身体的，心理的，性的加害を加える，子どもに必要な世話を行わない	愛着の未形成，発育不良，多動傾向	多動性の行動障害，徐々に解離症状が発現	解離性障害および非行，うつ病，最終的には複雑性PTSD*へ移行	2.0%	特に高機能広汎性発達障害は虐待の高リスク，最も多い併存は反応性愛着障害と解離性障害

*：PTSD：心的外傷後ストレス障害（post-traumatic stress disorder）

［杉山登志郎．自動精神科医の考え方．富田和巳，加藤 敬編著．多角的に見る発達障害．診断と治療社；2006．p.30 より引用］

表12.8 精神遅滞の知能指数の程度による分類

水準	IQ	知能の程度	知的能力
最重度	20未満	3歳未満	言語理解が困難．要求あるいは指示の理解や，それに応じる能力が極めて制限される．
重度	20以上35未満	3～5歳程度	基本的欲求を伝えられる程度の言語表出がわずかに可能．もしくは修得不可能だが，ジェスチャーなどを用いてなら可能な場合がある．単純な指示理解は可能．
中等度	35以上50未満	小学校低学年	抽象概念や語彙数の低下を示す．判断能力においては表面的で単純となりがち．職業訓練が有益．監督があれば，自立も可能．
軽等度	50以上70未満	小学校卒業	抽象的思考能力は乏しい．身の回りのこと（摂食，洗面，着衣，排泄処理など）や実際的な家庭内の技能は完全に自立．高年齢になるまで発見できず，いじめの対象や，学校生活への不適応を起こしやすい．
境界および正常	70以上		

知能の程度，知的能力については，18歳になった時の状態を示す．

総合的に発達が遅れる．また，知的水準によって施設入所から就労までと生活場面が異なるため，正確に知的水準を把握し，目標や支援内容を決定することが重要となってくる．

発達支援においては，知的発達を促すだけでなく，知的水準から将来の社会場面を想定し，それに必要な体力，コミュニケーション，ADL，対人関係技能などを獲得させることが重要となる．

② 広汎性発達障害の発達支援内容：広汎性発達障害は，精神遅滞の知的水準を考慮に入れ，その水準に適合した対応を選択することが基本である．また，視覚情報処理能力が聴覚より優位という特性を生かした支援が有効である．具体的には，具体物・カード（文字・絵）を用い，代償的コミュニケーション手段の獲得や，見通しをもたせて情緒的安定を図るなどがあげられる．代表的なものとしてTEACCH（treatment and education of autistic and related communication handicapped children）がある．

③ ADHDの発達支援内容：ADHDは，多動や不注意などによる行動や学習上の問題と不当な禁止や叱責などの結果生じる不登校や非行などの二次的な問題がある．

行動上の問題に対しては，応用行動分析を用いて改善を図る．また，二次的な問題に対しては，ADHD児の行動の背景を含めて，子どもを理解し，課題の出し方，話しかけ方，環境設定などや不当な叱責や誤った指導を行わないようにするなど適切な関わりをすることが重要である．家族に適切な関わり方を学習してもらうための手法として，ペアレントトレーニング（parent training）がある．薬物療法が効果的な子どもへは，医療機関と連携して中枢刺激薬（メチルフェニデートなど）や，向精神薬を利用すると良いが，あくまでも目的は授業や集団への参加を促すための補助手段としてとらえ，行動面や学習面での適切な関わりは並行して実施しなければならない．

④ 学習障害の発達支援内容：学習障害は，不器用や学習困難における劣等感，自信の喪失，無力感などによって，無気力やうつ症状などの精神的問題や集団生活での不適応行動などの二次的な問題を引き起こしやすい．

教科学習面では，対象児の得意・不得意領域，修得状況，興味などに配慮した課題設定や代替手段の検討が重要である．そのために，教育相談室や療育センターなどの専門機関との連携が必要となる．

また，学力面の指導と並行し

● コラム

アプローチの概要

① 応用行動分析（applied behavior analysis：ABA）：ABAとは，行動変容（behavior modification）の理論の原理に基づいて強化や消去刺激を与えることで，新しい行動の習得や問題行動の減少・除去を促し，社会に適応的な行動を増やしていく方法の1つである．

② ペアレントトレーニング（parent training）：ペアレントトレーニングとは，ADHD児の問題行動を減少させることを目的に，ADHD児の親に対して適切な対応技術を習得させるための治療プログラムに基づき，子どものよい行動に注目し，子どものよい面を増し広げるための具体的な方法を学ぶ．

③ treatment and education of autistic and related communication handicapped children（TEACCH）：TEACCHとは，ノースカロライナ大学のショプラー教授が研究・開発し，実践している自閉症および近縁のコミュニケーション障害の子どものための治療と教育方法である．自閉症児の視覚情報優位という認知特性を生かした学習しやすい環境作り，その中で生活と地域で地域生活を送れるための支援していく方法である．

④ ソーシャルスキルズ（社会的スキル）トレーニング（social skills training：SST）：SSTとは，認知行動療法の1つで，社会的，対人的な場面において円滑に適応していくために必要な，社会生活技能，疾病の自己管理技能，日常生活技能などを学習させるための治療プログラムをいう．コミュニケーション技術に問題がある精神障害や発達障害の者が対象となる．

表12.9 脳性麻痺の筋緊張による分類と運動の特徴

	神経損傷部位	筋緊張の特徴		運動の特徴	そのほかの特徴
		状態	障害部位		
痙直型	上位運動ニューロンの損傷	亢進	過緊張の強さは，遠位部＞近位部，上半身＜下半身	筋緊張の亢進により動きにくく，四肢，関節運動の可動域が大きく制限される．	視覚障害（斜視を含む）や認知障害などを合併しやすい．
アテトーゼ型	大脳基底核の損傷	基本は低緊張で動揺する	過緊張の強さは，上半身＞下半身	筋緊張の動揺により中間範囲でのコントロールが難しく，不随意運動（上半身に多い）として現れたり，一定の姿勢を保ったり，微細巧緻運動が困難となる．心理的緊張により不随意運動は強まる．筋緊張の動揺の状態で，純粋型アテトーゼ，痙直型アテトーゼ，ジストーニック，舞踏様アテトーゼの4つに分類される．	言語障害や感音性難聴を合併しやすい．
強直型	錐体外路の障害	強い亢進	四肢	強固で持続的に筋緊張が亢進し，関節の動きが鉛管様な抵抗を示し，なめらかに動かせない，またはまったく動かせない状態となる．	
失調型	小脳およびその伝導路の損傷	基本は低緊張でやや低い〜正常範囲を動揺する	動揺は，四肢・体幹にあり	筋の協調運動能力の障害による体幹の動揺，企図振戦，距離測定障害，平衡障害などがみられる．	
弛緩型		非常に低い	四肢・体幹	抗重力姿勢がとれず，上下肢は屈曲・外転・外旋位をとり，胸郭は扁平化している．	成長につれ痙直型，アテトーゼ型，失調型，混合型に移行する場合がある．
混合型	痙直型アテトーゼ型，強直型，失調型の4つの型が混ざったもの．痙直型とアテトーゼ型の混合が多い				

て，さまざまな場面で成功体験を積ませたり，ソーシャルスキルズトレーニングによって社会的スキルを修得させたりしながら，集団の中に溶け込ませていくことも大切である．不器用に関しては，学年ごとの体育の内容を，先取りして練習させておくなどの工夫も重要である．

3）運動系障害：運動系障害には，**脳性麻痺**（cerebral palsy：CP），**二分脊椎症**（spina bifida），**進行性筋ジストロフィー**（progressive muscular dystrophy：PMD），**分娩麻痺**（birth palsy），**若年性関節リウマチ**（juvenile rheumatoid arthritis：JRA），**骨形成不全症**（osteogenesis imperfecta），**先天性多発性関節拘縮症**（arthrogryposis multiplex congenita：AMC），などがあるが，ここでは脳性麻痺と二分脊椎について説明する．

① 脳性麻痺（脳性麻痺とは）：厚生省（現：厚生労働省）脳性麻痺研究班（1968）による定義では"受胎から新生児（生後4週以内）までの間に生じた，脳の非進行性病変に基づく，永続的な変化しうる運動および姿勢の**肢位**（posture）の異常である．その症状は2歳までに発現する．進行性疾患や一過性運動障害，または将来正常化するであろうと思われる運動発達遅延は除外する"とされている．日本における発生頻度は，1980年以前は，1,000人に1.5人であったが，1980年以後周産期医療の進歩により，2〜2.5人に増加している．

② 脳性麻痺の分類：脳性麻痺の運動障害は極めて多様であるが，それらは大まかに筋緊張による分類（表12.9）と障害部位による分類（表12.10）によってタイプ分けすることができる．また障害の重症度を分類するものとして**粗大運動能力分類システム**（gross motor function classfication system：GMFCS）がある．

③ 脳性麻痺のリハビリテーション：脳性麻痺の年代別におけるリハビリテーション（図12.5）[8]と，年代ごとの身体状態や支援状況の変化の概要（表12.11）を示す．変形拘縮は，幼児〜学童期にかけて増加する．これは，身体の成長，活動量の増加，学童期以

表12.10 障害部位よる分類

麻痺名	麻痺が生じた身体部位
単麻痺（monoplegia）	四肢のいずれか一肢のみ
対麻痺（paraplegia）	両下肢のみ
両麻痺（diplegia）	全身に麻痺があるが，下肢が強い
片麻痺（hemiplegia）	身体の左右いずれか一方
三肢麻痺（triplegia）	上肢の片側と両下肢
四肢麻痺（quadriplegia）	四肢全体

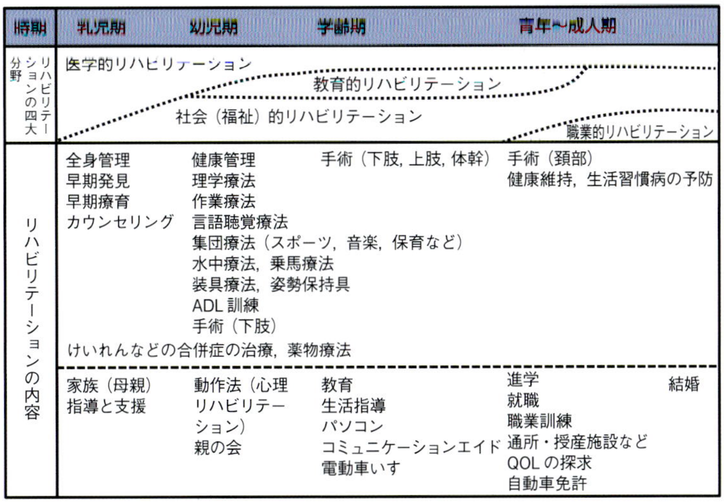

図12.5 脳性麻痺の年代別リハビリテーション

時期	乳児期	幼児期	学童期	青年〜成人期
リハビリテーションの四大分野	医学的リハビリテーション			
		教育的リハビリテーション		
	社会（福祉）的リハビリテーション			
				職業的リハビリテーション
リハビリテーションの内容	全身管理 早期発見 早期療育 カウンセリング	健康管理 理学療法 作業療法 言語聴覚療法 集団療法（スポーツ，音楽，保育など） 水中療法，乗馬療法 装具療法，姿勢保持具 ADL訓練 手術（下肢）	手術（下肢，上肢，体幹）	手術（頚部） 健康維持，生活習慣病の予防
		けいれんなどの合併症の治療，薬物療法		
	家族（母親） 指導と支援	動作法（心理リハビリテーション） 親の会	教育 生活指導 パソコン コミュニケーションエイド 電動車いす	進学 就職 職業訓練 通所・授産施設など QOLの探求 自動車免許	結婚

[川口幸義．幼児期・学童期．秋山富太郎，川口幸義編著．脳性麻痺ハンドブック─療育にたずさわるひとのために─．医歯薬出版；2002. p.122より引用]

降の治療頻度の減少などのさまざまな要因によって生じる．身体機能については，青年期以降に低下が生じやすい．卒業後，学校生活から地域の施設へと生活環境が変わることで，他者による介入量が減少し，活動量全体が低下するためである．

脳性麻痺の場合，生活環境と支援者の変化が，身体面の諸機能の低下に連動するので，このことを念頭に置いて支援のあり方を検討する必要がある．

④**二分脊椎症（二分脊椎）**とは：二分脊椎は，脊柱椎弓の癒合障害における脊髄障害によって，下肢麻痺や膀胱直腸麻痺が生じ，麻痺レベルに応じて移動能力は異なる（**表12.12**）[9]．髄膜，神経組織の脱出を伴う**開放性**のものと，脱出はないが脊柱管内に種々の病変を伴う**潜在性**のものに大別される．合併症として，**水頭症**や**キアリ奇形**が伴う場合は，知的発達にも影響が及ぶ．

⑤**二分脊椎症のリハビリテーション**：二分脊椎症のリハビリテーションの目的は，歩行能力の確立，身辺処理（特に排泄管理）の自立，集団生活を通して知的発達や社会生活技能の修得である．両親とリハビリテーション関連スタッフ間で協力し合いながら，年代に応じて計画的に実施（**図12.6**）[10]することが重要となる．

表12.11 脳性麻痺の時期ごとの支援状況と身体状態の変化

時期	乳児期	幼児期	学童期 小	学童期 中	学童期 高	青年期以降
日中の主な生活場所	家庭	家庭	特別支援学校・支援学級			地域生活支援センター
		障害児デイケア	障害児デイケア（放課後支援）			家庭
他者による介入量（家族は除外）		★★	★★★★	★★★★	★★★★	★
専門職による訓練頻度	★★	★★★★	★★	★		
1日の運動量	★	★★★	★★★★	★★★	★★★	★
変形・拘縮の発生度		★★	★★★★	★★★	★★	★★
身体機能の低下度			★	★★	★★	★★★★
医学的管理	★	★★	★★★	★★★	★★★	★★★

★の数で頻度・量の多さを示している．この表は概要を示しており，★の数は障害の重症度により変化する．

表 12.12 シャラードによる下肢の麻痺症状，発生頻度と歩行能力

群	麻痺レベル	発生頻度	下肢の残存筋	変形 股関節	変形 膝関節	変形 足関節および足	歩行能力
I	T		下肢筋はすべて麻痺				車いす移動が実用的 骨盤帯付長下肢装具で歩行可能
II	L1	3%	腸腰筋，縫工筋	屈曲外旋位	動きなし	同左	車いすと杖歩行の併用
II	L2	2.5%	股関節屈筋，内転筋，大腿直筋は中等度残存	中等度の屈曲内転	中等度の屈曲	動きなし	
III	L3	5%	股関節屈筋，内転筋，大腿四頭筋	屈曲内転外旋	屈曲少々	自動運動なし，内反または外反	長下肢装具と杖で非実用歩行（高位例）
III	L4	15%	股関節屈筋，内転筋，大腿四頭筋，前脛骨筋	屈曲拘縮内転外旋	反張	踵足内反	短下肢装具と杖で非実用歩行（低位例）
IV	L5	12%	股関節屈筋，内転筋，大腿四頭筋，半腱様筋・半膜様筋は正常，股外転筋，足関節底屈筋，足指伸筋は中等度残存	やや屈曲外転少々	屈曲	中等度の踵足	短下肢装具も自立歩行装具なしでも歩行可能
V	S1	7.5%	股・膝関節正常，足関節は前脛骨筋，腓骨筋強く，腓腹筋と長母趾屈筋は少し効いている	やや屈曲	変形なし	凹足外反，槌趾	装具不要
V	S2	12%	股・膝・足関節正常	正常	正常	小足筋麻痺，かぎ爪趾	
VI	S3		麻痺筋なし	なし			健常児と変わりなし

［福田恵美子．二分脊椎児．福田恵美子編．発達過程作業療法学．医学書院；2006．p.126 より引用］

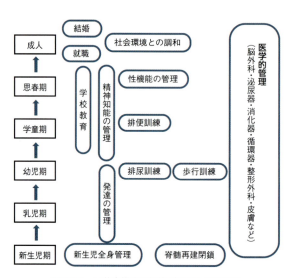

図 12.6 二分脊椎症の年代別にみた管理内容
［栗原まな．小児リハビリテーション医学．医歯薬出版；2006 より引用，改変］

12.3 精神障害のリハビリテーション

a. 精神疾患（mental disease）の診断と分類

近年，精神疾患の診断は，米国精神病学会（American Psychiatric Association：APA）による精神疾患の診断統計マニュアル第4版（American Psychiatric Association's Diagnostic and Statistical Manual of Mental Disorders：DSM-Ⅳ-TR）と，世界保健機関（World Health Organization：WHO）による国際統計分類第10改訂版（International Statistical Classification of Disease and Related Health Problems, 10th Revision：ICD-10）という診断基準が用いられている．これらは病気の原因を考えず，症状のみから標準化された操作的診断基準を作成し，それによって精神障害を分類しているため，医療者間の診断のばらつきがなくなり，診断の統一や国際間での比較が可能となった．

b. 精神疾患の状態像

診断名は同じでも，精神疾患の状態像は時間経過や加齢，環境によって変化する．支援者は，対象者の状態像に合わせてアプローチを選択するため，疾患ごとにどのような状態像が出現しやすいのかを知っている必要がある．病因別疾患ごとの状態像を表12.13[11]に示す．

c. 精神疾患の治療法

精神疾患の治療には，器質的な要因で生じる精神機能の異常に働きかける薬物療法や電気けいれん療法などの身体療法と，心理や環境的要因による認知行動障害や役割障害などに対して働きかける心理社会的療法がある．治療効果は両者を組み合わせることで向上する場合が多い．

1）薬物療法（drug therapy）：向精神薬（psychotropic drug）とは，中枢神経に選択的に作用して，精神機能や行動に変化を起こす薬物の総称である．主な目的は，病的症状のコントロールが中心で，症状に応じて薬剤の種類や量を調整する（表12.14）[12]．また，再発の予防にも使用される．薬物療法を効果的にするには，副作用が少ない薬物選択と，規則的な服薬が重要となる．

2）電気けいれん療法（electroconvulsive therapy：ECT）：これは全身麻酔管理下で筋弛緩薬を併用した状態で，頭部に通電を行い，人工的に全般性けいれん発作

表12.13　精神疾患の原因別分類と状態像

種類		説明	代表的疾病	不安・恐怖状態	強迫症	心気症	離人症	転換・解離状態	嗜癖	うつ状態	躁状態	破瓜病状態	緊張病状態	妄想幻覚状態	意識状態 意識混濁	意識変化	過敏衰弱状態	健忘症候群	人格変化	認知症
心因性		心理的ストレスや環境的な要因で起こるもの．その人の性格もかかわる．	不安障害，心的外傷後ストレス症候群	◎	◎	◎	◎	◎	◎						○	○	○			
内因性		遺伝的要因や体質が原因と推定されるが，未解明なもの．	統合失調症，双極性障害	○						◎	◎	◎	◎	◎	●	○			△	
外因性	脳器質性	脳に器質的な障害によって起こるもの．	脳腫瘍や頭部外傷などや認知症							△	△	△	△	○	◎	◎		◎	◎	◎
	症状性	脳以外の身体疾患が，脳機能に影響を与えて起こるもの．	内分泌疾患，膠原病，肝臓病，梅毒，栄養障害などによる意識障害							△	△	△	△	○	◎	◎				
	中毒性	アルコールや麻薬などの中毒性物質が脳機能に影響を与えて起こるもの．	アルコール中毒症，薬物依存症																	

◎：よくあらわれる，○：よくあらわれる，△：まれにあらわれる．本表は，症状が複合した症候群や，全体像を特徴づける個別症状も含めて扱っている．

［岩井一正．精神疾患の理解．川野雅資編．精神看護学Ⅱ 精神臨床看護学．4版．ヌーヴェルヒロカワ；2012. p.165より引用］

表 12.14　向精神薬の分類

名称	主な作用	代表的な薬物
抗精神病薬（強力精神安定薬／神経遮断薬）	抗精神病作用 鎮静作用	フェノチアジン系 ブチロフェノン系
抗うつ薬	気分高揚作用 意欲元進作用	三環系抗うつ薬 四環系抗うつ薬
気分安定薬（抗躁薬）	抗躁作用 躁うつ病相予防作用	炭酸リチウム カルバマゼピン
抗不安薬（穏和精神安定薬）	抗不安作用	ベンゾジアゼピン系
睡眠薬	催眠作用	ベンゾジアゼピン系
抗てんかん薬	抗けいれん作用	フェニトイン バルプロ酸ナトリウム
精神刺激薬	覚醒作用	メチルフェニデート
そのほか		

[本多　真．薬物用法（向精神薬療法）．安西信雄，青木民子編．精神疾患の治療と看護．南江堂；2008．p.34 より許諾を得て転載]

表 12.15　各種心理社会的療法

治療法	治療の概要	適応（有効）	禁忌・無効
支持的精神療法	感情表現・支持による心理的支援	多くの精神疾患	特になし
精神分析的精神療法	発達史を重視し，治療関係における精神力動の解釈を通じて洞察を図る	神経症 解離性障害	統合失調症 器質性障害（人格障害）
短期精神療法	解決を志向した問答を通じて，本人のもつ資源への力づけ	患者や家族の問題	精神病急性期
集団療法	集団討論や活動を通じて，自尊感情の改善と対人関係の修正や自己洞察	多くの精神疾患	精神病急性期
行動療法・認知行動療法（SSTを含む）	行動や症状を環境要因と学習で把握し，学習諸理論に基づき認知・行動の修正を図り諸技能を高める	多くの精神疾患	精神病急性極期
作業療法	制作作業や身体活動などを媒介として感情表現，達成感と自尊感情，対人関係の改善	多くの精神疾患	精神疾患急性期
芸術療法	芸術的創作表現活動に参加することで感情表現と心身調整	多くの精神疾患	精神疾患急性期
家族療法・心理教育	家族をシステムとしてとらえ，コミュニケーションを重視し問題解決能力を高める．疾患や治療についての情報提供	精神疾患患者と関わる家族の問題	特になし
地域ケア・ケアマネジメント	地域生活と権利擁護のために社会資源を増やし，訪問活動などで継続的支援を図る．支援の効果的活用を調整する	地域に居住する精神障害者	特になし

SST：social skills training

を誘発することで，神経生物学的な脳機能の改善を通して臨床症状の改善を得ようとする治療法である．一部の薬物抵抗性の病態にも優れた治療効果を示す．

3) 心理社会的療法（psychosocial therapy）：　精神症状の修正，対人関係能力・ADL・ストレス対処能力の向上，環境調整などにより，社会適応能力を獲得させることを目的とした治療法で，多種多様なものがある（**表 12.15**）[13]．それぞれ適応や禁忌があるのでそれを理解したうえで，選択しなければならない．

d. 精神疾患の障害構造とリハビリテーション

精神疾患による障害には，病状，長期入院による機能低下，青年期の療養による役割障害，社会的偏見などの複合的な要因（**図 12.7**）[10]がある．精神障害のリハビリテーションは，それらによって生じた生活機能や社会生活上の制限を取り除き，地域で安心して生活できるようにすることが目的となる．

支援においては，精神障がい者自身に目標に向けて主体的な取り組むような促しをしたうえで，機能面と，社会面の両面からの働き

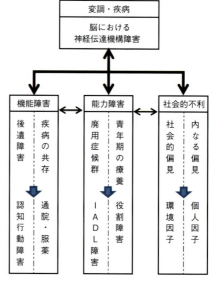

図 12.7　精神疾患の障害構造

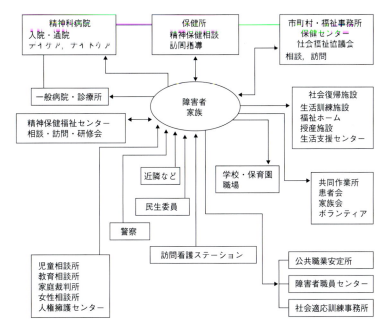

図12.8　精神障害者を支える保健福祉ネットワーク関係図
［小川恵子．地域精神保健福祉対策．松下昌明，坂田三允監．精神看護学 改訂版．医学芸術社；2009．p.238 より引用，改変］

かけや，複数の要因に対して同時に支援していくことが重要となる．そのためには医療・保健・福祉の関係機関，関係職種同士が支援ネットワーク（図12.8）[14]を形成し，家族を含んだ総合的な支援が提供できる体制整備が必要となる．

e. 精神障がい者のリハビリテーションの段階

精神障害のリハビリテーションは，回復段階に応じて"疾病回復支援"，"能力障害改善"，"生活維持支援"という3段階が想定できる．そして，それぞれの段階で支援場面，支援者，支援内容が変化する（図12.9）[15]．リハビリテーションを成功させるには，多職種によるチームカンファレンスによってケースの情報を共有しながら，場面転換時の引き継ぎがスムーズにいくことが重要となる．

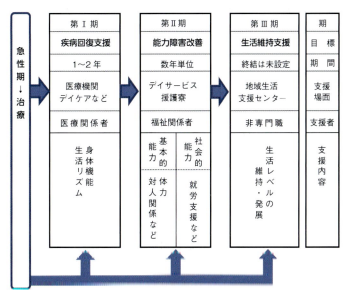

図12.9　精神障害者のリハビリテーション過程
［野中猛．図説 精神障害リハビリテーション．中央法規；2003．p.00 より引用，改変］

12章のまとめ

1. 人間発達の視点には，何歳で何ができるかという視点，個々の発達がどのような過程を経て発達するのかという視点，それぞれの発達がどのように絡み合いながら発達いくのかという3つの視点がある．これらは，子どもの能力評価と治療目標や内容を決定するために欠かせない知識である．
2. 粗大運動，巧緻動作，ADL，認知，言語のそれぞれの発達概要について説明した．
3. 発達評価のためによく用いられている検査について説明した．
4. 発達上の問題は，子どもの状態に応じて多様な時期・場面で発見され，医療機関で最終的な診断が確定される．そして，地域で療育や教育，福祉によるサービスや支援を受けることになる．
5. 小児期の障害には，主として精神・行動上に問題をもつ精神系障害と，運動機能の問題のある運動系障害がある．
6. 精神系障害の代表的疾患である精神遅滞，広汎性発達障害，ADHD，学習障害について，定義，臨床経過，発生頻度，発達支援内容について説明した．
7. 運動系障害の代表疾患である脳性麻痺，二分脊椎について，疾患の概要，リハビリテーション内容について説明した．
8. 精神疾患の診断には，DSM-IV，もしくはICD-10という診断基準が用いられており，これらが用いられるようになって診断の統一や国際間での比較が可能となった．
9. 精神疾患の治療には，薬物療法や電気けいれん療法と，心理社会的療法があり，これらを組み合わせて実施したほうが，治療効果が向上する場合が多い．
10. 薬物療法は病的症状のコントロール，電気けいれん療法は神経生物学的な脳機能の改善による臨床症状の改善，心理社会的療法は社会適応能力の獲得，が治療の主目的となる．
11. 精神障害のリハビリテーションの目的は，生活機能や社会生活上の制限を取り除き，地域で安心して生活できることである．
12. 支援においては，機能面と，社会面の両面から，また複数の要因に対して同時に支援していくことが重要となるため，総合的な支援が提供できる体制整備が必要となる．

問 題

12.1 粗大運動の発達で正しい月齢はどれか．
　A．生後4カ月ごろには，腹臥位で手で身体を支え，胸を上げることができる．
　B．縦抱きで頭を垂直位に保持できるのは，3カ月ごろである．
　C．生後7カ月半ごろになると，両足に体重をかけられるようになる．
　D．つかまって立っていられるようになるのは，9カ月半ごろである．
　E．生後12カ月ごろには，一人で上手に歩くことができる．

12.2 把握の発達過程で正しい週数はどれか．
　A．生後20週では，物体との接触がみられない．
　B．原始的握りが生じるのは生後16週である．
　C．生後24週には手掌把握がみられない．
　D．手指全体を用いての手掌握りである上位手掌握りが生じるのは生後36週である．
　E．生後60週にならないと手指の先端での上位手指把握は生じない．

12.3 コミュニケーションの発達で正しいものはどれか．
　A．コミュニケーションの発達は，音声言語を用いたものから始まる．
　B．要求伝達系は，他者と関わること自体が目的の行為である．
　C．音声言語理解には，ジェスチャーによる理解は含まれない．
　D．音声言語表出は，単語による言語表出能力のことである．
　E．自閉性障害は，相互伝達系の発達が遅れる．

12.4 発達検査の説明で正しいものはどれか．
　A．乳幼児発達スケール（kinder infant development scale：KIDS）は，詳細な発達検査・知能検査に属する．
　B．functional independence measure for children（WeeFIM）は，セルフケア，排泄管理，移乗動作，移動，コミュニケーション，社会的認知における子どもの自立度と介護度を評価する検査である．
　C．ITPA（Illinois test of psycholinguistic abilities）言語学習能力検査は，言語発達の神経心理学的な要因は評価できない．
　D．社会生活能力を評価する発達検査はない．
　E．WPPSI（Wechsler preschool and primary scale of intelligence）は，田中ビネー検査の幼児版である．

12.5 小児期のリハビリテーションについて正しく説明しているのはどれか．
　A．発達上の問題を抱える子どもは，乳幼児検診で必ず発見される．
　B．医師の発達障害診断は，神経学的所見のみの結果で判断

される.
C. 乳幼児検診で発達の遅れが発見されると，必ず医療機関を紹介される.
D. 医学的診断がつくと，子どもは施設に入所し，一生涯そこで過ごす.
E. 学童期の後半には，就労に向けた働きかけが実施される.

12.6 精神遅滞について正しく説明しているものはどれか.
A. IQ 80 未満であると，精神遅滞と診断される.
B. 精神遅滞は，知的発達だけが遅れる.
C. 精神遅滞の感情の発達は，健常児とは異なる.
D. 軽度精神遅滞は，学校生活への適応は良い.
E. 発達支援においては，知的水準から将来の社会場面を想定して，必要な諸機能を獲得させることが重要となる.

12.7 広汎性発達障害について正しく説明しているものはどれか.
A. 広汎性発達障害は，言葉の遅れがほとんどみられない.
B. 広汎性発達障害の知的水準は，すべての IQ 70 以上である.
C. 広汎性発達障害の代表的なアプローチは TEACCH である.
D. 広汎性発達障害で特徴的な特性は，聴覚情報処理能力が視覚よりも優位なことである.
E. 広汎性発達障害のコミュニケーション支援は，言語を用いて実施することが有効である.

12.8 注意欠陥多動障害（ADHD）について正しく説明しているものはどれか.
A. ADHDの描状は水青井は含まれない.
B. ADHDは，青年期に抑うつ傾向や非行などが生じる場合がある.
C. ADHDは，薬物療法によって必ず改善する.

D. ADHDの児の行動上の問題は，カウンセリングによって解消できる.
E. ADHDの児の親に適切な関わり方を学習してもらうための手法として，ソーシャルトレーニングがある.

12.9 学習障害について正しく説明しているものはどれか.
A. 学習障害は，精神遅滞を伴う.
B. 学習障害児の社会性は，多くの集団生活を経験させることで育つ.
C. 学習障害への学習指導は，特別な配慮は必要としない.
D. 学習障害児は，精神的問題や集団生活での不適応行動になどの二次的な問題を引き起こしやすい.
E. 学習障害は，運動面に関しての問題はみられない.

12.10 脳性麻痺について正しく説明しているものはどれか.
A. 近年，脳性麻痺は，周産期医療の進歩により減少している.
B. 脳性麻痺の重症度の分類には，FIM を用いる.
C. 脳性麻痺の身体機能は，青年期以降に低下が生じやすい.
D. 脳性麻痺の身体面の諸機能の低下は，生活環境や支援者の変化と関連しない.
E. 脳性麻痺のアテトーゼ型は，上肢より下肢の障害が重度である.

12.11 二分脊椎について正しく説明しているものはどれか.
A. 二分脊椎は，青性性の聴自障害によって生じる.
B. 二分脊椎の場合，知的障害は伴わない.
C. 二分脊椎の子どもには，自立歩行はほとんど望めない.
D. 小児期のリハビリテーションの目的は，歩行能力の確立のみである.
E. 二分脊椎のリハビリテーションは，乳幼児期までに実施されれば，その後の関わり

は不必要である.

12.12 精神障害の診断・分類・状態像について正しく説明しているものを1つ選びなさい.
A. 近年，精神障害の診断には，ICD-10 のみが用いられている.
B. DSM-Ⅳ は，症状と病因の2つの視点と基にして診断基準を作っている.
C. 精神障害の状態像は，生涯にわたって変化する.
D. 心因性の精神障害の代表疾患は統合失調症である.
E. 内因性の精神障害の特徴的な状態像は，認知症である.

12.13 精神障害の治療法で正しいものを1つ選びなさい.
A. 向精神薬は，中枢神経に選択的に作用し，行動のみに対して働きかける薬物の総称である.
B. 電気けいれん療法は，神経生物的な脳機能の改善を通して，けいれん発作の抑制を得ようとする治療法である.
C. 心理社会的療法の目的は，社会的適応能力の獲得にある.
D. 心理社会的療法は，すべての精神疾患に対して有効である.
E. 精神疾患の治療は，薬物療法や電気けいれん療法などの身体療法，もしくは心理社会的療法のどちらかを選択して行うべきである.

12.14 精神障害のリハビリテーションで正しいものを1つ選びなさい.
A. 精神障害のリハビリテーションの目的は，精神病事による長期入院による機能低下で生じた生活機能や社会生活上の制限を取り除き，地域や社会に出るようにすることある.
B. リハビリテーションを円滑に進めるためには，精神障害者自身の主体的取り組みも要素として必要である.

C．精神障害のリハビリテーションは，回復段階に応じて"疾病回復支援"，"能力障害改善"という2段階が想定できる．

D．精神疾患の障害に対する支援は，機能面のみに対して支援すれば，社会面の障害は改善するので，両面から支援する必要はない．

E．精神障害者のリハビリテーションにおいては，専門職同士の支援ネットワークが形成されていれば，家族の協力は必要ない．

文　献

1) Halverson HM. An experimental study of prehension in infants by means of systematic cinema records. J Genet Psychol 1932; 7: 212-5.
2) 遠城寺宗徳．遠城寺式乳幼児分析的発達検査法［九州大学小児科改訂版］．慶應義塾大学出版会；1982．
3) 篠川裕子．幼児期前期．福田恵美子編．人間発達学．2版．中外医学社；2009. p.49.
4) 長崎　勤，小野里美帆．コミュニケーションの発達と指導プログラム―発達に遅れをもつ乳幼児のために―．日本文化科学社；1996．p.4.
5) 森　優子．発達障害の評価に用いる診断・発達検査と発達障害児への対応．宮尾益和編．言語聴覚士のための基礎知識 小児科学・発達障害学．医学書院；2009.
6) 特別支援教育の推進体制整備について（平成17年度委嘱事業の概要）（http://www.mext.go.jp/b_menu/shingi/chukyo/chukyo0/toushin/05120801/s005.pdf）
7) 杉山登志郎．自動精神科医の考え方．富田和巳，加藤　敬編著．多角的に見る発達障害．診断と治療社；2006. p.30.
8) 川口幸義．幼児期・学童期．秋山富太郎，川口幸義編著．脳性麻痺ハンドブック―療育にたずさわるひとのために―．医歯薬出版；2002. p.123.
9) 福田恵美子．二分脊椎児．福田恵美子編．発達過程作業療法学．医学書院；2006. p.126.
10) 栗原まな．小児リハビリテーション医学．pp.209-10.

医歯薬出版；2006.
11) 岩井一正．精神疾患の理解．川野雅資編．精神看護学Ⅱ 精神臨床看護学．4版．ヌーヴェルヒロカワ；2012. p.165.
12) 本田　真．薬物用法（向精神薬療法）．安西信雄，青木民子編．精神疾患の治療と看護．南江堂；2008. p.34.
13) 熊谷真樹．心理社会的療法．安西信雄，青木民子編．精神疾患の治療と看護．南江堂；2008. p.34.
14) 小川恵子．地域精神保健福祉対策．松下昌明，坂田三允監．精神看護学 改訂版．医学芸術社；2009. p.238.
15) 野中　猛．図説　精神障害リハビリテーション．中央法規；2003. p.60.

（大島隆一郎）

13 内部障害に対するリハビリテーション

学習目標
- 内部障害の病態を理解する．
- 内部障害によって生じる障害を理解する．
- リハビリテーションに必要な評価とその方法を理解する．
- リハビリテーションの介入方法を理解する．
- リハビリテーション実施に必要なリスク管理とその方法を理解する．

■ はじめに

　内部障害とは，内臓疾患によって生じた障害をいう．心臓機能障害や呼吸機能障害，腎臓機能障害などがこれに含まれ，身体機能への影響だけでなく，日常生活動作（activities of daily living：ADL）や生活の質（quality of life：QOL）の低下も招く．喫煙や運動不足，食習慣といった生活習慣を基盤としている疾患も多く，運動療法を中核として，患者教育なども含めた包括的なリハビリテーション介入が必要とされる．内部障害の中でも，呼吸器疾患および循環器疾患のリハビリテーションについて，概説する．

13.1 呼吸器疾患のリハビリテーション

a. 呼吸器疾患の病態

　呼吸器に生じた疾患を総称して，呼吸器疾患と呼ぶ．気道の問題やガス交換の障害，呼吸筋の筋力低下，胸郭の運動制限などにより，呼吸困難などの症状が現れる．これにより身体活動量が低下し，さらなる身体機能の低下をきたし，ADLやQOLの低下を招く．
　リハビリテーションの対象となる代表的な疾患について，その病態を概説する．

1) 慢性閉塞性肺疾患（chronic obstructive pulmonary disease：COPD）： 日本呼吸器学会による"COPD（慢性閉塞性肺疾患）診断と治療のためのガイドライン第4版"[1]において，COPDは"たばこ煙を主とする有害物質を長期に吸入曝露することで生じた肺の炎症性疾患である．呼吸機能検査で正常に復すことのない気流閉塞を示す．気流閉塞は末梢気道病変と気腫性病変がさまざまな割合で複合的に作用することにより起こり，通常は進行性である．臨床的には徐々に生じる労作時の呼吸困難や慢性の咳，痰を特徴とするが，これらの症状に乏しいこともある"と定義される．COPDの診断には1秒率を用いる．また病期分類には，予測1秒量に対する比率（対標準1秒量：%FEV$_1$）を用いる（表13.1）[1]．

2) 間質性肺炎（interstitial pneumonia：IP）： 間質性肺炎とは，肺胞壁などの肺の間質の炎症を主な病変とする疾患の総称である．炎症の修復過程で肺組織の線維化をきたし，慢性経過で線維化は進行する．呼吸機能検査では拘束性換気障害をきたす代表的な疾患である．原因が不明の間質性肺炎を**特発性間質性肺炎**と呼び，7つの病型に分類される．中でも**特発性肺線維症**に対する呼吸リハビリテーションの効果が報告[2) 3)]

表13.1 COPDの病期分類

病期		定義
Ⅰ期	軽度の気流制限	%FEV$_1$ ≧ 80%
Ⅱ期	中等度の気流制限	50% ≦ %FEV$_1$ < 80%
Ⅲ期	高度の気流制限	30% ≦ %FEV$_1$ < 50%
Ⅳ期	極めて高度の気流制限	FEV$_1$ < 30%

気管支拡張薬投与後の1秒率（FEV$_1$/FVC）70%未満が必須条件．
［日本呼吸器学会COPDガイドライン第4版作成委員会編．COPD（慢性閉塞性肺疾患）診断と治療のためのガイドライン．4版．一般社団法人日本呼吸器学会；2013．p.70 より引用］

3) **肺炎**（pneumonia）：肺炎とは、肺内に侵入した病原微生物によって肺実質に起こる急性炎症である。発熱や咳、呼吸困難などの症状を伴い、胸部X線写真や胸部CTで新たに出現した異常陰影を認める。一般に、市中肺炎と院内肺炎に分類されてきたが、医療・介護関連肺炎も提唱された。これらは肺炎の発生する場所によって分類しているが、病原微生物も異なる。

b. 呼吸器疾患の症状と障害

肺実質の炎症や線維化、気流制限などにより、さまざまな症状が現れる。それらは呼吸器疾患に特有の障害をもたらす。

1) **痰**（sputum）：生体防御機構として、気道からは粘液が分泌される。肺や気道が病的な環境に陥ることで、この粘液の量や性状が変化し、痰として気道に存在する。粘液線毛輸送系によって末梢からより中枢の気管支へと送られ、咳嗽によって喀出されるが、線毛運動の障害や咳嗽能力の低下によって、体外への痰の排出が障害される。痰の排出の障害が気流を制限させたり、気道を閉塞させたりする。

2) **咳嗽**（cough）：気道分泌物や気道内に侵入した異物を体外に排出するために、随意的にあるいは反射によって行われる。

3) **呼吸困難**（dyspnoea）：呼吸困難は、呼吸器疾患の主要な症状である。特に労作時に生じる呼吸困難によって身体活動は制限され、活動量が低下する。これが筋力や運動耐容能の低下をもたらし、動作に対する不安も加わり、さらに労作時の呼吸困難が増す。これはADLの範囲を狭めるだけでなく、QOLも低下させる。

c. リハビリテーションに必要な評価とその方法

リハビリテーションのプログラムを立案するためには、医学的な情報と身体所見とにより、評価を行う必要がある。

1) 医学的情報：①現病歴：発症時期やその後の経過などを把握する。

②合併症：リハビリテーションの実施において問題となる合併症の有無やその程度を把握する。高齢であるほど多くの合併症を保有する割合が高くなる。

③画像所見：胸部X線写真や胸部CTにより、異常陰影の有無や程度、場所を確認する。また、心胸郭比やその変化も確認する。心エコー検査では、肺高血圧の有無や程度を推定肺動脈収縮期圧などにより確認する。

④動脈血ガス分析：動脈血中に存在する酸素分圧および二酸化炭素分圧を確認する。通常これらに加え、動脈血のpH、酸塩基平衡の指標も計測されており、同時に確認する。

⑤呼吸機能検査：肺気量分画により、肺活量（vital capacity：VC）および肺活量の予測肺活量に対する比率（％肺活量、％VC）を求める。また、努力呼気曲線により、努力肺活量（forced vital capacity：FVC）、1秒量（FEV_1）、1秒率（$FEV_1\%$）、％FEV_1を求める。％VCおよび$FEV_1\%$によって、換気障害を分類する（図13.1）[4]。

⑥血液検査：炎症所見であるC反応性タンパク（C-reactive protein：CRP）や白血球数、栄養状態を把握する血清アルブミン（albumin）や総タンパク量（total protein）などを中心に、確認する。

⑦投薬状況：処方されている薬剤の有無や量、それに対する反応性について確認する。

⑧そのほか：酸素療法（oxygen therapy）が行われている場合には、その方法と投与量を確認する。また機械換気が行われている場合には、その方法に加え、換気モードやその設定などを確認する。

2) フィジカルアセスメント（physical assessment）：①視診（inspection）および触診（palpation）：体格や姿勢のほか、皮膚の色調や爪の変化なども含め、全身の状態を概観する。その後、呼吸パターン（呼吸数、吸気と呼気の比、呼吸リズム、優位呼吸パターン、異常呼吸パターン）、

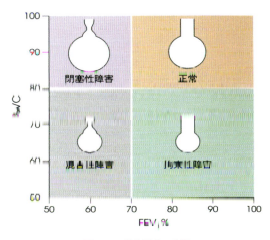

図13.1 換気障害の分類

[小林寛男, 小林弘祐：カラー図解 人体の正常構造と機能 (7) 呼吸器. 日本医事新報社, 2002. p.73 より引用]

胸郭の運動性および構造的特徴，呼吸運動に関与する筋の状態，各部位での異常所見などについて，視診により評価する（表13.2）[5]．

視診により得た所見を触診により確認する．触診では，胸郭の柔軟性・拡張性，呼吸筋の収縮性・緊張性，皮下気腫の有無などについても評価することができる．

② **聴診**（auscultation）：聴診器を用い，呼吸音を聴取する．正常呼吸音である気管呼吸音，気管支呼吸音，気管支肺胞呼吸音，肺胞呼吸音が，聴取されるべき部位で聴取されるかどうか，異常呼吸音が聴取される部位はどこか，評価する．異常呼吸音には，肺性の副雑音として，細かい断続性副雑音，粗い断続性副雑音，細かい連続性副雑音，粗い連続性副雑音の4種類があり，非肺性の副雑音として胸膜摩擦音がある（図13.2）[6]．

③ **打診**（percussion）：指などで身体表面を叩いた時の音の性状から，打診部位の下の状態を推定する．清音，鼓音，濁音と表現され，正常な打診音は図13.3[5]で示す部位で聴取される．

3）呼吸困難：呼吸器疾患の主症状である呼吸困難を評価する方法として，間接的な方法と直接的な方法とがある．

① **間接的評価法**：医療スタッフが評価する方法である．修正MRC（modified Medical Research Council：mMRC）質問票が代表的で，0から4までの5段階で評価する（表13.3）[7]．このほか，baseline dyspnea index（BDI），transition dyspnea index（TDI），oxygen cost diagram（OCD）などがある．

② **直接的評価法**：患者が直接呼吸困難の程度を評価する方法である．自覚的運動強度（rating of perceived exertion：RPE）として，ボルグ・スケール（Borg scale）

表13.2　呼吸状態と代表疾患

	呼吸パターン		状態	代表疾患
呼吸の深さと異常（規則的）	頻呼吸（tachypnea）		呼吸数が25回/分以上に増加，深さは不変	肺炎，気管支喘息，ARDS，肺水腫など
	徐呼吸（bradypnea）		呼吸数が12回/分以下に減少，深さは不変	頭蓋内圧亢進，麻酔・睡眠薬投与時など
	多呼吸（polypnea）		呼吸数・深さともに増加	過換気症候群，肺塞栓など
	少呼吸（oligopnea）		呼吸数・深さともに減少	肺胞低換気症候群，死の直前など
	過呼吸（hyperpnea）		呼吸数は不変だが，深さが増加	過換気症候群，運動後など
リズム異常	睡眠時無呼吸（sleep apnea）		睡眠中に10秒以上の気流の停止を伴う無呼吸	睡眠時無呼吸症候群など
	チェーン・ストークス（Cheyne-Stokes）呼吸		ごく浅い呼吸から，深く数の多い呼吸となり，再び浅くなり20〜30秒の周期的な無呼吸	脳出血，脳腫瘍，重症心不全など
	ビオー（Biot）呼吸		深さが一定しない呼吸と無呼吸が，不規則に交互に出現．周期性はない	脳腫瘍，脳外傷，脳膜炎など．特に橋の障害時にみられる
	クスマウル（Kussmaul）呼吸		ゆっくりとした深く大きい規律的な呼吸が発作性に出現	糖尿病や尿毒症など，代謝性アシドーシスにみられる

［高橋仁美．フィジカルアセスメント徹底ガイド呼吸．中山書店；2009．p.29より引用］

が代表的である．原型スケールは6から20までの15段階で評価するが，0から10までの尺度に修正したスケールで評価することも多い（表13.4）[8]．このほか，**視覚的評価尺度**（visual analogue scale：VAS）も直接的評価法として用いられる．

4）運動耐容能：運動耐容能（exercise tolerance）は，負荷装置を用いて実施する方法と，簡便な歩行試験として実施する方法とがある．

① **負荷装置を用いた運動耐容能の評価**：自転車エルゴメータやトレッドミルでの運動を行わせ，段階的に負荷量を増加させるなどして，呼吸数や1回換気量，分時換

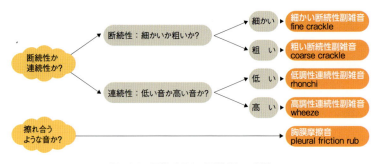

図13.2　異常呼吸音（副雑音）の判断

［山内豊明．フィジカルアセスメントガイドブック—目と手と耳でここまでわかる．2版．医学書院；2011．p.88より引用］

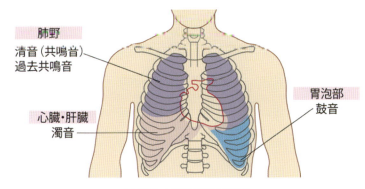

図 13.3 正常な打診音の所見

表 13.3 息切れの重症度を評価するための修正 MRC 質問票

あてはまるものにチェックして下さい（1 つだけ）	
修正 MRC グレード 0　激しい運動をした時だけ息切れがある．	□
修正 MRC グレード 1　平坦な道を早足で歩いたり，穏やかな上り坂を歩いたりする時に息切れがある．	□
修正 MRC グレード 2　息切れがあるので，同年代の人よりも平坦な道を歩くのが遅い．あるいは平坦な道を自分のペースで歩いている時，息切れのために立ち止まることがある	□
修正 MRC グレード 3　平坦な道を約 100 m あるいは数分歩くと息切れのために立ち止まる．	□
修正 MRC グレード 4　息切れがひどく家から出られない，あるいは衣服の着替えをする時にも息切れがある．	□

[GOLD 日本委員会監．慢性閉塞性肺疾患のためのグローバルイニシアティブ日本語版．慢性閉塞性肺疾患の診断，治療，予防に関するグローバルストラテジー（2011 年改訂版）．2011．p.11 より引用]

気量，酸素摂取量，二酸化炭素排泄量，心拍数などを評価する．最大酸素摂取量の推定や**無酸素性作業閾値**（anaerobic threshold：AT）などを求めることができる．さらに，運動耐容能の低下が何によってもたらされているかについても推測することができる．経皮的動脈血酸素飽和度（SpO_2）を同時に測定することで，**運動時低酸素血症**（exercise hypoxemia）をきたす運動強度を評価することも

可能である．

厳密な評価を行うことができるメリットがある一方で，装置が高価であることや，結果の解析や解釈に十分な知識と経験が求められることなどから，すべての施設で実施できないなどの課題もある．

② 簡便な運動耐容能の評価：負荷装置を用いた運動負荷試験の代わりに実施される方法が，歩行試験である．**6 分間歩行試験**（six-minute walk test：6MWT），**シャトル・ウォーキング試験**（shuttle walking test：SWT）が代表的である．特殊な機器を必要とせず，運動耐容能の評価法としても優れている[9]．

5）筋力：身体活動量の低下は，筋力の低下を招く．また，疾患に起因する炎症性変化や代謝性変化，低栄養によっても筋力は低下する．筋力の評価は，ADL を考える上でも重要である．

四肢の筋力評価には，重錘（じゅうすい，おもりのこと）を用いて評価する方法や筋力測定器を用いて評価する方法がある．また呼吸筋の筋力は，最大吸気時の口腔内圧を最大吸気筋力として，最大呼気時の口腔内圧を最大呼気筋力として，呼吸筋力と表現する．

6）ADL：呼吸困難による身体活動の低下は，ADL の低下をきたす．患者が行うことのできる動作，実施している動作を評価することに加え，患者や家族が必要と

表 13.4 ボルグ・スケール

原型スケール				修正スケール	
指標	自覚度	%$\dot{V}O_{2max}$	心拍数（回/分）	指標	自覚度
6		0	60	0	何も感じない
7	非常に楽である	7.1	70	0.5	非常に弱い
8		14.3	80	1	かなり弱い
9	かなり楽である	21.4	90	2	弱い
10		28.6	100	3	ちょうどよい
11	楽である	35.7	110	4	やや強い
12		42.9	120	5	きつい
13	ややきつい	50.0	130	6	
14		57.2	140	7	かなりきつい
15	きつい	64.3	150	8	
16		71.5	160	9	
17	かなりきつい	78.6	170	10	非常にきつい
18		85.8	180	・	最大
19	非常にきつい		190		
20		100	200		

[谷口 博，大阪裕悟，川口浩太郎編．理学療法士のための運動処方マニュアル．1 版．文光堂；2010．p.356 より引用]

する動作を評価する必要がある.

疾患にかかわらずADLを評価する方法として，**バーセル指数**（Barthel index）や**機能的自立度評価法**（functional independence measure：FIM）が用いられる．また，呼吸器疾患患者を対象としたADL評価法として，**長崎大学呼吸器日常生活動作評価表**（Nagasaki University respiratory activities of daily living questionnaire：NRADL）や肺気腫患者用ADL評価表（pulmonary emphysema-ADL：P-ADL）が用いられる．

7) QOL： 呼吸器疾患患者は，呼吸困難により健康関連QOLが低下する．健康関連QOLの評価は，リハビリテーションの効果判定においても重要である．

疾患によらずQOLを評価する方法として，medical outcomes study short-form 36-item health survey（SF-36）があり，国民標準値が示されているため，それとの比較が可能である．また，疾患特異的なQOL評価方法として，chronic respiratory disease questionnaire（CRQ），St. George's respiratory questionnaire（SGRQ），COPD assessment test（CAT）がある．

8) 社会的背景： 職業や家屋状況，家族構成，家庭での役割などの社会的な背景についても，退院後の生活やその継続のために，十分に把握しておく必要がある．

d. リハビリテーションの介入方法

評価の結果に基づいて，患者に必要なプログラムを提供する．その内容は，運動療法と患者教育とに大別される．運動療法は，コンディショニング，全身持久力トレーニング，筋力トレーニング，ADLトレーニングで構成され，重症度や発症からの時期，運動療法開始からの時期によって，それらの割合を調整する．

1) コンディショニング： 過緊張状態にある筋を弛緩させるリラクセーション，末梢気道の虚脱を防いだり呼吸困難を軽減させたりするための呼吸練習，胸郭可動域を拡張させるための胸郭可動域練習やストレッチング，気道分泌物の排出を促す排痰法（図13.4）[10]などを総称して，コンディショニングと呼ぶ．さらにコンディショニングには，モチベーションの向上やアドヒアランスの向上，運動に対する不安感の軽減などを目的としたメンタル面への介入や，呼吸困難や疼痛の軽減などを目的とした運動前の薬剤のコントロールなども含まれる．

2) 全身持久力トレーニング： 全身持久力トレーニング（図13.5）は，運動療法の中核をなす．平地歩行や階段昇降，踏み台昇降など，特殊な器具を必要としない方法や，自転車エルゴメータやトレッドミルなどの負荷量を細かく設定できる方法とがある．いずれを選択するかは施設の状況によるところもあるが，強度をどのように設定するかが重要である．

強度の設定には，心拍数に基づく方法や最高酸素摂取量に基づく方法，RPEに基づく方法などがある．トレーニングの強度にも，最高酸素摂取量の60～80％の負荷とする高強度負荷と，最高酸素摂取量の40～60％の負荷とする低強度負荷とがある[11]．それぞれの適応や利点および欠点を理解した上で，患者に適切な方法を選択する．いずれの方法で設定した場合であっても，運動中に心拍数や経皮的動脈血酸素飽和度，RPEなどをモニタリングしながら行うことで，安全なトレーニングが実施できる．運動時の酸素流量をあらかじめ設定しておく，呼吸法を調節するなどして，運動中に低酸素血症を起こさないよう配慮が必要である．

運動時間は，徐々に延長し20分以上を目標とする．実施頻度は，連日もしくは週3回以上が望ましいとされ，6～8週間以上継続し

● コラム

フィック（Fick）の原理で呼吸困難の原因を考える

呼吸器疾患にせよ循環器疾患にせよ，動作に伴う呼吸困難は，その動作に必要な酸素需要量に対して，その個人の酸素供給量が不足することにより生じる．以下に示すフィックの原理（Fick's principle）をベースに，酸素摂取量が十分でない原因を推測することができる．

フィックの原理

$$\dot{V}_{O_2} = CO \times C_a - CO \times C_v$$
$$= CO \times (C_a - C_v)$$

CO：心拍出量（cardiac output），

C_a：動脈血酸素含有量（arterial oxygen concentration），C_v：静脈血酸素含有量（venous oxygen concentration）．

$(C_a - C_v)$は，末梢組織で消費した酸素の量を示す．心拍出量は，1回拍出量と心拍数をかけて求めることができるので，以下のように示すことができる．

$$\dot{V}_{O_2} = SV \times HR \times (C_a - C_v)$$

SV：1回拍出量（stroke volume），HR：心拍数（heart rate）．

呼吸器疾患は C_a の低下をもたらし，循環器疾患はSVまたはHRまたはその両方を低下させる．さらに筋量や筋組成の変化が生じた場合には，$(C_a - C_v)$ が低下する．

患者の呼吸困難の原因がどこにあるのか，リハビリテーション介入によって改善した場合には何がその改善をもたらしたのか，フィックの原理をもとに考えることで，リハビリテーション介入の糸口を見つけることができる．

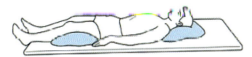
(a) 仰臥位：肺尖区，上葉前区，前肺底区

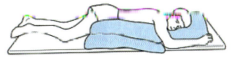
(b) 前傾側臥位：上葉後区，外側肺底区，腹臥位の代用

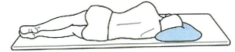
(d) 側臥位：外側肺底区，一側の全肺野の代用

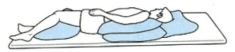
(c) 後傾側臥位：右中葉・左上葉舌区

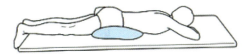
(e) 腹臥位：上下葉区，後肺底区

図 13.4　コンディショニング（排痰体位）
［千住秀明，眞渕　敏，宮川哲夫ほか監．呼吸理学療法標準手技．医学書院；2008．p.49 より引用］

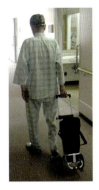

図 13.5　酸素投与下での歩行訓練

て実施する．

3）筋力トレーニング：筋力トレーニングは，全身持久力トレーニングに付加して実施する．四肢・体幹の筋力トレーニングのほか，呼吸筋，特に吸気筋のトレーニングによっても，呼吸機能は賦活化する．
いずれの筋に対しても，自重や亜鈴，弾性ゴムバンド，抵抗器具などにより適切な負荷を加え，それに抗う動きとして運動を実施する．
10〜15回を1セットとし，週に2〜3回が望ましいとされる．また，運動能力の低い者や重症例に対しては，ADL上呼吸困難をきたす動作に近い運動を取り入れることも有効とされる．

4）ADLの指導：全身持久力の増強や筋力増強訓練を基礎とし，ADLの獲得に向けた指導を実施する．これには，ADLの回復を目指した内容と，生活機能に即した内容とが含まれる．ADLの改善を目指すにあたり，呼吸困難を生じさせないよう，動作と呼吸を同調させることも有効である．また，生活環境の調整もADLの改善には重要な項目である．酸素療法や**非侵襲的陽圧換気療法**（non-invasive positive pressure ventilation：NPPV）が導入された患者の退院に際しては，退院先での器具の扱い方などの指導も必要であり，これに合わせた訪問調整も行う．

5）患者教育：疾患に対する理解を深め，自己管理能力を獲得し，疾患への取り組みを向上させることを目的とする．呼吸器疾患の予防，診断，管理のすべてのプロセスで重要な位置を占める．多専門職種が関与し，チーム医療として提供することが望ましい．

e. リハビリテーション実施に必要なリスク管理

呼吸器疾患のリハビリテーションを安全に実施するにあたり，想定されるリスクとそれへの対応を理解しておく．
安定期COPDに対する運動療法の中止基準を**表13.5**[11]に示す．自覚症状を訴える場合には，その背後にある病態を理解しておく．運動時の低酸素血症に伴う低酸素性肺血管攣縮が肺高血圧を助長するため，これに対する配慮は十分に行う．一方，自覚的な呼吸困難を訴えない場合であっても，SpO_2の低下を来たすことがあるため，自覚症状だけに頼ったリスク管理をしてはいけない．

表13.5　安定期COPDに対する運動療法の中止基準

呼吸困難	ボルグCR-10スケール*7～9
そのほかの自覚症状	胸痛，動悸，疲労，めまい，ふらつき，チアノーゼなど
心拍数	年齢別最大心拍数の85％に達した時（肺性心を伴うCOPDでは60～70％） 不変ないし減少した時
呼吸数	毎分30回以上
血圧	高度に収縮期血圧が加工したり，拡張期血圧が上昇した時
経皮的動脈血酸素飽和度	90％未満になった時

＊：この表中で用いられているボルグCR-10スケールと，表13.4で示した修正スケールは同じものを指す。
[日本呼吸ケアリハビリテーション学会呼吸リハビリテーション委員会ワーキンググループ，日本リハビリテーション医学会呼吸リハビリテーションガイドライン策定委員会，日本呼吸器学会呼吸管理学術部会ほか編．呼吸リハビリテーションマニュアル—運動療法—．2版．照林社；2012．p.55より引用]

13.2　循環器疾患のリハビリテーション

a. 循環器疾患の病態

循環器に生じた疾患を総称して，循環器疾患と呼ぶ．循環器を構成する器官のうち，心機能や血管機能の低下は全身への酸素運搬能の低下をもたらす．これが呼吸困難をきたし，身体活動量が低下する．呼吸器疾患と同様に，身体活動量の低下は身体機能の低下をきたし，ADLやQOLの低下を招く．

リハビリテーションの対象となる代表的な疾患について，その病態を概説する．

1) 虚血性心疾患（ischemic heart disease）：　心筋は冠動脈により栄養されている．この冠動脈が狭窄あるいは閉塞して，心筋が一過性，または一定時間以上虚血に陥るために生じる胸痛を主症状とする疾患を**虚血性心疾患**という．狭窄や閉塞の原因として，動脈硬化や冠動脈攣縮，血栓などがある．代表的な疾患に，狭心症と心筋梗塞がある．労作性狭心症と心筋梗塞との違いを**表13.6**[12]に示す．**経皮的冠動脈インターベンション**（percutaneous coronary intervention：PCI）や**冠動脈バイパス術**（coronary artery bypass grafting：CABG）などによる治療も選択される．

2) 心不全（heart failure）：　心不全とは，"ポンプとしての心臓の機能が何らかの理由で低下し，心臓から末梢に十分な血液が送られなくなり（末梢循環障害），意識障害，尿量低下，手足の冷感，チアノーゼ，易疲労，呼吸困難，頸動脈怒張，肝臓や脾臓の腫大，浮腫（水腫），胸水や腹水の出現などを呈する一連の症候群"[13]と定義される．心不全にはその原因となる疾患が存在する（**図13.6**）[14]．心不全は**図13.7**に示す経過をたどるとされる[15]．

3) 大動脈疾患（aortic disease）：

表13.6　労作性狭心症と心筋梗塞の違い

	労作性狭心症	心筋梗塞
胸痛	前胸部絞扼感・圧迫感 数分～10分以内の痛みの継続 ➡安静により寛解する	激烈な疼痛 20分以上継続する痛み ➡安静により寛解しない
診断	・心電図：ST↓ ・血液検査：WBC↑，CK↑，AST（GOT）↑，LDH↑いずれも上昇しない	・心電図：T波増高，ST↑，異常Q波，冠状T波 ・血液検査：WBC↑，CK↑，AST↑，LDH↑
ニトログリセリン効果	著効	無効
病態	・冠動脈の狭窄 ・一過性の心筋虚血（壊死には至らない）	・冠動脈の閉塞 ・心筋壊死 血栓

[医療情報科学研究会編．病気がみえる vol.2 循環器．2版．メディックメディア；2008．p.101より引用，イラスト作図]

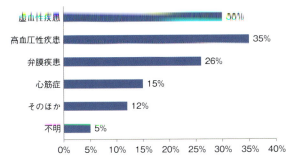

図 13.6 心不全の原因

[Tsutsui H, Tsuchihashi-Makaya M, Kinugawa S, et al. Characteristics and outcomes of patients with heart failure in general practices and hospitals. Circ J 2007; 71: 449-54 より引用，改変]

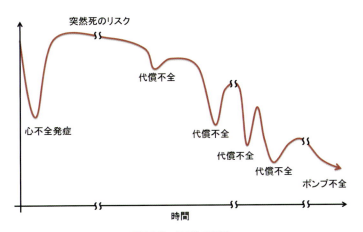

図 13.7 心不全の経過

[Allen LA, Stevenson LW, Grady KL, et al. Decision making in advanced heart failure：a scientific statement from the American Heart Association. Circulation 2012; 125: 1928-52 より引用，改変]

れ，活動量が低下する．これが筋力や運動耐容能の低下をもたらし，労作に対する不安も加わり，さらに労作時の呼吸困難が増す．これが ADL の範囲の狭小化やQOLの低下をもたらす．

2）浮腫（edema）： 右心不全により静脈血がうっ滞し，血管外へ水分が漏出することにより浮腫が生じる．四肢遠位の浮腫として認められる．

3）間欠性跛行（intermittent claudication）： 末梢動脈疾患の代表的な症状で，歩行によって下肢に虚血が生じ，下肢の筋に疼痛や張りを訴え，歩行を継続することができなくなる．休息をとり下肢への血流が回復すると疼痛や張りが軽減・消失し，再び歩行が可能となる症状である．

4）外科手術に関連する症状と障害： 循環器疾患の治療として行われる外科手術の多くは，開胸または開腹を伴う．術後には，生命維持に必要な機器の管理下にあることによる体動などの制限や，安静時および体動時の術創部の疼痛などによって，身体活動が制限される．また，呼吸器合併症を起こすリスクも存在する．

大動脈瘤および大動脈解離が代表的な疾患である．**大動脈解離**（aortic dissection）とは"大動脈壁が中膜のレベルで二層に剥離し，動脈走行に沿ってある長さを持ち二腔になった状態"．大動脈瘤は"大動脈の一部の壁が，全周性，または局所性に（径）拡大または突出した状態"と推奨される[16]．外科治療では部位や重症度によっては侵襲が大きい．

4）末梢動脈疾患： **閉塞性動脈硬化症**（arteriosclerosis obliterans；ASO）に代表される末梢動脈疾患（peripheral arterial disease；PAD）は，動脈硬化を原因とし末梢動脈の狭小化による循環障害をきたす．下肢の動脈に多く，分岐部に好発する．

b. 循環器疾患の症状と障害

循環器疾患に関連する症状と障害については，心臓のポンプ機能の低下によるもののほか，外科手術が行われた場合にはそれに関連する症状も出現する．

1）呼吸困難： 心臓のポンプ機能の低下により末梢臓器の酸素需要量に見合う血液量を拍出できない場合，呼吸困難が症状として現れる．身体活動を伴う場合には，筋での酸素需要が増えるため，呼吸困難が出現しやすい．また，肺うっ血による肺でのガス交換の障害も，呼吸困難を生じさせる．呼吸困難により身体活動は制限さ

c. リハビリテーションに必要な評価とその方法

リハビリテーションのプログラムを立案するためには，医学的な情報と身体所見とにより，評価を行う必要がある．

1）医学的情報： ①現病歴：発症時期や治療法，その後の経過などを把握する．外科治療が行われている場合には，手術方法や人工心肺の使用の有無など，術中，術後の経過を把握する．心不全がある場合，原因となる疾患やそれに対する治療方法も理解する．

②合併症：リハビリテーションの実施において問題となる合併症

の有無やその程度を把握する．高齢であるほど多くの合併症を保有する割合が高くなる．

③ **心電図**（electrocardiogram：ECG）：標準12誘導による心電図およびその所見を確認する．虚血性心疾患においては，虚血の部位や大きさが推定される．**心筋梗塞**（myocardial infarction：MI）では特徴的な心電図変化を生じ，発症後の時間経過に伴い変化する．不整脈の評価にも心電図の確認は必須である．

④ **血液検査**：疾患によっては，特異的な変化を示す．心筋梗塞では，**クレアチンキナーゼ**（creatine kinase：CK）や**アスパラギン酸アミノトランスフェラーゼ**（aspartate aminotransferase：AST）などの心筋逸脱酵素が上昇する．心筋梗塞に特異性が高い指標として，クレアチンキナーゼ心筋型アイソザイム（creatine kinase-myocardial band isoenzyme：CK-MB），トロポニンT，心室筋ミオシン軽鎖Ⅰがある．心不全に関連する神経体液性因子には，**脳性ナトリウム利尿ペプチド**（brain natriuretic peptide：BNP）や**心房性ナトリウム利尿ペプチド**（atrial natriuretic peptide：ANP）があり，BNPは，心不全の診断，重症度，予後判定に有用である．術後においては，炎症所見であるCRPや白血球数，栄養状態を把握する血清アルブミンや総タンパク質量なども確認する．

生活習慣病を有していることも多く，総コレステロール，LDL（low density lipoprotein）コレステロール，HDL（high density lipoprotein）コレステロール，中性脂肪，ヘモグロビンA1cなどは，二次予防に向けた生活習慣改善およびその効果判定に有用である．

⑤ **画像所見**：胸部X線写真では，心胸郭比やその変化だけでなく，肺野を含め異常陰影の有無や程度，場所も確認する．

心エコー検査では，心筋梗塞においては壁運動異常の部位とその範囲を確認する．**左室駆出率**（left ventricular ejection fraction：LVEF）は，左室のポンプ機能の指標である．**心収縮機能低下を伴わない拡張機能障害**（heart failure with preserved ejection fraction：HFpEF）の評価には，拡張早期左室流入波（E波），僧帽弁輪速度（e′波），心房収縮波（A波）などの指標も併せて確認する．

冠動脈造影検査では，心筋梗塞の責任血管の確定と残存冠動脈病変の部位と狭窄度の評価がなされる．

⑥ **重症度分類**：心不全の重症度を分類する方法として，キリップ（Killip）分類，フォレスター（Forrester）分類，ノーリア・スティーブンソン（Nohria-Stevenson）の分類，ニューヨーク心臓協会（New York Heart Association：NYHA）心機能分類などが用いられる．

⑦ **動脈血ガス分析**：術後や急性増悪時など，動脈血中に存在する酸素分圧および二酸化炭素分圧を確認する．通常これらに動脈血のpH，酸塩基平衡の指標も計測されており，同時に確認する．

⑧ **投薬状況**：処方されている薬剤の有無や量，それに対する反応性について確認する．術直後などでの強心昇圧薬の投与量で，リハビリテーション介入の可否や程度を判断する．β遮断薬など，心拍応答を低下させる薬剤を服用している場合には，運動に伴う心拍数の増加が起こりにくくなる．運動処方においては，これらの薬剤の使用の有無を確認することは必須である．

2）フィジカルアセスメント：呼吸器の評価に関しては，前述の呼吸器疾患のフィジカルアセスメントに準じる．循環器疾患に対するフィジカルアセスメントについて，以下に説明する．

① **視診**：通常，左第5肋間，左鎖骨中線上やや内側で心尖拍動を観察できる．心拡大がある場合，心尖拍動が側方へ移動する．左心不全の徴候として，チアノーゼが現れる．口唇や爪床で観察しやすい．右心不全の徴候として，頸静脈怒張が観察される．

② **触診**：体表面の近くを走行する動脈（図13.8）[17]で，脈拍を触知することができる．ASOでは足背動脈など末梢動脈の触知が困難となる．浮腫がある場合，皮膚表面を押すと，その後圧迫痕が認められる．

③ **聴診**：正常な心音として，房室弁の閉鎖時に聴取されるⅠ音と，大動脈弁および肺動脈弁の閉鎖時に聴取されるⅡ音とがある．心不全や弁疾患では，過剰心音や心雑音が聴取される．

3）呼吸困難：自覚的運動強度（rating of perceived exertion：RPE）として，ボルグ・スケールでは原型スケール（**表13.4**）での評価が一般的である．

4）運動耐容能：運動耐容能は，呼吸器疾患と同様に，負荷装置を用いて実施する方法と，簡便な歩行試験として実施する方法とがある．無酸素性作業閾値や最高酸素摂取量は慢性心不全の予後規定因子であり，6分間歩行試験によって重症度を判断することができる．

漸増運動負荷試験中に心筋虚血が生じた場合，その時の心拍数と収縮期血圧をかけ合わせた心拍血圧積（rate pressure product：RPP）を求め，理学療法実施時のリスク管理の指標とすることがで

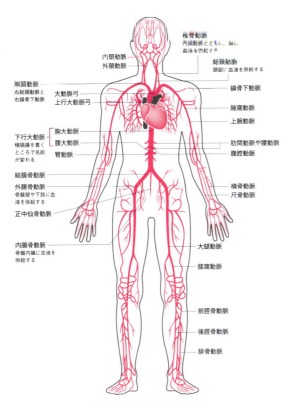

図 13.8　全身のおもな動脈
[塩田清二，竹ノ谷文子編．スポーツアナトミー 人体解剖生理学．丸善出版；2014．p.104 より引用]

9) ADL：ADL 評価法として，バーセル指数や FIM は，循環器疾患でも用いられる．NYHA 心機能分類は ADL 評価の側面ももつ．身体活動能力指数（specific activity scale：SAS）は，ADL における 21 項目の身体活動を実施できるか否かを確認することで，およその運動耐容能を推測することができる．

10) QOL：QOL の評価法として，Medical Outcomes Study short-form 36-item health survey（SF-36）は循環器疾患でも使用される．また，疾患特異的な QOL 評価方法として，Minnesota living with heart failure questionnaire（LHFQ），Seattle angina questionnaire（SAQ）がある．

11) 社会的背景：職業や家屋状況，家族構成，家庭での役割などの社会的な背景についても，退院後の生活やその継続のために，十分に把握しておく必要がある．退院後の運動療法を，監視型で行うか非監視型で行うかを判断する要因にもなる．

d. リハビリテーションの介入方法

評価の結果に基づいて，患者に必要なプログラムを提供する．第Ⅰ相（急性期），第Ⅱ相（回復期），第Ⅲ相（維持期）として，リハビリテーションを継続する（図 13.9）．リハビリテーションは二次予防のための心血管治療法として位置づけられ，運動療法のほか，さまざまな項目で構成される

第Ⅰ相	急性期心臓リハビリテーション
第Ⅱ相	回復期心臓リハビリテーション
第Ⅲ相	維持期心臓リハビリテーション

表 13.7　運動負荷試験を中止すべき基準

自覚症状	息切れ・下肢疲労がボルグ・スケール 17 以上（症候限界性の場合を除く）
他覚症状	連続歩行困難
心電図	心室頻拍（VPC3 連発以上） ST の有意な変化
血圧	収縮期血圧 250 mmHg 以上 収縮期血圧の連続した 10 mmHg 以上の降下
心拍数	予測最大心拍数の 85% に到達（症候限界性運動負荷試験の場合を除く）

[安達 仁，上月正博編．現場の疑問に答えるリハビリ循環器ポケット Q&A．中外医学社；2010．p.143 より転載]

さる．運動負荷試験を中止すべき基準を表 13.7 [18] に示す．

5) 筋力：身体活動量の低下や筋の炎症性・代謝性変化は，筋力の低下を招く．筋力の評価は，循環器疾患においても ADL を考えるうえでも重要である．

6) バランス：デコンディショニング（身体機能の失調・低下）により，筋力低下のみならずバランスの低下もきたす．片脚立位保持時間により静的バランスを，ファンクショナルリーチテスト（functional reach test：FRT）やタイムドアップ・アンド・ゴー・テスト（timed up and go test：TUG）などにより動的バランスを評価する．

7) 柔軟性：柔軟性の低下もデコンディショニングにより生じる．指床間距離（finger floor distance：FFD）は柔軟性評価の指標の１つである．

8) 身体活動量：特に退院後においては，活動量計などを用いて身体活動量を評価する．身体活動量は生命予後を規定する因子でもある．

表 13.8 心血管疾患リハビリテーション・二次予防プログラムの主要項目

- 患者評価
- 栄養カウンセリング
- 体重マネジメント
- 血圧マネジメント
- 脂質マネジメント
- 糖尿病マネジメント
- 喫煙の中止
- 心理社会的マネジメント
- 身体活動カウンセリング
- 運動トレーニング

[文献[19]より引用，改変]

（表13.8）[19]．

1) 介入時期と内容：①第Ⅰ相（急性期）：発症後あるいは急性増悪後がこの時期にあたる．安全な離床に加え，二次予防に向けた教育を開始する．

②第Ⅱ相（回復期）：離床から社会復帰までがこの時期にあたる．入院前ADLの獲得を目標とし，個人に合わせたプログラムを実施する．

③第Ⅲ相（維持期）：生涯を通じて行う．第Ⅱ相で獲得した運動能力・生活習慣の是正・冠危険因子の是正を維持し，自己による健康管理が鍵となる．

2) ウォームアップ：ストレッチングなどを通じ，運動への準備を行う．骨格筋障害の予防としての意味合いに加え，末梢循環の改善は，末梢血管抵抗を下げることで，心臓へのストレスを軽減させる効果も期待できる．

3) 有酸素運動（表13.9[19]，図13.10）：歩行や走行，サイクリングなどの全身運動が選択される．運動の強度は，最高酸素摂取量（$\dot{V}_{O_2}$ peak）の40〜60%程度が推奨される．$\dot{V}_{O_2}$ peakが測定できない場合には，カルボーネンの式（予測最大心拍数−安静時心拍数）×k＋安静時心拍数）などに基づき，運動時の目標心拍数を求める．同時に運動時のRPEを聴取するなどして，至適運動強度を設定する．

4) レジスタンストレーニング（表13.9[20]，図13.11）：ウェイトマシンやフリーウェイト，ゴムチューブ，あるいは自重などを使って筋肉に抵抗を与え，筋肥大や神経系の活性化を起こし，筋力や筋持久力などの筋機能を高める

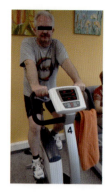

図 13.10 エルゴメータを用いた有酸素運動

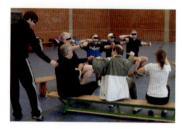

図 13.11 ゴムチューブを用いたグループでのレジスタンストレーニング

トレーニングをレジスタンストレーニングと呼ぶ．大きい筋群を対象とするほうが効果的であり，自重によるスクワットは特別な器具を用いる必要がなく，実施もし

表 13.9 有酸素運動およびレジスタンストレーニングの強度および頻度

運動プログラムはウォームアップ→レジスタンストレーニング・持久性運動→クールダウンの流れで行う
　ウォームアップ：ストレッチングなどの準備体操や低い強度（速度）の歩行など
　目標運動：処方強度に達した有酸素運動，レジスタンストレーニングなど
　クールダウン：低い強度（速度）の歩行やストレッチングなどの整理体操など

＜有酸素運動＞

強度	強度			1回の持続時間（分）	頻度	
	% peak $\dot{V}_{O_2}$	Karvonen係数（k値）	自覚的運動強度（Borg指数）		1日あたり（回）	1週あたり（日）
低強度負荷	20〜40%未満	0.3〜0.4未満	10〜12未満	5〜10	1〜3	3〜5
中強度負荷	40〜60%未満	0.4〜0.6未満	12〜13	15〜30	1〜2	3〜5
高強度負荷	60〜70%	0.6〜0.7	13	20〜60	1〜2	3〜7

＜レジスタンストレーニング＞

強度	強度設定			頻度	
	%最大1回反復重量（1RM）	自覚的運動強度（Borg指数）	1セットあたり（回）	1日あたり（セット）	1週間あたり（日）
低強度負荷	20〜30%	10〜11	8〜15	1〜3	2〜3
中強度負荷	40〜60%	11〜13	8〜15	1〜3	2〜3
高強度負荷	80%	13〜16	8〜15	1	2〜3

（注）% peak $\dot{V}_{O_2}$および%1RMの%は，個人の実測値に対する値という意味．年齢から予測される基準値に対するものではないことに注意．

[循環器病の診断と治療に関するガイドライン．心血管疾患におけるリハビリテーションに関するガイドライン（2012年改訂版）http://www.j-circ.or.jp/guideline/pdf/JCS2012_nohara_h.pdf（2013年2月閲覧）]

やすい。

5) ADLの指導やトレーニング

有酸素運動やレジスタンストレーニングを基礎とし，ADLの獲得に向けた指導やトレーニングを実施する．これには，基本動作能力の回復を目指した内容と，生活機能に即した内容とが含まれる．また，生活環境の調整もADL能力の改善には重要な項目である．

6) 患者教育: 二次予防に向けた生活習慣の改善や疾病の自己管理には，患者教育が不可欠である

る．各専門職種が関与し，チーム医療として提供することが望ましい．

e. リハビリテーション実施に必要なリスク管理

特に運動療法の実施にあたっては，禁忌や中止基準を確認しておく．また，リスクを層別化し，モニタリングの要不要やその変化を基に，安全に実施できているかどうかを判断する．また，経過中は，常に自覚症状，体重，BNPなどの変化に留意する．大動脈疾

患においては，特に血圧管理を厳重に行う必要がある．

運動前にウォームアップ，運動後にクールダウンを設けることによって，心臓への過剰な負荷を抑えることができる．運動療法中に胸痛，呼吸困難やその増強，めまい，嘔気，気分不良，頭痛，意識障害，不整脈の増加などが出現した場合には，急性冠症候群の新たな出現や心不全の増悪などを疑い，運動を中止する．

13章のまとめ

1. 呼吸器疾患および循環器疾患もリハビリテーションの対象疾患である．
2. 呼吸困難が主症状であり，これによる身体活動性の低下が二次的な身体機能の低下をもたらす．
3. 医学的情報とフィジカルアセスメントに基づいた評価を行う．
4. 呼吸機能や心機能の評価の評価に加え，身体機能の評価も重要である．
5. 運動療法をリハビリテーションの中核としつつ，それだけでな

く患者教育を含めた包括的な介入が必要となる．
6. 安全なリハビリテーションの実施には介入中のモニタリングが必須であり，自覚症状だけに頼ったリスク管理をしてはいけない．

問 題

13.1 呼吸リハビリテーションで正しいのはどれか．（2012年第47回理学療法士国家試験より）
　A．ハフィングは胸郭の伸張を目的とする．
　B．横隔膜呼吸は，呼吸補助筋の活動を促進する．
　C．呼吸困難時の症状改善には，腹臥位が有効である．
　D．インセンティブスパイロメトリは長く呼気を持続させる．
　E．口すぼめ呼吸は，呼気よりも吸気を長くするように指導する．

13.2 55歳の女性．COPDに対して在宅酸素療法（home oxygen therapy：HOT）を行っている．MRCグレード3（ヒュー・ジョーンズ（Hugh-Jones）分類Ⅳ相当）である．この患者に指導する運動として適切なのはどれか．（2012年第47回理学療法士国家試験よ

り）
　A．ジョギング
　B．四肢体幹のストレッチ
　C．速歩
　D．ゴルフ
　E．階段昇降

13.3 有酸素運動を用いたトレーニングの効果で正しいのはどれか．（2009年第44回理学療法士国家試験より）
　A．運動時の心拍数の増加
　B．嫌気性代謝閾値の下降
　C．安静時の二重積の増加
　D．骨格筋毛細血管密度の減少
　E．同一運動負荷での換気量の減少

13.4 急性心筋梗塞患者の自宅療養期の運動療法で正しいのはどれか．（2009年第44回理学療法士国家試験より）
　A．心筋負荷量設定には拡張期血圧が良い指標となる．

　B．この時期の運動療法によって壊死部の再生が期待できる．
　C．運動強度は最大心拍数のおよそ30％が適している．
　D．下肢の筋力強化は静的収縮の多い種目を選ぶ．
　E．散歩は時間と速度とを決めて行う．

13.5 厚生省「循環器疾患のリハビリテーションに関する研究」班（平成8年度）に基づいた心筋梗塞の急性期リハビリテーションプログラム進行基準で，次の段階のリハプログラムに進行してもよい状態はどれか．（2013年第47回理学療法士国家試験より）
　A．訓練時にめまいが出現した．
　B．安静時心拍数が140回／分であった．
　C．ST上昇型で訓練時のST上昇幅が0.4mV以上だった．

D. 訓練時の収縮期血圧が安静時に比べて 10 mmHg 上昇した.
E. 訓練時の収縮期血圧が安静時に比べて 20 mmHg 低下した.

文献

1) 日本呼吸器学会 COPD ガイドライン第 4 版作成委員会編. COPD（慢性閉塞性肺疾患）診断と治療のためのガイドライン. 4 版. 一般社団法人日本呼吸器学会；2013.
2) Kozu R, Senjyu H, Jenkins SC, et al. Differences in response to pulmonary rehabilitation in idiopathic pulmonary fibrosis and chronic obstructive pulmonary disease. Respiration 2011; 81: 196-205.
3) Nishiyama O, Kondoh Y, Kimura T, et al. Effects of pulmonary rehabilitation in patients with idiopathic pulmonary fibrosis. Respirology 2008; 13: 394-9.
4) 牛木辰男, 小林弘祐. カラー図解 人体の正常構造と機能〈1〉呼吸器. 日本医事新報社；2002.
5) 高橋仁美, 佐藤一洋. フィジカルアセスメント徹底ガイド呼吸. 中山書店；2009.
6) 山内豊明. フィジカルアセスメントガイドブック―目と手と耳でここまでわかる. 2 版. 医学書院；2011.
7) GOLD 日本委員会監. 慢性閉塞性肺疾患のためのグローバルイニシアティブ日本版. 慢性閉塞性肺疾患の診断, 治療, 予防に関するグローバルストラテジー（2011 年改訂版）. 2011.
8) 奈良 勲, 大成浄志, 川口浩太郎編. 理学療法士のための運動処方マニュアル. 2 版. 文光堂；2010.
9) Singh SJ, Puhan MA, Andrianopoulos V, et al. An official systematic review of the European Respiratory Society/American Thoracic Society : measurement properties of field walking tests in chronic respiratory disease. Eur Respir J 2014; 44: 1447-78.
10) 千住秀明, 眞渕 敏, 宮川哲夫ほか監. 呼吸理学療法標準手技. 医学書院；2008.
11) 日本呼吸ケアリハビリテーション学会呼吸リハビリテーション委員会ワーキンググループ, 日本リハビリテーション医学会呼吸リハビリテーションガイドライン策定委員会, 日本呼吸器学会呼吸管理学術部会, ほか編. 呼吸リハビリテーションマニュアル―運動療法―. 2 版. 照林社；2012.
12) 医療情報科学研究会編. 病気がみえる vol.2 循環器. 2 版. メディックメディア；2008．
13) 内 昌之, 高橋哲也編.「なぜ」から導く循環器疾患のリハビリテーション 急性期から在宅まで. 金原出版；2015.
14) Tsutsui H, Tsuchihashi-Makaya M, Kinugawa S, et al. Characteristics and outcomes of patients with heart failure in general practices and hospitals. Circ J 2007; 71: 449-54.
15) Allen LA, Stevenson LW, Grady KL, et al. Decision making in advanced heart failure : a scientific statement from the American Heart Association. Circulation 2012; 125: 1928-52.
16) 循環器病の診断と治療に関するガイドライン. 大動脈瘤・大動脈解離診療ガイドライン（2011 年改訂版）http://www.j-circ.or.jp/guideline/pdf/JCS2011_takamoto_h.pdf（2015 年 2 月閲覧）.
17) 三浦稚郁子. フィジカルアセスメント徹底ガイド循環. 中山書店；2011.
18) 上月正博編. 現場の疑問に答える心臓リハビリ徹底攻略 Q&A. 中外医学社；2010.
19) Balady GJ, Williams MA, Ades PA, et al. Core components of cardiac Rehabilitation/Secondary prevention programs : 2007 update. Circulation 2007; 115: 2675-82.
20) 循環器病の診断と治療に関するガイドライン. 心血管疾患におけるリハビリテーションに関するガイドライン（2012 年改訂版）http://www.j-circ.or.jp/guideline/pdf/JCS2012_nohara_h.pdf（2013 年 2 月閲覧）.

〈椿　淳裕〉

14 老年期障害に対するリハビリテーション

学習目標
- 老年期の身体的・精神的特徴を述べられる.
- 高齢者が廃用症候群に陥らないために,行うべき生活上の介入（リハビリテーション）の内容を説明できる.
- パーキンソン病の運動症状と歩行障害に対する運動療法を述べられる.
- 認知症発病の危険因子と予防因子を列挙できる.
- 認知症の評価スケールについて主なものを説明できる.
- 認知症に対する行動療法の主なものを列挙し,それぞれについて説明できる.
- サルコペニア,運動器不安定症,ロコモティブシンドロームについてそれぞれどのようなものか説明できる.
- 骨粗鬆症の原因と予防法を述べられる.
- 高齢者の転倒骨折予防を述べられる.

はじめに

老化は誰も避けることはできない．身体および精神活動は,活発に持続することによって,その機能は維持される．一方高齢者は慢性疾患にかかりやすく,それによる活動の制限は老化を促進し,廃用症候群（disuse syndrome）に陥りやすい.

したがって,高齢者が慢性疾患に罹患した場合には,原疾患の治療とともに必ずリハビリテーション治療を行う必要がある．これらを考慮し,ここでは老化の経過と主な老人性疾患のリハビリテーション治療を述べる.

14.1 老年期の特徴

a. 生命曲線

老年期は,一般医療においても,リハビリテーションの立場からも,青年期・壮年期（成人期）とは異なった特徴を有する．それをもとに老年期のリハビリテーションは計画,実施されなければならない.

加齢による身体・精神機能の変化は図14.1のように示される[1].一般的な身体機能は成長過程によってほぼ20歳でピークに達し,その後ゆっくりと低下する．種族保存のための生殖機能は青年期に完成し,50歳代に低下する．それに対して細胞レベルの新陳代謝は出生時に最も活発で,青年期にかけて低下し,その後は一生ほぼ変わらない状態を保つ.

一方,精神機能は全体として60歳ごろにピークを迎え,その後徐々に低下して80歳を過ぎると急速に低下する．精神機能を担う脳の神経細胞は140億個と推定

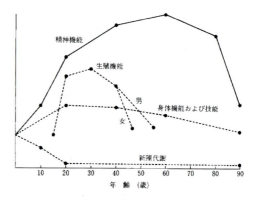

図14.1 加齢に伴う生命曲線
[Stratz, et al. 三好功峰. 1982より引用]

されるが、乳児期までにすべて生まれ、20歳を過ぎると1日2～3万個ずつ死亡、脱落していく。それにもかかわらず、全体としての精神機能が60歳をピークとする理由は、単純な計算や反応などの流動性知能は青年期にピークとなり、経験や思索に基づく結晶性知能は加齢とともに向上し[2]、全体として図14.1の経過をとると考えられる。

b. 老年期の身体・精神的特徴

高齢になると、身体臓器はすべて脆弱となる。脆弱の内容は、①予備力の低下、②生体反応力の低下、③回復力の低下およびその結果として、④活動性の低下により容易に廃用症候群に陥るリスクが大きいことである。身体機能のみでなく精神機能も同様の状態になる。認知機能は脳の活動によってたえず賦活されることによって維持され、脳活動が乏しい臥床生活が続くと、急速に低下する。

高齢者の各種の疾患では、臓器の回復力低下により慢性化し、結果として多臓器障害をかかえて療養することとなりやすい。

そのような状態は患者の家族生活および社会生活を制約し、容易に要介護状態に陥る（表14.1）。

c. 高齢者の医療への態度

高齢者は長い生活経験から、病気になった時には、自己の人生観

表14.1 高齢者の身体的・精神的特徴

身体臓器の脆弱性
　予備力の低下
　回復力の低下
　生体反応の減少
　廃用症候群の危険
認知機能低下
　80歳以降は急速
　ADLの指導で低下を阻止
家庭生活・社会生活と健康の相関が大

の中で疾患の位置づけをする。そして慢性疾患、多臓器障害を呈する特徴から、完全治癒ではなく病気と共存する立場をとることから、治療の選択は医学的見地のみからなされるわけではないことを知る必要がある。したがって、**根拠（エビデンス）に基づく医学**（evidence-based medicine：EBM）においては**患者の選択**（preference）が重みを増す。またインフォームド・コンセントにおいて患者は、医療行為に伴う苦痛、治療の侵襲度（患者に対する負担）、経済的負担を重視する。そして患者の判断は断定的であり、医療従事者や家族の説得は効を奏さないことが多い。したがって医療専門職は、職業的知識と経験のみでなく、リベラルアーツによる人間学的見地から療養についてアドバイスすることが求められる。

14.2　老化予防と高齢者の自立

高齢者のリハビリテーションには、①傷病による機能障害の回復、②傷病による活動の制約に伴う心身機能の低下（廃用症候群、認知障害ほか）の予防に加えて、③加齢に伴う心身機能の低下の予防があり、その内容、範囲は広い。

a. 老化予防とリハビリテーションの研究領域

1990年代から、わが国の高齢社会における健康寿命延伸のための長寿科学総合研究および、国立長寿医療研究センターにおける老化防止、リハビリテーション領域の研究は表14.2に示すように、広範囲から重点的に推進されてきた。

これらの研究領域は、高齢者は医療、介護、そして介護状態に陥らないように予防する（介護予防）活動において重要な項目を示している。そして高齢者が自立した生活を続けるために、これらの項目に留意しなければならない。医療保険においては予防行為は給付の対象とならないが、介護保険においては施行開始5年後の見直しによる平成18（2006）年の改革において、介護予防サービスとして在宅における訪問介護、通所介護・リハビリテーションの制度が強化された。

さらに平成01～09年度の介護報酬および診療報酬改定において、急性期、回復期および生活期それぞれのリハビリテーションを拡充した。また平成24～26年度の改定では、医療と介護の連携をより円滑にするための介護および診療報酬の改定が行われた。

表14.2　老化防止、リハビリテーションの重点研究分野

Ⅰ　老化予防に関する研究
　1）骨粗鬆症の予防
　2）認知機能・精神機能の維持
　3）動脈硬化の予防
　4）口腔機能・消化機能の維持
　5）体力保持と運動・生活習慣
　6）社会活動を支える身体的・精神的要因
　7）健康寿命の延長とADL、QOLの改善

Ⅱ　リハビリテーションおよび関連分野の研究
　1）廃用症候群予防のためのリハビリテーションの効果
　2）認知症など精神機能障害のリハビリテーション
　3）高齢者の認知症の治療研究
　　a）脳機能賦活療法
　　b）行動療法
　　c）薬物療法
　4）咀嚼・嚥下障害のリハビリテーション
　5）高齢者の褥瘡（じょくそう）予防
　6）高齢者の大腿骨頸部骨折に対する対応策

14.3　高齢者の主なリハビリテーション対象疾患

　高齢者は，全身臓器の脆弱性の存在および慢性疾患，多臓器障害を高率に有することから，**表14.2**に示す項目のすべてを配慮した療養と生活を行わなければならない．高齢者の医療，介護に従事する医療専門職はこれらに留意して患者，家族への療養および生活の指導を行う．

　高齢者はあらゆる疾患によって廃用症候群に陥るリスクが高いが，とりわけ**表14.3**に挙げた疾患は，リハビリテーションの必要性が高く，また各種の介入の効果が大きい．

　リハビリテーションの内容は，
① 筋力増強訓練，歩行訓練による日常生活動作（activities of daily living：ADL）の維持と転倒予防
② 身体活動，社会活動による認知機能の維持と精神安定
③ 運動耐容能，呼吸療法
④ 嚥下訓練による栄養確保
⑤ 排尿・排便の排泄訓練
などが自立した家庭・社会生活を維持するために重要である．

　そして疾患によりこれらのリハビリテーションの重点項目が定まる．その中で具体的に多彩なリハビリテーションが行われているパーキンソン病（Parkinson's disease）と，予防と病勢進行阻止，対症療法に多くの知見が重ねられている認知症，および高齢者の寝たきりのリスクが大きい骨粗鬆症の転倒骨折について述べる．

表14.3　高齢者の主なリハビリテーション対象疾患と病態および治療の内容・目標

疾患	病態	リハビリテーションの内容／目標
神経疾患（脳卒中，変性疾患，ほか）	筋力低下，筋萎縮	筋力増強，ADL，補助具
	運動失調	歩行訓練，抵抗負荷
認知症	認知機能低下，BPSD	進行予防，認知行動療法，精神安定
整形外科疾患	骨折，骨・関節手術	筋力増強，ROM，ADL，職場復帰
心臓疾患（心筋梗塞，心筋症）	心筋虚血	冠動脈機能改善，運動耐容能，ADL
	心不全	食事（塩分制限），運動耐容能，予後改善
呼吸器疾患（COPD，喘息，ALS）	閉塞性呼吸障害	呼吸訓練，排痰法，全身運動療法，在宅酸素・人工呼吸療法
神経・口腔外科疾患	摂食・嚥下障害	嚥下訓練，食事体位，食物内容
尿路変更術，腸瘻造設術後	膀胱・直腸機能障害	ストーマ管理，合併症（WOC認定看護師）

14.4　パーキンソン病

a. リハビリテーションからみたパーキンソン病の病態と治療

1）症候と脳病変：　古くから知られているパーキンソン病の四大症候は，①**無動，動作緩徐**，②**振戦**，③**筋固縮**，④**姿勢・歩行障害**である．これらは運動症候である．責任脳病変は，中脳にある黒質のメラニン含有神経細胞の変性消失であり，その結果黒質から投射する線条体を中心とする基底核の機能障害を生ずることが基本的な脳障害の機序である．したがって，黒質神経細胞が線条体に投射して活動するための神経伝達物質ドパミンを補充するL-ドパ，線条体におけるドパミンの神経伝達を改善するドパミンアゴニストその他の薬物が初期の四大症候をよく改善させる．しかし，病気が進展すると薬物治療の効果が不十分となり，**深部脳刺激療法**（deep brain stimulation：DBS），リハビリテーションが重要な治療法となる[3]．

　近年の病理形態学の進歩により，パーキンソン病の脳病変は黒質以外にも広く存在することが明らかとなり，それらに基づく非運動性症状が運動症状の前あるいは後に出現する様子が明らかになった．それらをまとめて**表14.4**に示す．その中でリハビリテーション，ADLに大きくかかわるものは以下の通りである．便秘は多くの患者で運動症状発現前からみられる．便秘が3日以上続くと，閉塞性イレウス（腸閉塞）のリスクを生ずる．睡眠障害は，注意深く問診すると多くの患者に認められる．レム睡眠期に行動異常が出現し，自傷，他傷行為を生ずる場合があるので注意する．認知機能障害は約3分の1に認められ，前頭葉障害による皮質下性認知症，構成行為など課題遂行（実行）機能障害が目立つ．

2）症状の進展と重症度：　パーキンソン病治療の基本は薬物療法

表14.4 パーキンソン病の非運動症候と病変部位

1. 自律神経症状：迷走神経核・腸管神経叢
   便秘，イレウス，巨大結腸症，起立性低血圧，排泄障害
2. 精神症状：辺縁系・腹側線条体
   抑うつ，感情鈍麻，常同行動，病的賭博
3. 睡眠障害：脚橋被蓋核，中脳被蓋，前頭葉底部
   睡眠の断片化，レム睡眠時行動異常（RBD），日中の過度の眠気
4. 嗅覚障害：嗅球・眼窩回
   嗅覚低下
5. 認知障害・認知症：前頭葉，後頭・頭頂葉
   遂行機能障害，無関心，もの忘れ（皮質下性認知症），視覚認知障害，認知症

表14.5 パーキンソン病の臨床的重症度分類

Hoehn & Yahr の臨床的重症度分類		生活機能評価	
Stage I	一側性障害のみ，通常，機能障害は軽微またはなし．	I度	日常生活，通院にほとんど介助を要しない．
Stage II	両側または身体中心部の障害，ただし，体のバランスの障害は伴わない．		
Stage III	姿勢反射障害の初期徴候がみられるもの．これは，患者が歩行時に向きを変えるときの不安定や，眼を閉じ足をそろえて立っている患者を押してみることで，明瞭となる．身体機能はやや制限されているものの，職業の種類によっては，ある程度の仕事も可能である．身体的には独立した生活を遂行することができ，その機能障害度はまだ軽〜中等度にとどまる．	II度	日常生活，通院に部分介助を要する．
Stage IV	病気が完全に進行し，機能障害高度．患者はかろうじて介助なしで起立および歩行することはできるが，日常生活は高度に障害される．		
Stage V	介助がないかぎり寝たきり，または車いすの生活を余儀なくされる．	III度	日常に全面的な介助を要し，独立では歩行起立不能．

および進展期におけるDBSである．これらは運動症状の改善効果は大きく，特に初〜中期には極めて有効である．しかしあくまでも対症療法であり，脳病変の進行を阻止することはできない．したがって治療の有無にかかわらず症状は進行性であり，個人差はあるが，発症後約10年は独立した日常生活が可能であり，その後介助が必要となり20年を過ぎると臥床生活となる場合が多い．

パーキンソン病の臨床的重症度は表14.5のように分類されており，特定疾患治療研究事業によりHoehn & Yahrの重症度III以上でかつ日常生活の介助度からみた生活機能症度II度・III度の患者は医療保険の自己負担が公費でまかなわれる制度がある．

3）治療の基本と目標：パーキンソン病は，患者数が多く（高齢者においては人口10万人あたり200人以上），患者によって症状，進行の度合いが種々であり，治療内容も表14.6に示すように多岐にわたる．医学的には運動症状に対する薬物治療が基本であり，これは発症後日常生活に支障が生じた時点から死亡まで種々の薬剤の組み合わせで行われる．患者の病期，病状により治療内容・目標は異なる．すなわち，この疾患では個別治療が基本であり，身体的障害が慢性に続き，薬剤が一定の効果をもつことから，治療の目標は身体的健康，精神的健康，家庭・社会環境，自立と多岐にわたり生活の質（quality of life：QOL）の維持が中心となる．

パーキンソン病のQOL評価には，Parkinson's Disease Questionnaire-39（PDQ-39）がよく用いられる（表14.7）．運動・認知機能，ADL，社会関係，情緒的安定など多面的な評価に加えて，スティグマ（stigma）という，日本文化では問題になりにくい項目を重視している[4]．

パーキンソン病のQOLに最も影響するのは抑うつであり，ついで姿勢障害，認知障害，運動障害となる[5]．リハビリテーションの対象は，このうち姿勢障害，運動障害である．

b. リハビリテーションの内容

パーキンソン病のリハビリテーションは，基本的に運動療法である．病期全体を通じて，動作緩徐，姿勢・歩行障害などの主要症状に対して①関節可動域（range of motion：ROM）の確保と筋のストレッチのためのストレッチ運動，②筋力増強訓練，③バランス運動・歩行訓練を行う，そのうちバランス運動・歩行訓練は，転倒や骨折防止のためとQOLのうえから最重要といえる[6,7]．

1）姿勢矯正・歩行訓練：パーキンソン病の立位姿勢は，上半身を軽く前傾させ，肘と膝を軽く屈曲させる（図14.2）．これは疾患特有の姿勢であるが，同時に足元が不安定な場合にみられる防御的安定姿勢である．凍った路上を歩

表14.6 パーキンソン病の治療

- ■薬物治療
  - 対症療法
  - 神経細胞保護
- ■機能的脳外科
  - 定位脳手術・脳刺激
  - 細胞脳内移植
- ■機能向上と支援機器
  - ADLの指導
  - 生活空間の改造
  - 支援機器
- ■精神療法
  - うつ状態の治療
  - 意欲改善
- ■社会的支援
  - 社会保障
  - 生活支援
  - 家族・地域支援

表 14.7 PDQ-39：標準的なパーキンソン病の QOL 評価スケール

■運動・移動（mobility） レジャー活動，家の世話・見回り，歩行，外出，転倒	10 項目
■日常生活動作（ADL） 整容，書字，食事動作	6 項目
■情緒的安寧（emotional wellbeing） うつ状態，孤独，涙もろい，怒りっぽい，将来を悲観	6 項目
■スティグマ（stigma） 病気を隠す，人前に出にくい，パーキンソン病であることを恥じる，他人の目	4 項目
■社会的支援（social support） 親しい人との人間関係，配偶者からの援助，友人や家族からの援助	3 項目
■認知（cognition） 日中の眠り，集中力，記憶力，悪夢や幻覚	4 項目
■意志の疎通（communication） 言葉の不自由，適切な意志の疎通，人々に無視される	3 項目
■身体的不具合（bodily discomfort） 筋けいれん，疼痛，不快な熱感，冷感	3 項目

[Jenkinson C, Fitzpatrick R, Peto V. The Parkinson's Disease Questionnaire: user manual for the PDQ-39, PDQ-8 and the PDQ Summary index. Oxford: Health Services Research Unit; 1998 より引用，改変]

く時に健常人もこの姿勢をとる．したがって，直立での歩行訓練のみを行ってはならない．逆に転倒のリスクが増す場合がある．安定した歩行訓練は，まず下半身のストレッチと筋力増強訓練を行う．そして，歩行は手足を大きく動かすことを心がける．また，歩幅が狭くなり，歩行リズムが早くなる"すくみ足"が進行期に出現することがあり，その予防と治療のための歩行訓練ではリズミカルな音刺激や視覚刺激が有効な場合がある．それらをまとめた下半身の運動療法の模式図を図 14.3 に示す．これは下半身の筋力増強訓練

と歩行訓練であるが，転倒しやすく，バランスの不安定な患者には図 14.4 のような指導も有効である[8]．

なお，進行期で歩行訓練が苦痛または疲労を生ずる場合には，プールでの水中歩行が筋力増強とバランス保持に有効である．一方，トレッドミルによる歩行訓練が有効という報告があるが，治療は家庭あるいは理学療法士（physical therapist：PT）のもとで比較的簡単にできるものが望ましい[6]．

治療は成果が分かることで患者の意欲が向上することから，①安定起立時間，②5m 往復歩行時間と容姿，③歩行計測など成果を数値で示すことが有効である．

2）リズム運動：パーキンソン病では，運動におけるリズム障害がある．上肢では歯磨き動作，下肢では歩行などの繰り返し運動に際して動作範囲が小さくなりすくんでしまう"**すくみ（freezing）現象**"が出現する．その治療と予防のためにリズム運動が有用である．運動療法として，リズム体操やダンスなどがよい．

3）生活指導：パーキンソン病の運動症状は，老化に伴う運動機能低下に類似している（図 14.2）．老化防止と同様に，ADLの指導の１つ１つがリハビリテーション効果をもつ．そして趣味をもつ，社会生活を楽しむなどの積極的な日常生活を保つことが大切である．ただし，過労や炎天下の活動，脱水は，逆に症状を悪化させることから避ける必要がある．

日常生活の工夫として，洗面，食事，着替えなどは，時間がかかっても介助なしで行わせるようにする．そのために，食器や食材の工夫，電動歯ブラシ，着衣のためのボタンエイド，マジックテープ，ゴムバンドなどを適宜使用する．

そのほかの ADL 訓練としては，以下の方法がある．

① 嚥下訓練：喉のアイスマッサージ．
② 言語療法：小声で単調な話し方，早口に対して新聞，雑誌をはっきりした声で音読させる．
③ 呼吸訓練：1 日に数回，深呼吸 10 数回を繰り返す．
④ 排泄訓練：便秘になりやすいので最大 2 日には 1 回は排便の習慣をつける．緩下薬を使用し 3 日以上の便秘は防ぐ．排尿障害は医師を受診する．

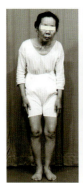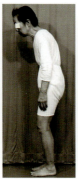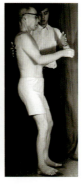

図 14.2 パーキンソン病の特徴的な立位姿勢
（左）：上半身を前傾させ，肘と膝を軽く屈曲する．（右）：上半身の圧迫刺激により，姿勢反射を示さずに後方に倒れる．

4) 新しい訓練法—LSVT　近年注目される訓練療法にLee Silverman voice treatment（LSVT®）がある．これは動作の大きさを基本にした感覚運動システムの再教育を目的とした運動機能訓練（BIG）と，声の大きさを基本にした集中的発語訓練プログラム（LOUD）からなり，訓練法には珍しく特許のもとに使用料金を支払うことが求められる訓練法である．わが国には国立病院機構相模原病院その他で実施されているが，日常生活内での習慣化により運動および発語の正常化を目指す階層的なプログラムであり，結果の定量評価が可能なことから，有効性の検証が進められている．興味深い所見の1つに，個々の患者による感覚情報のフィードバックの差が訓練効果とその持続に影響を与える点がある（長谷川一子私信）．LSVT，LOUDの目標は日常会話において患者が自動的により大きな声を用い，それが長期間持続することである．パーキンソン病では，低い，単調な話し方が特徴であるが，声量の聴覚フィードバックのほかに視覚表示などで声量を認知させて訓練しても，自分の声が小さいと自覚する被験者は声量増加が持続するが，自分の低い声を正常と自覚する患者は訓練効果が持続しない．

従来から，日常生活における会話あるいは講義，講演における声量の調節は，話し声の大きさを自分の耳で聴く聴覚性認知により判断し調整されることが知られており，パーキンソン病の低い声の原因に聴覚性認知の異常が関与する可能性があることは，訓練法の開発に大きな意義をもつ可能性があろう[9]．

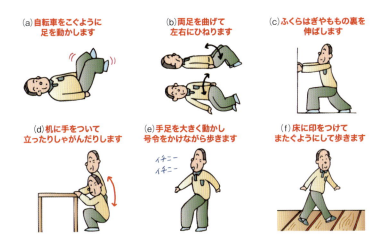

図 14.3　下肢の運動療法
下肢のストレッチ，筋力増強，リズムにのった歩行訓練を行う．（a）自転車をこぐように足を動かす．（b）両足を曲げて左右にひねる．（c）ふくらはぎやももの裏を伸ばす．（d）机に手をついて立ったりしゃがんだりする．（e）手足を大きく動かし号令をかけながら歩く．（f）床に印をつけてまたぐようにして歩く．
［柳澤信夫監．患者さんのためのパーキンソン病．キッセイ薬品-ファイザー；2009 より引用，改変］

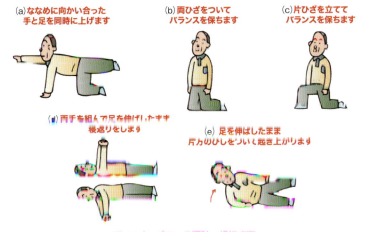

図 14.4　バランス運動・歩行訓練
（a）斜めに向かい合った手と足を同時に上げる．（b）両ひざをついてバランスを保つ．（c）片ひざを立ててバランスを保つ．（d）両手を組んで足を伸ばしたまま寝返りをする．（e）足を伸ばしたまま片方のひざをついて起き上がる．
［柳澤信夫監．患者さんのためのパーキンソン病．キッセイ薬品-ファイザー；2009 より引用，改変］

14.5　認知症

わが国では世界一早い速度で高齢化が進み、平均寿命も長年にわたり主要先進国では世界一を保っている。そして加齢による認知症の急速な増加は、1980年代はじめの東京都および横浜市の統計により一致して示された[10]。それにもかかわらず、認知症を大きな社会問題として警告を発したのは米国であった。レーガン元大統領が認知症になる前の1984年、週刊誌"ニューズウィーク"は、アルツハイマー病（Alzheimer's disease）の特集を組み、"アルツハイマー病はがんより悲惨だ。心も死に、身体も死ぬという二重の死を味わう"と認知症の重大さをアピールした。世論を受けて、米国政府は"脳の世紀（decade of the brain）"を1990年から10年計画で推進し、全米の大学10か所に5年ごとに業績によって応募、選考され、国から多額の研究費が支給される"アルツハイマー病研究センター（Alzheimer's Disease Research Center）"を設立し、現在も強力に研究を推進している。

一方わが国では、2005年から10年計画で開始された"健康フロンティア計画"において、"生活習慣病対策の推進"と"介護予防の推進"を2大政策としたが、その基礎となった2002年の推計データにおいて、介護保険における要介護者のうち約半数において認知症が認められ、施設入所者ではその割合は約8割に達した。

認知症は先進高齢社会すべてが直面する社会問題である。しかし、すべての高齢者が認知症ということではない。生活習慣が大きくかかわる予防方法、進行阻止方法が存在する。これらは、基本的に非薬物的療法と呼ばれるもので広義のリハビリテーションである。

a. 加齢と認知機能

ヒトの脳の神経細胞数は140億個と推定される。これらはすべて胎生期から生後1年までに生まれ、学童～青年期にかけて学習と経験によって種々の神経回路網を発達させてヒトとしての知的機能と情動反応の座となる。そして、20歳を過ぎると脳の神経細胞は1日2万～3万個の割合で消失し、身体のほかの組織とは異なり細胞が再生することはない（図14.5）[11]。

それにもかかわらず、ヒトの精神機能は全体として60歳をピークに発達し、その後は低下し、80歳を過ぎると急速に衰える（図14.1）。脳の形態的老化と精神機能の老化の解離は、Cattellによる流動性知能と結晶性知能の考えによってよく説明される（表14.8）[2]。この説は思索、想像、経験などによる脳の働きと賦活化が知的機能の維持に重要であることを示している。

b. 認知症の原因疾患と症候

認知症は、"脳の障害によって、知的機能が低下し、自立困難となった状態"と定義される。すなわちキーワードは、① 脳の障害、② 知的機能障害、③ 自立困難である。

認知症の主な原因疾患としては、表14.9にあげた種々のもの

表14.8　流動性知能と結晶性知能

流動性知能	結晶性知能
ありきたりや、まったく未知の事柄の取り扱い	深い文化的総合知能を用いて長期間治療した結果得られる
計算、記銘、注意、相互関係の抽出	思索、創造、経験からの推理
若年に特徴的	老年に特徴的

〔Cattell RB. Theory of fluid and crystallized intelligence：a critical experiment. J Educ Psychol 1963; 54: 1-22 より引用〕

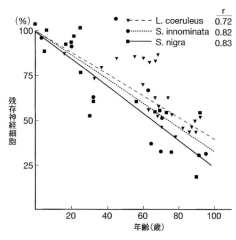

図14.5　加齢による脳神経細胞数の減少

L. coeruleus：青斑核、延髄のノルアドレナリン作動性神経核、S. innominata：無名質、アセチルコリン作動性神経核、認知機能の中枢、S. nigra：黒質、基底核の運動中枢。脳細胞は20歳を過ぎると1日2～3万個ずつ死んでいく。

〔McGeer PL, Itagaki S, Akiyama H, et al. Comparison of neuronal loss in Parkinson's disease and aging. In：Calne DB, Comi G, Crippa D, at al. editors. Parkinsonism and aging. New York：Raven Press；1989. pp.25-34 より引用、改変〕

表14.9 認知症の主な原因疾患

I．大脳変性疾患 　1．認知症 　　アルツハイマー病 　　前頭側頭型認知症（ピック病） 　2．認知症を伴う基底核・小脳疾患 　　ハンチントン病 　　レビー小体型認知症 　　パーキンソン病 　　進行性核上性麻痺 　　皮質基底核変性症 　　多系統萎縮症 II．脳血管障害 　脳出血・脳梗塞後遺症 　多発脳梗塞 　ビンスワンガー病 　遺伝性脳血管性認知症（CADASIL） 　くも膜下出血後遺症（水頭症）	III．感染症 　エイズ（AIDS）脳症 　クロイツフェルト-ヤコブ病 　亜急性硬化性全脳炎 　進行麻痺（中枢神経梅毒） IV．代謝性疾患 　成人型脂質症 　　成人型 GM_1 ガングリオシドーシス 　　ニーマン-ピック病C型 　副腎白質ジストロフィー 　ウィルソン病 　ウェルニッケ-コルサコフ症候群 　アルコール依存症 V．そのほか 　脳腫瘍（リンパ腫を含む） 　頭部外傷後遺症 　多発性硬化症 　低酸素脳症 　一酸化炭素中毒 　透析脳症 　辺縁系脳炎（傍腫瘍性脳症）

がある．その中で高齢者で最も多いものはアルツハイマー病であり，ついで脳血管障害性認知症が多く，この両者が高齢者認知症の大部分を占める．

認知症の症候は**表14.10**のようにまとめられる．これは認知症として完成された場合の症候であり，疾患によって初期の症状は異なる．アルツハイマー病の初期症状は，もの忘れが基本である．主観的なもの忘れを訴え，年齢に比べて記憶力が低下し，ただし日常生活は自立して正常に行える状態を軽度認知障害（mild cognitive impairment：MCI）という．アルツハイマー病の前駆状態としてMCIがみられる．

前述したように，パーキンソン病の運動症状は老化に伴う運動機能の低下によく類似している．同じように，老化によるいわゆる"ぼけ"の症状とアルツハイマー病の症状には共通点が多い．

"ぼけ"は脳の老化現象の結果である．高齢になれば誰にでも現れるが，その程度は1人1人異なる．症状は，①もの忘れ，②理解が不十分，一面的，③判断が一面的，④頑固，気難しいなどの性格変化，などが主である．これらの症状がひどくなると認知症になる．また，従来から"ぼけ"の少ない職業として，自営業，芸術家，政治家など責任をもって判断・指示はかり人々，のコミュニケーションなど，絶えず脳を働かせる職種が知られている．

表14.10 認知症の症候

記憶障害
　記銘力低下，近時記憶，エピソード記憶（過去の遠隔記憶，手続き記憶は比較的よく保持）
見当識障害
　時間，ついで場所の見当識
失語，失行，失認
計算力，知識，理解力，計画，行動の順序の障害
実行機能障害
　識別，計画，行動の順序
日常生活能力の障害
　衣服，整容，食事，排泄，入浴，歩行
BPSD　Behavioral and Psychological Symptoms of Dementia
行動症状
　攻撃性，不穏，焦燥，徘徊，性的脱抑制
心理症状
　抑うつ，不安，幻覚，妄想

c. 臨床評価

認知症の臨床評価スケールには，いくつかのものがある．質問によるテスト方式の評価尺度として繁用されるものに，**長谷川式簡易知能評価スケール改訂版（HDS-R）**と**ミニメンタルテスト**（mini-mental-state examination：MMSE）がある．いずれも簡便で容易，かつ短時間で行えるために有用である．

表14.11にMMSEを示す．見当識，記銘力，短期記憶，計算力，言語機能に加えて，HDS-Rにはない書字，構成行為など動作性検査が含まれ，また国際性を有する評価法としての利点がある．30点満点で23点以下を認知症と判定する[11]．診断の感度は0.76～0.87，特異度は0.82～0.97と高く，有用性が示されている[13]．

薬物や非薬物的介入の治療効果の評価法としては，さらにくわしく定量化された**アルツハイマー病評価スケール**（Alzheimer's disease assessment scale：ADAS）などがある．ADASの下位尺度としては，認知機能に関するもの（ADAS-cog.）と非認知機能に関するもの（ADAS-non cog.）があり，日本語版としては本間らによりADAS-J cog.が開発されている（鷲見，2001[14]参照）．

そのほかに，比較的簡易で，日常のさまざまな生活機能の障害を評価して，総合的に病期を判定する目的の評価方法として**functional assessment staging（FAST）**，**clinical dementia rating（CDR）**などがある．

CDRは，1982年にアルツハイマー病の病期を全体的に評価する目的で開発された．家族や介護者の観察情報に基づいて，①記憶，②見当識，③判断力と問題解決，④社会適応，⑤家族状況と趣味，

表14.11　ミニメンタルテスト（MMSE）

評価内容		質問内容	得点
見当識	時間	「今年は何年？」，「今の季節は？」，「今日は何月何日？」，「今日は何曜日？」	5
	空間	「ここは何県？」，「ここは何市（町）？」，「この病院の名前は？」，「ここは何階？」，「ここは何地方？」	5
	記銘力	物品名3個（相互に無関係）を検査者がいい，その後被験者に繰り返していわせる	3
		正解1個1点，3個すべていうまで繰り返す（6回まで）	
	計算力	100から順に7を引く計算をさせる（5回まで）	5
	短期記憶	先ほどの3個の物品名を復唱させる	3
言語	物品呼称	時計，鉛筆などを見せて名前をいわせる	2
	復唱	文章を復唱させる「みんなで力を合わせて綱を引きます」	1
	行為	3段階の命令をする「右手にこの紙をもってください」「それを二つに折りたたんでください」「それを机の上に置いてください」	3
	書字命令	紙に書いてある文章を読んで，その通りにさせる「目を閉じなさい」	1
	書字	「何か簡単な文章を書いてください」	1
	構成行為	「この図形を描いてください」（例：立方体，5角形）	1

評価項目と具体的な質問内容および得点を示す．原典は Folstein et al. J Psychiat Res 12: 189, 1975

関心，⑥ 介護状況（パーソナルケア）の6項目について，それぞれ独立して"障害なし"から"高度の障害"までの5段階評価を行う．その結果を総合して健康（CDR 0），認知症疑い（CDR 0.5），軽度認知症（CDR 1），中等度認知症（CDR 2）および高度認知症（CDR 3）と判定する．CDR 0.5は前述のMCI，または"ぼけ"の段階で日常生活は自立した状態である．このCDRは国際的に最も一般的に用いられ，評価者間での変動は少なく，ほかの認知症尺度との対応も良好である[14]．

これらの認知症の評価スケールを治療効果の判定などに用いる場合は，介入の有無をブラインドにして，同一の評価者〔臨床心理士（clinical psychologist，5章参照）が望ましい〕によって行うことが望ましい．

d. 危険因子と予防因子

MCIまたは"ぼけ"の患者が，一定期間のうちに必然的にアルツハイマー病になるというわけではない．現在までに，種々の因子が認知症の危険因子あるいは予防因子として知られてきた（表14.12）．約10％のアルツハイマー病は遺伝子変異によるが，その他の大部分はむしろ生活習慣が発病に大きく影響すると考えられる．表14.12に示した項目の中で，高血圧や糖尿病の管理，社会活動の活発化，さらに食事や運動習慣，趣味などにより，身体老化の予防とともに認知症を予防することは，高齢者自身の努力に期待されるとともに，すべての医療・介護従事者が念頭に置いて行動すべき事柄である．リハビリテーションにおいても大切な事項である[15]．

e. 標的別にみた治療

認知症においては，遺伝子や分子レベルの神経細胞変性の予防や病変進行阻止は実用段階にない．神経回路網の働きを維持するための神経伝達物質のコントロールは，近年ようやく複数の薬物が保険適応となり実用化された（図14.6）．これらの薬物による治療は症状を一時的に改善させる，あくまでも対症療法である．一方，脳機能の全般的な賦活や，認知機能に対する非薬物的介入は，古くから行われ，一定の評価を得ている．それらを図14.6に列挙した．また近年は，認知症患者の介護をグループホームで行うことの有用性が示され，さらにデイケアサービスにおけるケアやペット療法も試みられている．これらの認知症の治療は，主にアルツハイマー病を対象に開発，効果の検証が行われたものである．リハビリテーションとしては，脳賦活のための各種治療法が行われており，その代表なものについて以下に述べる．効果としては，ADL範囲の

表14.12　認知症の危険因子と予防因子

危険因子	予防・進行抑制因子
遺伝因子	運動（週3回以上）
APP 遺伝子変異	食事：緑黄色野菜，果物，魚
プレセニリン遺伝子変異	趣味
APOE ε 4	旅行
後天的因子	編み物
疾患関連因子	園芸
糖尿病	飲酒（赤ワイン）
高血圧	喫煙（動脈硬化には有害）
頭部外傷	活発な性生活
生活関連因子	
運動不活溌：20～60歳代	
戦闘参加，PTSD	
虐待：16歳以下	
孤独：独身，社会活動不参加	

APP：amyloid precursor protein（アミロイド前駆体タンパク質），APOE ε 4：アポリポタンパク質イプシロン 4．PTSD：posttraumatic stress disorder（心的外傷後ストレス障害）

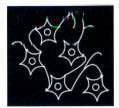 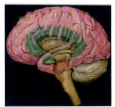 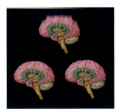

神経回路
神経伝達（アセチルコリン）改善
　ドネペジル，ガランタミン，
　リバスチグミン
興奮性アミノ酸拮抗
　メマンチン

脳
抗精神病薬
全般的な脳機能賦活
　運動療法
　感覚刺激
　芸術療法
　見当識訓練
精神安定
　音楽療法
　回想法
　アロマテラピー

集団
グループホーム
通所リハ
ペット療法

図14.6　標的別にみた認知症の治療

全般的な脳機能賦活や精神安定を目標とする非薬物的介入療法は，すべてリハビリテーション領域の治療である．(a) 神経回路．神経伝達（アセチルコリン）改善（ドネペジル，ガランタミン，リバスチグミン），興奮性アミノ酸拮抗（メマンチン）．(b) 脳．抗精神病薬，全般的な脳機能賦活（運動療法，感覚刺激，芸術療法，見当識療法），精神安定（音楽療法，回想法，アロマテラピー）．(c) 集団．グループホーム，デイケアサービス，ペット療法．

拡大，興奮や攻撃性の改善，うつ状態の改善，見当識・記憶の改善などが報告されている．積極的な症状改善は，behavioral and psychological symptoms of dementia（BPSD）に対するもの以外にはエビデンスが少ない．しかし，放置すれば認知機能，身体機能が急速に低下する疾患の性質上，症状の進行を予防するために，原因疾患にかかわりなく認知症全般に対して各種の介入療法が推奨される．介護保険においても，リハビリテーションによってADLの改善が見込まれていると医師が判断した場合には，"認知症短期集中リハビリテーション"料が老健施設，介護療養型医療施設，通所リハビリテーションにおいて適用されるようになった．

1) 回想法： 米国のR. Butlerによって提唱された心理療法である．高齢者の思い出に対して治療者が共感的に受け入れる姿勢で意図的に働きかけ，精神的な安定や記憶力の改善を図る治療法である．

セラピストと患者が1対1で行う個人回想法と，6〜8人のグループで行うグループ回想法に分けられる．回想のテーマとしては"ふるさと"，"子供から成長する時代"，"交友関係"，"結婚，出産，子育て，孫などの家庭生活"，"趣味"などキーワードを使って話してもらう．1週間に1回50分を基本に行う．認知症患者はなかなか会話にのらないので，熟練したセラピストが指導しないと効果が上がらない．

回想法との効果としては，抑うつ感の改善，不安の軽減，QOLの向上，人との交流の促進などが報告されている[16]．

2) リアリティ・オリエンテーション（現実見当識療法）： 1968年にFolsomが提唱した治療法で，時間や場所の見当識障害を改善し，現実の認識を深めることを目的とする治療法である．現在いる場所や今日の日付などの質問を繰り返し，通常のADLを通じて対人関係や協調性を改善し，残存機能を賦活して認知症の進行を遅らせることを期待する．

方法は2種類あり，小グループで行うクラスルーム・リアリティ・オリエンテーションと患者ごとに日常生活を通じて行う24時間リアリティ・オリエンテーションである．

クラスルーム・リアリティ・オリエンテーションでは少人数の患者がグループを作り，セラピストの進行のもとに，自分の氏名，場所，日時，現状などプログラムに沿って確認を行う．

24時間オリエンテーションでは，患者と介護スタッフの間で日常生活における周囲状況の認識や見当識の確認を行う．アルツハイマー病では，中期（CDR 2）までは認知症の進行に対して患者は恐怖感をもつので，見当識の改善や正しい確認が安心と喜びに結びつく．しかしオリエンテーション療法の効果がなくなると，かえって不安や混乱をもたらし，病状に悪影響を与えるので注意を要する．進展した段階では，虚構も加わった過去の世界に安住することが患者の精神安定をもたらす．

3) 音楽療法： 認知症に限らず，高齢者の生活環境（老人ホームほか）において音楽は以前から種々に用いられてきた．例えば各種のアナウンスに先立って短時間音楽を流したり，特定の共用スペースでバックグラウンドミュージック（background music：BGM）を流すなどである．

十分なエビデンスをもったデータは少ないが，受動的および能動的音楽療法は興奮の改善などBPSDへの効果が報告されている．わが国では1995年に全日本音楽療法連盟〔全音連，現：日本音楽療法学会（Japanese Music Therapy Association）〕が創設され，1997年には音楽療法士（全音連）の認定制度が発足した．

能動的音楽療法には，歌唱，合唱，楽器演奏，音楽に合わせての

ダンス，筋力増強訓練・歩行訓練など種々なものがあり，情緒の安定化，自発性の向上，協調性の改善，問題行動の減少など精神活動の改善に加えて，脳機能の全般的賦活，運動機能の改善などが期待される[17]．

音楽療法の対象は，BPSDを有する認知症のほかに，高次脳機能障害，老年期うつ，呼吸機能低下など，高齢者の種々の病態に効果が期待できる．

4) 絵画療法：手工芸，書道などと並ぶ行動療法である．一定の理論に基づいて，精神科医，臨床美術士などにより実施される．臨床美術士は2004年に設立された日本臨床美術協会（Japan Clinical Art Association）が認定する資格で，技術のほかに感性，専門知識を有し，セラピストの視点から絵画，造形の教室で指導する．グループ活動の中で認知機能とは異なる残存脳機能を賦活させ，結果を確認して喜び，集団の中でほめられるなど患者の精神活動の高揚および認知障害の代償機能の確認による患者の自信の回復に役立つ．図14.7は絵画療法における作品であるが，CDR 3の高度認知症の素晴らしい絵は，認知症そのものを治療者がどうとらえるべきかを改めて考えさせる優れた作品といえよう[18]．

5) 運動療法：激しい運動は一般的な健康維持の習慣として有用であることはBreslowら[19]以来確立されている．随意運動は脳全体を賦活させ，認知機能は高まり，認知症を予防することも多くの疫学研究で確認されている．また，興奮を抑えるなどBPSDの改善効果も期待される．

認知症高齢者は，行動範囲が狭くなり，日常生活活動も不活溌となり，加齢も伴って急速に廃用症候群に陥るリスクが大きい．したがって，①ROM訓練，②筋力増強訓練，③持久力増強訓練（歩行，ランニングなど），④ADL訓練（ベッドからの起き上がり，座位からの立ち上がり，車いすへの移乗動作，歩行など）など，全般的な運動療法を個々の患者の病状に合わせて実施する．患者に運動への意欲や興味をもたせる工夫と転倒への注意が大切である．

スウェーデンでは1980年代から認知症高齢者のためのグループホームが運用されているが，施設内に回遊式の散歩道を作り，認知機能賦活のための構造に工夫がみられている．

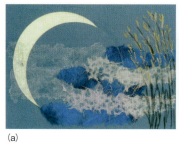 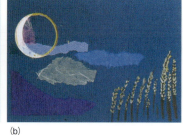 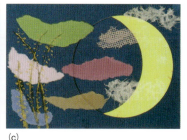

(a) (b) (c)

図14.7 認知症の絵画療法作品

月光とススキ．和紙を重ねて月と夜空の様子を表現し，さらにススキを描き入れる．(a) 78歳，女性．経過5年，CRD 1（軽度）．(b) 78歳，女性．経過10年，CRD3（高度）．(c) 72歳，女性．経過10年，CRD2（中等度）．
[宇野正威，金子健二，朝田 隆編．こころ輝く世界．アートセラピーを楽しむアルツハイマー病の人びと．遙書房；2004より引用]

14.6　骨粗鬆症と転倒骨折

介護保険における要介護・要支援患者数は，原因患者として①脳血管疾患，②骨折・転倒，関節疾患，③認知症の順に多い．そして軽症である要支援は，骨折・転倒，関節疾患，すなわち運動器疾患が32.7％と最大である[20]（厚生労働省国民健康基礎平成19年度国民健康基礎調査）．

運動器疾患は超高齢社会において，認知症と並ぶ頻度の高い老化関連疾患である．その原因は，系統発生上二足歩行を獲得したことによる，頸椎，腰椎，股関節，膝関節への重力負荷，日本の土壌にカルシウムが少ないことと閉経によるホルモン変化が重なって生ずる女性の骨粗鬆症など，生物学的要因が大きい．近年世界的な先進国の高齢化に伴って，世界保健機関（World Health Organization：WHO）は2000年からの10年を"Bone and Joint Decade（**運動器の10年**）"として世界運動を展開した．わが国もこれに呼応して整形外科領域を中心に"運動器の10年・日本協会"を結成して活動した．その中でいくつかの新しい概念の提唱，健康保険への収載がなされた．

a. サルコペニア（加齢性筋肉減少症）

高齢になると，体が衰えて日常動作に支障をきたすことは古くから知られていた．その主要な原因の1つに，筋肉の衰えがある．Rosenbergは，この筋の衰えをsarco（ギリシャ語で"肉"の意）とpenia（ギリシャ語で"減少"の意）を組み合わせたsarcopeniaという用語で呼んだ[21]．わが国ではサルコペニアを"加齢性筋肉減少症"と呼び，加齢に伴う骨格筋量の減少，筋収縮機能すなわち筋力の低下を示す言葉として用いている．なお欧州では2010年，欧州グループの合意として，サルコペニアを"筋量と筋肉の進行性かつ全身性の減少に特徴づけられる症候群で，身体機能障害，QOL低下，死のリスクを伴うもの"と定義した．これは状態像から進んで，症候群として重篤さを示す立場の表明と理解できる．

b. 運動器不安定症

運動器不安定症の定義は，日本整形外科学会，日本運動器科学会，日本臨床整形外科学会により"高齢化により，バランス能力および移動歩行能力の低下が生じ，閉じこもり，転倒リスクが高まった状態"と定義されている[22]．

この運動器不安定症は，"運動器リハビリテーション料"の診療報酬に含まれており，疾病そのものではない予備状態が診療報酬の対象となった点で，未病状態と医療の位置づけを考えるうえで重要である．

c. ロコモティブシンドローム（運動器症候群）

運動器の機能不全により要介護状態に陥るリスクの高い状態をロコモティブシンドロームと呼び（2007年日本整形外科学会），運動器（骨，関節，筋肉，靱帯）の健康の重要性を国民にアピールする目的で作られた用語である[23]．

d. 転倒骨折の予防と治療

加齢による骨粗鬆症の頻度は，古くからわが国において系統的に調査されてきた．図14.8は1964年の伊丹らによるデータである[24]．女性，しかも閉経後に高度にみられる状況がすでに明らかである．

原因からみた骨粗鬆症の予防法は，①カルシウム・ビタミンDの摂取，②日光浴，③運動が重要である．白夜の季節があり，夜が長いスカンジナビアでは，日没後の人工日光浴と体育館での運動が生活習慣となっている．

日本では土壌のカルシウム含有量が少ないことから，食品中のカルシウム不足により女性の骨粗鬆症の頻度は欧米より高い．それにもかかわらず転倒骨折の頻度は欧米よりも少なく，これは畳の生活が下肢の筋力増強を日常的にもたらす結果と考えられている．そのような生活事情であっても，骨粗鬆症，加齢，女性は転倒骨折リスクのキーワードである．

日本整形外科学会が行った1998〜2008年の全国調査では，大腿骨骨折の患者数は75歳以降89歳まで急激に増加し，性差では女性が男性の約4倍と多い[25]．

転倒骨折の予防のための，バランス運動，下肢筋力増強訓練，歩行訓練による転倒予防効果は極めて著しい．図14.9はその代表的な介入効果であり，近年は全国で高齢者の転倒予防教室が実施されている[27]．

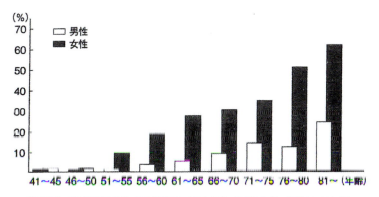

図14.8 集団検診で得られた骨粗鬆症の年齢別・性別発症率（対象1,217名）
［伊丹康人，大島 寛．骨粗鬆症の疫学と頻度．日本整形外科学会雑誌 1964；38：487-9より作図；柳澤信夫．現代医学概論．医歯薬出版；2012より引用］

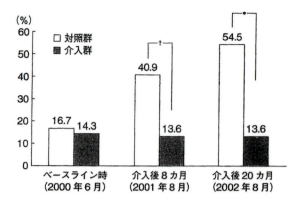

図 14.9 トレーニングによる転倒予防

* : $p < 0.05$, † : $p < 0.1$.

[Suzuki, Kim, Yoshida et al, 2004 [26]] より作図：柳澤信夫. 現代医学概論. 医歯薬出版；2012 より引用]

14 章のまとめ

1. 老年期の身体的・精神的特徴を理解する.
   1) 高齢者になると身体臓器はすべて脆弱となる.
   2) 運動器（筋，骨，関節）は使わないと衰える. サルコペニアからロコモティブシンドロームに陥る.
   3) 精神機能は学習，経験，社会活動により 60 歳までよく維持され，80 歳を過ぎると急激に低下して認知症のリスクが増大する.

2. 老化予防と高齢者の自立に大切な生活活動を知る.
   1) 骨粗鬆症は加齢により，特に女性で進行する. 骨粗鬆症の予防には，①カルシウム・ビタミン D の摂取，②日光浴，③運動が大切である.
   2) 認知症の予防のために，①運動，②趣味，③社会活動への参加，④生活習慣病の予防，管理が大切である.
   3) 口腔を清潔にして，よく食物を咀嚼，嚥下して，歯の手入れを十分に行う.
   4) 日常生活に必ず歩行を取り入れ，下肢の筋力増強，バランス運動を行い転倒を予防する.
   5) 喫煙の習慣があれば止めて禁煙を守る. 適度な飲酒は健康習慣によい.

3. 高齢者のリハビリテーションの基本を理解する.
   1) 高齢者は慢性疾患の合併が多く，それらの治療を適切に続けなければならない.
   2) QOL，ADL に大きく影響するのは，歩行を含む運動機能と認知機能である.
   3) 運動と知的活動は意識的に維持しないと老化によって衰える. また，病気のために臥床生活を続けると急速に廃用症候群に陥る.
   4) 運動機能の維持のためには，歩行を含む有酸素運動を意識的に行う必要がある.
   5) 知的機能の維持のためには頭脳を使う趣味（絵画，陶芸，詩歌ほか）をもつ.
   6) 身体・精神活動の賦活・維持のためには楽しく，興味がもてる活動でなければならない.

4. 臓器別に高齢者の慢性疾患のリハビリテーションの内容を知る.
   1) 神経，筋，骨，関節の疾患による運動障害には，① ROM 訓練，②筋力増強訓練，および③歩行訓練を含む ADL の指導を行う. 必要に応じて車いすなどの補助具を使用する.
   2) 心筋梗塞，心不全では，専門医の指導のもとに食事療法（塩分制限），運動耐容能，ADL の指導を行う.
   3) 慢性閉塞性肺疾患（chronic obstructive pulmonary disease：COPD），筋萎縮性側索硬化症などの閉塞性呼吸障害では，呼吸訓練，排痰法，在宅酸素療法などを行う.

問題

14.1 リハビリテーションで配慮すべき高齢者の特徴はどれか．2つ選びなさい．
A．細胞代謝が緩徐になる．
B．生体反応力が低下する．
C．認知機能が60歳代から急速に低下する．
D．リハビリテーションにより内部臓器障害を生じやすい．
E．疾患による障害と老化による機能低下が重なってADLが低下する．

14.2 臓器と廃用症候群の組み合わせで誤っているのはどれか．2つ選びなさい．
A．皮膚―褥瘡
B．筋骨格系―関節拘縮
C．精神・神経系―統合失調症
D．消化器系―下痢
E．循環器系―起立性低血圧

14.3 筋力増強がリハビリテーションの内容として重要な疾患はどれか．2つ選びなさい．
A．神経変性疾患
B．認知症
C．骨・関節疾患
D．心臓疾患
E．呼吸器疾患

14.4 パーキンソン病のQOL向上の訓練として正しいのはどれか．2つ選びなさい．
A．認知行動療法
B．グループ討論
C．リズム運動
D．バランス運動・歩行訓練
E．排尿訓練

14.5 認知症は人口の高齢化とともに増加する．その最大の原因疾患であるアルツハイマー病は，医学的な予防および進行阻止の治療は確立していない．しかし認知症全般に対して，症状の緩和や進行の緩徐化を目的に種々な治療が行われている．それらについて正しいのはどれか．2つ選びなさい．
A．脳内のアセチルコリン伝達を促進する薬物治療は一定の効果がある．
B．認知症の原因として脳血管障害があるので，血圧はなるべく低く維持するとよい．
C．飲酒は症状を悪化させるので，禁酒は生活療法として有意義である．
D．回想法は，精神安定を得てQOLを改善するので有用である．
E．絵画療法では，簡単な図形の模写を基本とする．

文献

1) Stratz, et al. 三好功峰．老化と神経疾患．1982．大日本製薬．
2) Cattell RB. Theory of fluid and crystallized intelligence : a critical experiment. J Educ Psychol 1963; 54: 1-22.
3) 日本神経学会監．パーキンソン病治療ガイドライン 2011．医学書院；2011．
4) Jenkinson C, Fitzpatrick R, Peto V. The Parkinson's Disease Questionnaire: user manual for the PDQ-39, PDQ-8 and the PDQ Summary Index. Oxford: Health Services Research Unit; 1998.
5) Schrag A, Jahanshahi M, Quinn N. What contributes to quality of life in patients with Parkinson's disease? J Neurol Neurosurg Psychiatry 2000; 69: 308-12.
6) 特集 パーキンソン病と病期別理学療法．理学療法 2008；25：1498-550.
7) Keus SHJ, Munneke M, Nijkrake MJ, et al. Physical therapy in Parkinson's disease : evolution and future challenges. Mov Disord 2009; 24: 1-14.
8) 柳澤信夫監．患者さんのためのパーキンソン病．キッセイ薬品―ファイザー；2000．
9) 柳澤信夫．日本におけるParkinson病運動障害治療研究の歴史と展望．神経治療学 2015；32：22-34.
10) 柄澤昭秀．老年期痴呆の疫学―最近の知見．治療 1993；75：1735-40．

11) McGeer PL, Itagaki S, Akiyama H, et al. Comparison of neuronal loss in Parkinson's disease and aging. In : Calne DB, Comi G, Crippa D, at al. editors. Parkinsonism and aging. New York : Raven Press；1989. pp.25-34.
12) 柳澤信夫．認知症は生活習慣病か―よく生きてぼけを防ぐ―．長寿科学振興財団編．認知症の予防と治療．2007．pp.7-16．
13) 本間 昭．認知症の検査，評価尺度．日本認知症学会編．認知症テキストブック．中外医学社；2008．pp.114-38．
14) 鷲見幸彦．痴呆の検査と評価．臨床評価．柳澤信夫編．特別企画老年期痴呆．からだの科学 2001；218：66-70．
15) 東京都福祉保健局高齢社会対策部編．認知症・地域ケアガイドブック．東京都医師会；2010．
16) 遠藤英俊．いつでもどこでも「回想法」．ごま書房；2005
17) 山崎郁子．治療的音楽活動のススメ．協同医書出版；2011．
18) 中野正威，見上伸二，朝田 隆編．こころ輝く世界．アートセラピーを楽しむアルツハイマー病の人びと．誠書房；2004
19) Belloc NB, Breslow L. Relationship of physical health status and health practices. Prev Med 1972; 1: 409-21.
20) 厚生労働省国民健康基礎平成19年度国民健康基礎調査．

21) Rosenberg I. Summary comments: epdemiological and methodological problems in determining nutritional status of older persons. Am J Clin Nutr 1989; 50: 1231-3.
22) 千田益生，堅山佳美，濱田全紀ほか．健康寿命の阻害因子としての運動器不安定症．日本整形外科学会雑誌 2009；83：357-60.
23) 星野雄一．ロコモティブシンドローム（ロコモ）の概念と運動器機能不全の早期発見・診断法の開発．長寿科学振興財団編．運動器疾患の予防と治療．2011．pp.35-44．
24) 伊丹康人，大畠 襄．骨粗鬆症の疫学と臨床．日本整形外科学会雑誌 1964；38：407-9.
25) Hagino H, Sakamoto K, Harada A, et al. Nationwide one-decade survey of hip fractures in Japan. J Orthop Sci 2010; 15: 737-45.
26) Suzuki T, Kim H, Yoshida H, et al. Randomized controlled trial of exercise intervention for the prevention of falls in community-dwelling elderly Japanese women. J Bone Min Metab 2004; 22: 602-11.

（柳澤　信夫）

15 福祉・リハビリテーション工学

学習目標
- 福祉・リハビリテーション工学および用具（機器）の定義を理解する．
- リハビリテーションに関係する機器の種類を理解する．
- 用具の処方および機器の開発過程を理解し，理学療法士（PT）・作業療法士（OT）の役割を理解する．

■ はじめに

本章では，リハビリテーションにかかわる医療従事者が臨床現場で日々使用するであろう代表的な機器（用具）について理解できるよう解説している．このため，必要な用語を定義し，福祉用具（機器）として治療訓練用具からレクリエーション用具まで多様な機器について学ぶ．また，最新の機器について解説し，将来医療従事者が機器開発に参加するために必要な製品開発プロセスに関しても学べるよう配慮した．

15.1 福祉・リハビリテーション工学とは

a. 背景

リハビリテーション工学（rehabilitation engineering）とは，工学技術をリハビリテーションに応用し，障がい者のリハビリテーションを支援することを目的にした工学である．1977年に米国を中心に北米リハビリテーション工学協会（Rehabilitation Engineering and Assistive Technology Society of North America：RESNA）が発足し，1986年日本リハビリテーション工学協会（Rehabilitation Engineering Society of Japan：RESJA），次いで1996年には欧州リハビリテーション工学協会（Association for the Advancement of Assistive Technology in Europe：AAATE）が発足している．当初は，義肢装具の研究開発が多かったが，車いす，移乗移動機器，コミュニケーション機器，環境制御装置など障がい者を支援する多種多様な機器の研究開発が行われている．この中で，医学・医療から広く福祉まで含め個人の生活の質（quality of life：QOL）の充実を図るための機器開発研究として，**福祉工学**（welfare engineering），または**支援工学**（assistive engineering）などが発展してきている．

b. ICF分類

2001年，世界保健機関（World Health Organization：WHO）は従来の国際障害分類（International Classification of Impairments, Disabilities, and Handicaps：ICIDH）を改定し，新たに国際生活機能分類（International Classification of Functioning, Disability and Health：ICF）を提唱した（図15.1）[1)2)]．ICFの意義は，従来の"障害"という側面だけの視点に偏り過ぎていた問題点を改善し，人が生きていくために必要な生活機能を"心身機能・身体構造""活動""参加"という3つの要素でとらえ，この3要素が低下した状態をそれぞれ"機能障害""活動制限""参加制約"と解釈し，それらを総合して"生活機能の状態（すなわち障害の状態）"と定義したことにある．3要素の間には相互作用があり，従来モデルの"疾病"に取って替えられた"健康状態"とともに，個人を取り巻く人的・物的環境や法制度などの社会的"環境因子"や性，年齢，価値観などの"個人因子"を，"生活機能"に影響する背景因子に位置づけることで，"生活機能の状態"は個人が所属する社会状態の影響を受けるものであることが明示された．リハビリテーション工学・福祉工学とその技術は，このICFの障害分類とそれに応じた医療福祉機器の導入，検査・治療機器として存在する．その障害のレベルに応じて福祉支援機器のニーズが生じる．例えば，"機能障害"においては，何らかの原因で生じる関節可動域（range of motion：ROM）制限に関して装具を使用することによっ

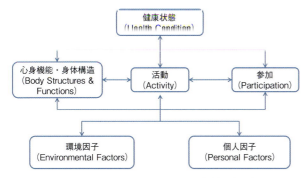

図15.1 WHOによる国際生活機能分類（ICF）

て活動制限としての歩行障害を起こさない場合や，"活動制限"において歩行障害を有する場合，電動車いすを使用して活動制限を軽減することがある．そのような"機能障害""活動制限"によって"参加制約"が生じた場合，家屋改造，転職，職業訓練などによって"参加制約"を起こさず社会に積極的に参加し，個人のQOLを高めることが可能である（図15.2）．

このような福祉機器開発に関する研究としては，医学と工学を中心に，医用工学，人間工学，リハビリテーション工学，福祉工学，支援工学など多岐にわたる学問がある．今後，ICFなどによる障害評価とともに，その障害を克服するための検査，治療，トレーニング，福祉機器などの開発研究として体系化，包括化されていくのではないだろうか．

c. 福祉用具（機器）とは

福祉用具とは，障がい者の生活・学習・就労と，高齢者，傷病者の生活や介護，介助の支援のための用具・機器のことである．**福祉機器**ともいう．一部の福祉用具のレンタルや購入には介護保険法が適用されるものがある．また，障がい者のための福祉用具のうち，例えば補装具，日常生活用具，車いすなどについては，身体障害者手帳，労働災害補償などにより，行政・公的機関から支援・給付されるものがある．紙おむつなどの消耗品は，介護用品と呼ばれているが，これらも福祉のための製品であり，こうした介護用品も含め，"福祉用品"と呼ぶことも多い．

わが国では，一般的に"福祉用具"という言葉が使用されている〔"福祉用具の開発及び普及の促進に関する法律（通称：福祉用具法）"〕．しかしながら，"福祉機器"や，"assistive products"を直訳した"支援機器"も使用される場面がある．広義の上での福祉用具としては"身体的な特性，障害にかかわりなくより多くの人が利用しやすいデザインとして"はバリアフリー・デザイン，アクセシブル・デザイン，ユニバーサル・デザインなどの用語が用いられている．

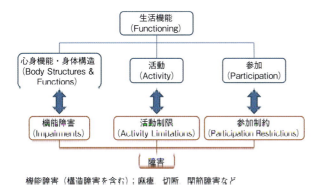

図15.2 国際生活機能分類（ICF）を考慮した障害分類

●コラム1

用語比較

障がい者などを支援する機器については，日本語としては"福祉機器"や"福祉用具"と呼ばれている．1990年代後半より，英語圏では，"assistive technology"と呼ばれるようになってきたが，"technology"の日本語訳に"機器"がないため，"支援技術"と訳す混乱を生じている．一方，ICFの概念として，機器類は環境因子ととらえられており，products and technology（生産品と用具）とも表現されることから，ICFの立場に立った福祉機器を表す英語は"assistive products and technology"となる．

15.2 福祉用具（機器）の種類

福祉用具（機器）の主な規格は国際標準化機構（International Organization for Standardization：ISO）による規格と日本工業規格（Japanese Industrial Standards：JIS）がある．本章では，福祉用具の分類として，ISO 9999[*]の福祉用具分類をベースに作成された公益財団法人テクノエイド協会のCCTA95という福祉用具分類コード95を参考に主にリハビリテーション分野に関係する用具に関して説明する[3]．

a. 治療訓練用具

訓練および治療だけのための用具と性行為補助具を含む用具である．

呼吸器治療用具として，身体機能および生理学的・生化学的検査器材として，血圧計，心電計，ROM・筋力・柔軟性などの身体機能を検査とその検査に用いる評価用具であり，関節角度計，メジャー，握力計などが含まれる．温熱・寒冷療法用具として，温熱により疼痛の軽減，血行の促進，慢性皮膚疾患の治療などのために用いられる用具〔懐炉（カイロ），ホットパック，温湿布，パラフィン浴など〕があり，近赤外線あるいは遠赤外線を発する赤外線ランプも含む．頸椎牽引と腰椎牽引に用いる器具として脊椎牽引療法用具もある．持続牽引と間欠牽引があり，牽引時間と牽引力が設定可能な装置である．そのほか，運動療法などに必要な器具として，筋力増強訓練器具，バランス運動器具（図15.3）が含まれる．

b. 義肢・装具

1）義肢：義肢（prosthesis）は，四肢の切断者もしくは欠損者に装着して失われた手足の機能と形態を代用するものである．義手，義足がある．

① 義手：切断もしくは欠損した上肢に用いる義肢の総称である．本義手と仮義手に分類される．本義手には，作業用義手，能動義手，動力義手などがある（図15.4-a, b）[4]．

作業用義手とは，農林水産の作業や工場関係の重作業に適するよう，外観などよりも機能を優先した義手である．作業内容に応じて専用の手先具が交換できるようにしたものもある．

能動義手とは，主として上肢帯および体幹の運動を，義手の制御のための力源に利用し，ケーブルを介して，専用の継手（つぎて），手先具を操作する機造の義手の総称である．

動力義手としては電動（式）義手があり（図15.4-c）[4]，ハンド型手先具の指の開閉動力源として電動アクチュエータ（入力されたエネルギーを物理的な運動へと変換する機構：駆動制御装置）を利用する義手である．断端部位の筋活動電位を電動ハンドの制御に応用した．

② 義足：切断もしくは欠損した下肢に用いる義肢の総称である．構造により殻構造義足（かくこうぞうぎそく）と骨格構造義足に分類され，最近ではモジュール化された骨格構造義足がよく用いられる．本義足と仮義足に分類される．義足には股義足（こぎそく），大腿義足，下腿義足などがある（図15.4-d）[4]．

③ 股義足：股関節離断，極短断端大腿切断（ごくたんだんたんだいたいせつだん）に用いる義足である．ソケット，股継手（こつぎて），大腿部，膝継手（ひざつぎて），下腿部，足継手（あしつぎて），足部から構成される．カナダ式，ティルティングテーブル

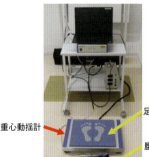

図15.3 振動刺激付き重心動揺計
目標となる重心位置において足底用振動マットと腰用振動ベルトに内蔵された振動子が駆動する．重心動揺検査および感覚フィードバック型バランストレーニングが可能な機器である（共和電業製，医療機器番号 13B3X00367ECT002，商品名：ヘルスミー）．株式会社共和電業の許可を得て掲載．

足底用振動マット
重心動揺計
腰用振動ベルト

---

[*]：ISO 9999 は，福祉用具分類に関する国際規格である．福祉用具の定義は，"障害者によって使用される用具，器具，機器，ソフトウェアであって，機能障害，活動制限，参加制約を予防，補償，検査，軽減，克服するもの．特別に製造されたものであると，汎用製品であるとは問わない"とされている．

bearing) 式，などに分類される．

そのほか，高価ではあるが，コンピュータ制御による膝継手により，義足使用者の歩容の安定性，効率化が向上している．

切断者のリハビリテーションの大まかな流れは以下の通りである（図 15.5）．すべてのリハビリテーションと同様に切断者のリハビリテーションにおいてもチームアプローチが重要である．

2) 装具（orthosis）： 装具は，身体の一部を固定あるいは支持して変形の予防や矯正する機能の代用を行うものである．体幹に用いる体幹装具，上肢下肢に用いる装具を上肢装具，下肢装具と称する．

① 体幹装具：身体の体幹に用いる装具の総称であり，主に脊柱の支持，矯正などに用いられる．体幹装具には，仙腸装具，軟性コルセット，硬性腰椎装具，側弯症体幹装具，頸椎装具などがある．

② 上肢装具：上肢に用いられる装具の総称で，肩関節脱臼，肘関節伸展・屈曲拘縮，手関節部の炎症，関節手術後の安静固定などに用いられる．

③ 下肢装具：短下肢装具，膝装具，長下肢装具，股装具，先天股脱装具などがある．

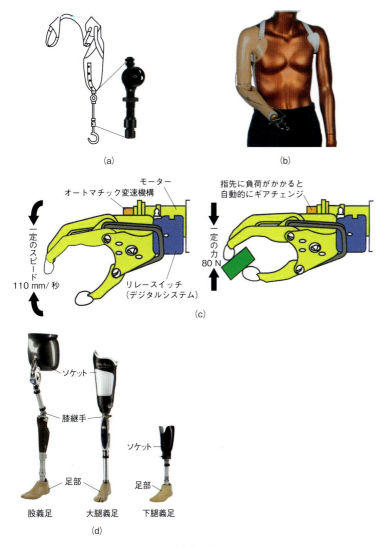

図 15.4 義肢
(a) 作業用上腕義手．(b) 能動式上腕義手．(c) 電動義手"Myobock"システム（Otto Bock 製，ドイツ）．電動ハンドは，手掌部に内蔵された小型電動モーターによる母指と対立する示指，中指の 3 指駆動型の標準的な構造である．(d) 義足の構成要素．
オットーボックジャパン株式会社の厚意による．

これらは，四肢体幹の障害を軽

式，受け皿式などがある．

④ **大腿義足**：大腿切断に用いる義足である．ソケット，大腿部，膝継手，下腿部，足継手，足部から構成される．ソケットの種類により，差し込み式，四辺形，坐骨収納型などがある．

⑤ **下腿義足**：下腿切断に用いる義足である．ソケット，下腿部，足継手，足部から構成される．主にソケットの種類により，差し込み式，PTB（patellar tendon bearing）式，TSB（total surface

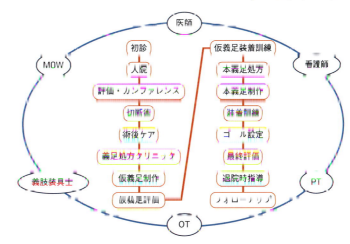

図 15.5 切断者のリハビリテーションの流れとチームアプローチ

減することを目的として使用する補助器具でもある．このため，障害に応じてさまざまな装具が処方される．処方においては，障害の評価およびリハビリテーションを行う中で，患者・障がい者と装具のマッチングを十分考慮し製作する必要がある．特に，① 軽量，② 装着感のよさ，装着の容易さ，③ 耐久性，④ 外観，⑤ 個人の環境への適応性，適合性などを十分考慮すべきであり，細部にわたり評価検討が必要である．

図 15.6[5] は上肢装具および下肢装具である．

c. パーソナルケア関連用具

失禁患者用具，人工肛門患者用補助具，更衣用補助具，衣類，靴，体温計，時計，体重計などを含む．そのほか，身体の一部あるいは全身に装着して身体を外部から保護するための保護用具（頭部保護帽などヘルメット）がある．以下に主な機器を示す．

1) 更衣用具：例として，ストッキングエイド（ストッキングや靴下を履くのに障害のある人が用いる．プラスチック製などの本体にソックスやストッキングをかぶせ，つま先を入れながら両脇に付いたひもや棒を使って引っぱり上げる）が含まれる（図 15.7-a)[3]．

そのほか，ソックスエイドやボタンエイド（例えば両手使用に障害を有する人がボタンを止めるために，ボタンホールに差し込み，ボタンを引き出してボタンを掛ける片手で操作可能な道具）がある．

2) トイレ用具：ポータブルトイレや，移動しやすくするための補高便座（床置き型）や立ち上がり補助便座などがある（図 15.7-b，c)[3]．

そのほか，人工肛門患者の排便を管理するための用具として**ストーマ用具**がある．

d. 移動機器

人の移動を目的として使用する個人用の移動機器である．ただし，物を運ぶ運搬用の機器を除く．以下に主な機器を示す．

1) 杖：1本あるいは1対で使用し，手，腕，脇などで操作する用具である．主に下肢障がい者が歩行など移動する際に，身体の支持やバランスの保持，体重の免荷などを目的として用いる．T字杖，ロフストランドクラッチ，四脚杖などがある（図 15.7-d～g)[3]．

そのほか，左右のフレームとこれを連結する中央部のパイプからなり，単体で使用され，手あるいは腕などで身体を支え，操作する歩行補助具として，歩行器・歩行車がある（図 15.7-h～j)[3]．

2) 自動車補助装置：一般市販の自動車に取り付けられ障害に応じた装備品がある．例えば，運転補助器具（運転操作のための器械的補助具．ハンドル操舵用ノブ，手あるいは足などによる運転操作の補助器具），運転補助装置（運転操作のための制御化された補助機器やシステム）などを含む（図 15.8)[4]．

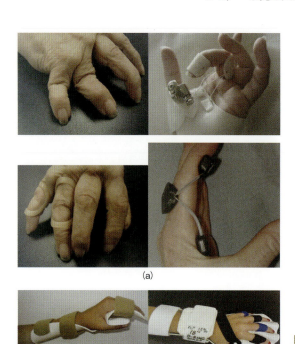

図 15.6　上肢および下肢装具

(a) 上肢装具：スワンネック変形矯正用スプリント．上：スプリントなし，下：スプリントあり．(b) 上肢装具：手関節手指の痙性を抑えるためのスプリント．(c) 下肢装具：プラスチック製 AFO．足関節を安定させるため前面支柱式，後面支柱式，足継手付きなどがある．

［文献[5] より引用］

15章 福祉・リハビリテーション工学　205

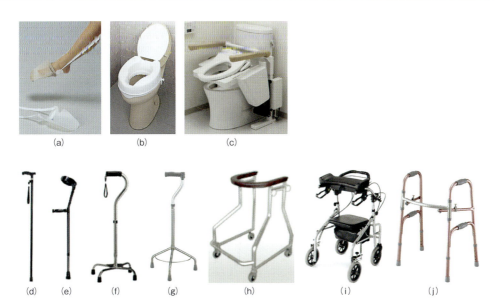

図 15.7　移動機器

(a) ストッキングエイド：製品型番 3062-20955，TAIS コード 00109-000062．膝や腰に障害のある人が用いる．プラスチック製などの本体にソックスやストッキングをかぶせ，つま先を入れながら両脇に付いたひもや棒を使って引っぱり上げる．(b) 補高便座取り外し型：サバンナ補高便座 製品型番 843070，TAIS コード 091215-00109-000068．便座の上に直接置いて座面を高くし，立ち上がりを容易にする．O 字型でプラスチック一体成型のものや，便座に金属製の足が付いているものなどがある．容易に取り外しできる．(c) 立ち上がり補助便座：トイレリフト（アームレスト付き）製品型番 EWCS141JN ほか，TAIS コード 00187-000170．便座からの立ち上がりを助けるもので，電動式やスプリング式がある．便座は水平に昇降するものだけでなく，角度が変わるものもある．(d) T 字杖：製品型番 CMS-11S，TAIS コード 00066-000195．1 本あるいは 1 対で使用し，手，腕，脇などで操作する杖．主に下肢障がい者が身体の支持やバランスの保持，体重の免荷などを目的として用いる．(e) アルミ製ロフストランド・クラッチ：製品型番 MRA-01311，TAIS コード 00122-000103．1 本の脚と，体重を支える握り，前腕を支えるカフを備えた杖．(f) 四点杖：製品型番 CMS-40L，TAIS コード 00066-000220．4 本に分岐した床面に接する脚と，1 つの握り手をもった杖．前腕支持部が付いた，エルボークラッチとロフストランドクラッチを除く．(g) 三点杖．(h) 車輪付き歩行器（押して歩行）．(i) 前腕支持型歩行器：支持面が広いため，歩行は安定して行える．非荷重，部分荷重の患者も使用可能であるが，段差昇降は不向きである．(j) 歩行器：セーフティーアーム SAR-P，TAIS コード 00465-000016．左右のフレームの下端に先ゴムが付き，握り以外に支持部のない歩行補助具で，左右のフレームを交互に動かせるものと，固定されたものとがある．高さの調節が可能なものと，そうでないものとがある．
(a) (b)：西川リビング株式会社，(c)：TOTO 株式会社，(d) 〜 (f)：株式会社松永製作所の厚意による．(g) (h)：厚生労働省の介護についてのホームページ（http://www.mhlw.go.jp/topics/kaigo/osirase/dl/yougu.pdf），日本福祉用具供給協会（http://www.fukushiyogu.or.jp/news/index.php#424）各福祉用具供給企業のパンフレットより引用．(i)：株式会社ウェルパートナーズ，(j)：株式会社イーストアイの厚意による．

3）車いす（wheelchair）：2 足歩行移動が困難な使用者（介助者も含む）が移動手段として，主に上肢を用いて操作可能な機器である．手動式，電動式がある．通常車いす，片手駆動式車いす，電動車いす，起立移動車などがある（図 15.9-a〜e）[3]．

4）移動補助具：本人あるいは介助者が，移乗時の補助に用いる器具として移動補助具がある．スライディングボード，スライディングマット，ターンテーブル（図 15.9-f）[3]，体位変換用シーツが含まれる．

5）リフト：自力では移乗でき

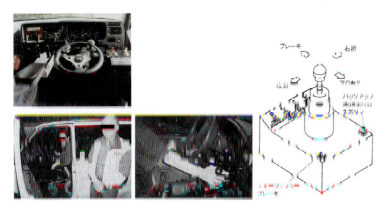

図 15.8　自動車補助装置：J ドライブシステム
従来の手動運転装置，足動運転装置では運転が困難な患者・障がい者のための運転装置である．握力の弱く両手での操作が困難な患者・障がい者が対象である．操作部を傾斜させると車輪が左右に動き，棒状スティックを引くとアクセル，押すとブレーキになる．
（上）：有限会社フジオートの厚意による．（下）：渡濕啓一，情侃；障害者と自動車，ジョイスティックを使用した自動車，日本義肢装具学会誌 1999；55：316-20 より引用

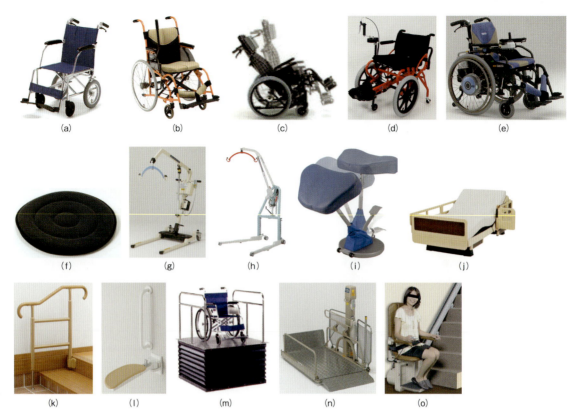

図15.9　さまざまな移動移乗支援機器

(a) 車いす（標準型）．使用者（介助者も含む）によって操作されるいわゆる車いす．電動を含む．一般的に，固定輪が2輪で，1輪もしくは2輪のキャスタが付いている．(b) 自走車いす：ワンハンドスカル．製品型番 OH-1, TAIS コード 00066-000012．片手だけでハンドリムやレバーを駆動して操作する車いす．補装具の交付基準に示される手動チェーン型車いすは TAIS コード 00066-121809 を参照．疾患としては脳血管障害後遺症による片麻痺など．(c) ティルティング式車いす（同じ姿勢で下肢の位置を上げる）．ほかにリクライニング式，背もたれの高いもの，リクライニング＋ティルティング式，折りたたみ式，アームの外せるものなど種々ある．介護保険，身体障害者手帳で申請できる．姿勢保持が困難であり，安定した座位を必要とする患者・障がい者．(d) 足駆動式車いす：Profhand，製品型番，TAIS コード 01134-000001．足だけで駆動し操作するために作られた車いす．遊具用カートは TAIS コード 01134-122718，いす付き歩行車は TAIS コード 01134-120609，椅子，座位保持装置は TAIS コード 01134-1809 を参照．歩行困難者で，疾患としては片麻痺者，腰痛症．(e) 電動車いす：製品型番 JW アクティブ P タイプ，TAIS コード 00233-000073．電動で駆動し，使用者がジョイスティックレバーなどの操縦装置で操作する車いす．パワーステアリング付きも含む．手足を使って自走が困難な者．疾患としては，頸髄損傷，脳性麻痺，筋疾患，慢性リウマチ，多肢切断．(f) ターンテーブル：イージーターン，TAIS コード 00245-000056．座りながら座っている向きを容易に変更可能．姿勢変換が困難者．疾患としては，片麻痺，脊髄損傷，脳性麻痺．(g) 移動用電動リフト：製品型番 EL-560．(h) 移動用電動リフト．介護リフトつるベー Y6 セット，TAIS コード 00229-000044（2015年6月より正式販売）．(g) と (h) は自立移乗が困難である者．疾患としては，脊髄損傷，神経筋疾患．(i) 簡易移乗機：簡易移乗機こまわりさん J（A タイプ），製品型番 HK，製品型番，TAIS コード 00017-000009．自力では移乗できない人を胸腹部を支えて持ち上げ，移乗させるリフト．介助が必要な股・膝関節に障害のある者．(j) 電動ギャッチベッド：インプレス，HS モデル：MMPRHS91WN，スタンダードモデル：MMPR91WN，TAIS コード 00054-000096．ベッドからの起き上がり困難者．長期臥床，安静が必要な神経筋疾患，心疾患．(k) 住宅用上がりかまち手すり：製品型番 EWT41，TAIS コード 00187-000208．(l) 前方ボード付手すり：製品型番 TS138FBR/L，TAIS コード 00187-000167．排泄時の前傾姿勢を支援．手すりのみでは座位が不安定である者．(m) 段差解消機：もちあげくん B タイプ，製品型番 MAC-12B，TAIS コード 00017-000003．(n) 移動型昇降機：製品型番 UD-200，TAIS コード 00084-000028．(o) 階段昇降機：昇助くん直線タイプ，製品型番 RSE9 ほか．

(c)：厚生労働省の介護についてのホームページ（http://www.mhlw.go.jp/topics/kaigo/osirase/dl/yougu.pdf），日本福祉用具供給協会（http://www.fukushiyogu.or.jp/news/index.php#424）各福祉用具供給企業のパンフレットより引用．
（財）テクノエイド協会，福祉用具の分類コード（CCTA95），福祉用具情報システム（TAIS）（http://www.techno-aids.or.jp/system/index.shtml）より引用．
(a)：日進医療機器株式会社，(b)：株式会社松永製作所，(d)：株式会社 TESS，(e)：ヤマハ発動機株式会社，(f)：ラックヘルスケア株式会社，(g)(n)：株式会社いうら，(i)(m)：株式会社ハーツエイコー，(h)：株式会社モリトー，(j)：株式会社モルテン，(k)：TOTO 株式会社，(o)：株式会社スギヤスの厚意による．

ない人を移乗させるのに使用する機器で，吊り具により人を吊り上げて使用する方式のものと，椅子や担架などの台座により人を持ち上げて使用する方式のものとがある．吊り上げ式床走行リフト，吊り上げ式天井走行リフト，簡易リフトなどがある[3]．**視覚障がい者用（移動支援）機器**としては，白杖，電子式歩行補助具，音声式歩行誘導装置などがある．

e. 家具・建具，建築設備

住宅，職場，教育施設の改善のための家具や用具，備品が含まれる．

テーブル，照明器具，椅子・座位保持装置，ベッド（電動ギャッチベッド，図15.9-j）[3]，マットレス，家具高さ調節装置，支持用具（手すり，支持用手すり：図15.9-k，l）[3]，昇降装置（段差解消機，階段昇降機：図15.9-m〜o）[3]などを含む．

f. コミュニケーション関連用具

読書，書字，電話，警報などが可能なコミュニケーション支援機器である．以下に主な機器を示す．

1) **電気光学的補助具**：視覚障がい者が使用する補助具・機器のうち，光学および電子工学の原理を利用したものであり，拡大読書機（拡大テレビ：テレビカメラを用いて印刷物の文字などを拡大する補助具）を含む（図15.10）[7]．
2) **コンピュータ・タイプライター・電子用入出力装置**：入力装置として音声認識装置，マウス，トラックボール，ジョイスティック，入力用押し釦などがある．そのほか，視覚障がい者用電動点字タイプライターなどがある．
3) **多目的ソフトウェア**：統合ソフトウェアおよびユーティリティソフトウェアを含む．
4) **描画用具・書字用具**：絵または文字を書くためのさまざまな自助具．肢体不自由者用および視覚障がい者用に工夫されている．
5) **非光学式読書補助具**：ページめくり機．
6) **そのほか**：録音機・受信機，テレビ・ビデオ，電話機・電話用機器などがあり，対話用機器としては人工喉頭（図15.11）[8]などがある．意思を伝えるための機器の製品化も増えている（図15.12）[7]．補聴器や認知症患者などの警報システムも含む．

g. 操作用具

ものを操作するための補助に用いる用具である．ほかの機器に取り付けて取り扱いを容易にするための部品類でもある．以下に主な機器を示す[7]．

1) **制御用機器**：押しボタン，スイッチがある（図15.13-a）[7]．
2) **環境制御装置**：environmental control systems（ECS）とも呼ばれ，重度障がい者がテレビ，ラジオ，電話など身の回りのものを操作するための機器である（図15.13-b）[9]．
3) **ロボット**：障がい者の日常生活動作（activities of daily living：ADL）を支援するロボットや運搬用ロボットなどがある（図15.14）[7]．

そのほかの福祉用具としては，炊事，洗濯，掃除，裁縫，そのほかの家事操作を遂行するための**家事用具**，住宅はかの建築物に対する設備として**環境改善機器・作業用具**があり，また，遊び，趣味，スポーツおよび芸術活動に用いる用具として**レクリエーション用具**がある．

h. 最新の機器

1) **高次脳機能障害**：高次脳機能障害とは，交通事故や転倒などによる外傷性脳損傷や脳血管障害・脳腫瘍・脳炎・低酸素性脳症などの疾患により発症する．その症状は多岐にわたり，記憶障害，注意障害，半側空間無視，遂行機能障害，社会的行動障害などの認知障害などで脳の損傷部位によって特徴が出る．個々の障害特性に応じた支援機器の開発は容易ではないが，読み，書きなどの学習効果向上のためデジタル化，コンピュータを使用することで社会参加が可能となってきている．例えば，携帯情報端末（personal digital assistant：PDA）用支援ソフト（図15.15）などにより，スケジュールやアラーム管理，画像などを利用した手順支援（ナビゲーション）機能の活用により就労機会が増加しつつある．

2) **ブレイン・マシン・インタフェース**（brain-machine interface：BMI）：BMIとは，ヒトと機械の意思や情報の仲介のためのプログラムや機器であるマン・マシン・インタフェースのうち，脳波を解析して機械との間で電気信号の形で出入力するためのプログラムや機器である．脳の神経ネットワークに流れる微弱な電流から出る脳波を計測機器によって感知し，これを解析することによってヒトの思念を読み取り，電気信号に変換することで機器との間で情報伝達を仲介する．脳の情

■コラム2
高次脳機能障害対応

高次脳機能障害には多様な症状があり，それを克服するためのリハビリテーションおよび支援機器の開発が重要な課題である．本障害は脳機能の解明を進めながら同時に支援方法を開発する必要もあるためハードルが高い課題である．筆者らも試行錯誤しながら空間無視患者のための検査トレーニング，そして支援機器の開発を進めている[10]．

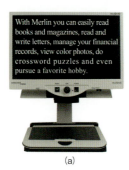 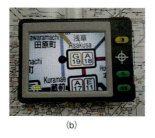

図15.10　拡大読書器

(a) 据置型のカラー液晶拡大読書器：Enhanced vision 製（米国）．付属の17インチモニターで拡大倍率は2.5～55倍．カラー表示，白黒表示，白黒強調表示，白黒反転表示など28個の表示モードがある．焦点合わせもオートフォーカスになる．Merlin-LCD 17インチ．(b) 携帯型のカラー拡大読書器．液晶モニターのサイズは3.5インチ．携帯型拡大読書器Aukey（オーキー）：拡大倍率は1.9～13.6倍までの2段階．画面モードはカラー・白黒・白黒反転の2種類．疾患としては，ロービジョンなどの視覚障がい者．(a)：株式会社日本テレソフト，(b)：株式会社アメディアの厚意による．

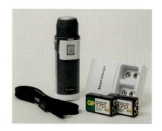

図15.11　人工喉頭

喉頭摘出者が使用する電動式人工喉頭，ユアトーンⅡ．株式会社電制の厚意による．疾患としては，がんなどで喉頭を取り除いた者．

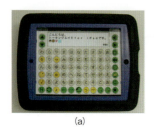 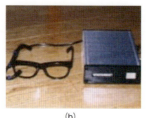

図15.12　コミュニケーション支援機器

(a) トーキングエイドライト：ひらがな50音配列のキーをもつVOCA（voice output communication aid，音声出力会話補助装置）．入力した文字を読み上げてくれる．疾患としては，神経筋疾患，喉頭摘出者，脳性麻痺．(b) まばたきせんさユニット（SN101）：各種意思伝達装置のスイッチとして利用できるセンサー．めがねなどに装着でき，まぶたを下げた時や眼球を動かした時にスイッチが入る．疾患としては，構音障害，神経筋疾患，頸髄損傷．
(a)：株式会社ユープラスの厚意による．(b)：中邑研究室，東京大学・学際バリアフリー研究プロジェクト（AT2EDプロジェクト）による福祉機器情報，メーカー情報，研究者情報などのデータベース（http://at2ed.jp/pro/categoryList1.php）より引用，有限会社アシストシステムの厚意による．

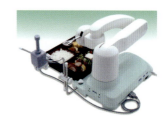

図15.14　食事ロボット：マイスプーン

手の不自由な患者・障がい者が自分で食事を摂るためのロボット．ジョイスティックやスイッチ操作で，食事トレイの中の食物を口元まで運ぶ．疾患としては，頸髄損傷，神経筋疾患，慢性リウマチ．セコム株式会社の厚意による．

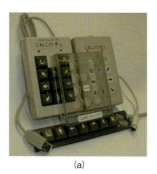 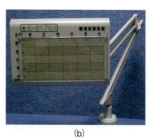

図15.13　環境制御装置

(a)制御用機器：こねこの手Ⅱ（2015年現在，生産休止中）．指1本，またはマウススティック，ヘッドスティックでもパソコンのマウス操作ができるマウス．マウス操作のすべてを機能させることができる．疾患としては，筋ジストロフィーなど神経筋疾患．(b) 環境制御装置：E-328s1．(a)：中邑研究室，東京大学・学際バリアフリー研究プロジェクト（AT2EDプロジェクト）による福祉機器情報，メーカー情報，研究者情報などのデータベース（http://at2ed.jp/pro/categoryList1.php）より引用，コペル電子株式会社の厚意による．(b)：大番ビル福祉サービスの厚意による．

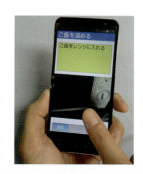

図15.15　高次脳機能障害用就労支援機器：メモリアシストライト

高次脳機能障がい者向けの就労支援システム．作業の手順の確認は，文字や画像，動画，音声を利用してでき，また，スケジュール管理は時刻の表示だけでなく，視覚的に分かるようにバーを使って残り時間を知らせることができる．携帯電話ならびにスマートフォン版のアプリを国立障害者リハビリテーションセンター研究所からダウンロード形式で無償提供している（一部機種には非対応）．ダウンロードサイト（http://www.rehab.go.jp/ri/rehabeng/ninchapp/ninchiappj.htm）．国立障害者リハビリテーションセンター研究所の厚意による．

報を読み出し機械に出力する場合（出力型BMI）と，脳に入力される感覚情報が機械から入るようにする場合（入力型BMI）が考えられる．出力型BMIは，治療型と機能代償型に分類される．治療型は脳と機械をつないで治療に役立てるもので，例えば，人工感覚器（人工内耳，人工網膜など）が考えられる．また，機能代償型は，失われた体の働きを補うことを目指す技術で，例としては，義手操作，ロボット操作などが考えられる．ヒトの障害を代償もしくは治療する上で，安全性，操作容易性，リスク管理，医薬事法，高価，効果検証という課題があるが，注目される技術の1つである（図15.16）[11]．

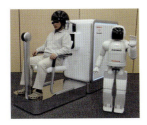

図15.16 ブレイン・マシーン・インターフェイス（BMI）技術の応用

ホンダ・リサーチ・インスティチュート・ジャパン（埼玉）と国際電気通信基礎技術研究所（ATR，京都），島津製作所（京都）は，脳の活動を読み取ることでロボットASIMO（advanced step in innovative mobility）を動かすことに成功した．脳の活動を計測し，かつ，計測した情報を統計処理して抽出する技術を新規に開発し，使用することで，考えるだけでロボットを制御できるBMI技術を開発した．
ホンダニュースリリース"Honda，ATR，島津製作所が共同で，考えるだけでロボットを制御するBMI技術を開発"(http://www.honda.co.jp/news/2009/c090331.html)より引用，本田技研工業株式会社の厚意による．

15.3　機器開発までのプロセス

a. 福祉用具（機器）の選択

福祉用具を選択するためには以下の項目が重要となる．
① 本人，家族に福祉機器に関する十分な説明を行える環境を整える．
② 福祉用具のニーズを明確にする（治療・訓練用なのか，ADL改善なのか）．
③ 効果的な機器とする上でオーダーメイドか既製品のどちらが良いのかを決める．
④ 最終用具を決定する前に何度か試行錯誤を繰り返し評価する．さらに，医療チームと同様に本人，家族は，福祉用具決定に関して，克服すべき障害と用具を使用することにより達成（克服）できるかを共有し確認しておくことが大事である．

上記内容をふまえて，障害を有する患者，障がい者のニーズに基づき，その障害，課題を評価する専門家チームが編成される．例えば，患者が重度の運動障害とコミュニケーション障害の両方を有するなら，人間工学の知識を有する作業療法士（occupational therapist：OT），理学療法士（physical therapist：PT）や重度のコミュニケーション障害治療およびコミュニケーション支援機器を使用する患者のリハビリテーションの経験を有する言語聴覚士（speech-language-hearing therapist：ST）を含めるべきである．また，認知障害を有する場合，認知や学習過程に詳しい専門家が必要であり，例えば心理士，神経言語学士，教師などの参加も必要である．どのような福祉用具でも個人に適合するためには使用トレーニングやフォローアップが重要である．用具を決定し購入するまでには，個人の障害およびそれを解決可能な装具の情報，その装具使用に慣れるまでの時間，エネルギー，忍耐が必要である．用具にかかわる医療スタッフ，専門家は，その用具の機能性および耐久性を十分考慮して患者，障がい者のニーズを予測し処方を十分検討し，用具処方を決定しなければならない．

b. 福祉用具（機器）の開発の流れ

図15.17は，福祉機器の開発の流れである．まず，現場のニーズを把握することである．このニーズは患者，障がい者，介助者，医療スタッフなどから情報を得ることになる．この課題，問題点に関して開発者，研究者が，その課題の重要性を分析し，かつ自分たちの技術でそれが実施可能であるかを含め，開発から評価を決定し，課題解決方法を考案（提示）する．その後，課題を解決可能な機器を具体的にデザインし，プロトタイプを製作する．ここで

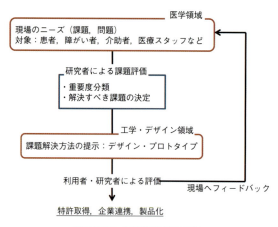

図15.17 福祉機器開発の流れ

学, 統計学, 経営学, 教育学などあらゆる分野の連携が必要となる. 自分の専門以外に, 異分野, 異業種, 基礎研究と応用研究にかかわるスタッフとの水平的な協働が必要である. このように機器開発研究は学際的研究の1つであり, その中で福祉・リハビリテーション工学は重要な役割を担う.

開発者は課題が自分たちで解決可能かを十分評価し, 修正を加えた後, 現場へ試作機器を持ち込み検証する. これを繰り返すことによって製品化を目指す. 特に, 重要なプロセスは支援すべき機器に対するニーズの把握である. この点で, 現場での情報収集が特に重要である. 加えて, 関連専門誌, 特許庁などからの福祉機器の情報検索も必要である (図15.18). このニーズ把握に関しては, PT, OTは患者, 障がい者, その家族から直接かつ密にその障害に関する知識・情報を得ることが可能である. 既存の義肢装具, 福祉機器の選択や, 新規の自助具, 福祉機器を開発する上で患者, 障がい者の障害を十分理解することが必要である. 福祉用具全般においては, ADLを中心に身体動作にかかわる用具が多いことから, その患者, 障がい者のICFにおける障害を理解するうえでリハビリテーション科学に関する知識や解剖, 生理を基礎として身体運動に関する運動学的分析能力が必要であろう. また, 新規な機器開発においてはリハビリテーションに関する専門知識以外においてもチームアプローチと同様に工学, 心理

● コラム3
福祉機器開発のこれから

筆者は病院勤務時代に患者のニーズを聞く中で, 今まで福祉機器を開発研究に邁進してきた. 欧米では, 理学療法士 (PT)・作業療法士 (OT) が保健・医療・福祉分野におけるニーズ・シーズ (ニーズに対して提供される技術や材料) を見極め, 現場に必要な機器開発への発想, 着眼において重要な役割を果たしつつある. 日本においても, リハビリテーションチームにおいて, また機器開発においても, 若いPT, OTが必要不可欠な存在になってくれることを期待したい.

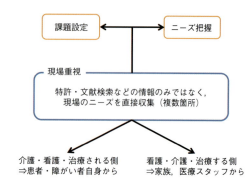

図15.18 福祉機器開発研究における課題設定とニーズ把握

15章のまとめ

1. 工学技術をリハビリテーションに応用し，障がい者のリハビリテーションを支援することを目的にした工学が福祉・リハビリテーション工学である．
2. 福祉用具（機器）とは，障がい者の生活・学習・就労と，高齢者，傷病者の生活や介護，介助の支援のための用具・機器のことである．
3. 福祉用具（機器）の主な規格は国際標準化機構（ISO）による規格と日本工業規格（JIS）がある．
4. 福祉用具（機器）には，治療訓練用具，義肢・装具，パーソナルケア関連用具，移動機器，コミュニケーション関連用具，家具・建具，建築設備，操作用具，家事用具，環境改善機器・作業用具，レクリエーション用具などが含まれる．

問 題

15.1 福祉用具（機器）に関して誤った文章はどれか．
- A．治療訓練用具にはバランス運動器具が含まれる．
- B．パーソナルケア関連用具にはスプリントが含まれる．
- C．移動機器は杖を含む．
- D．コミュニケーション関連用具として，光学的補助具があり，拡大読書機を含む．
- E．視覚障害者用（移動支援）機器としては，白杖を含む．

15.2 福祉用具（機器）について正しいのはどれか．
- A．福祉用具は既製品である．
- B．ユニバーサルデザインの製品は含まない．
- C．福祉用具は障がい者用である．
- D．福祉用具は製品，建物，環境を含む．
- E．福祉用具に治療訓練用具は含まない．

15.3 次の車いすの写真をみて，使われていない部品はどれか答えよ．
- A．トグル式ブレーキ
- B．ノブ付きハンドリム
- C．キャスター
- D．フットサポート
- E．アームレスト

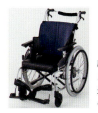

座王 NA-501A スタンダード，日進医療器株式会社の厚意による．

15.4 福祉用具（機器）に関して誤った文章はどれか．
- A．移動機器には自動車補助装置が含まれる．
- B．コミュニケーション関連用具として，電気光学的補助具を含む．
- C．移動補助具には体位変換用シーツが含まれる．
- D．T字杖は前腕を支えるカフを備えた杖である．
- E．福祉用具としてレクリエーション用具を含む．

15.5 義肢装具について正しいのはどれか．
- A．プラスチック製AFO（ankle-foot orthosis）には足継手を含まない．
- B．体幹装具には，硬性腰椎装具，側弯症体幹装具，頸椎装具，先天股脱装具がある．
- C．下腿義足は下腿切断に用いる義足で，ソケット，下腿部，足継手，足部から構成される．
- D．大腿義足はソケット，股継手，大腿部，膝継手，下腿部，足継手，足部から構成される．
- E．作業用義手とは，上肢帯および体幹の運動を義手の制御のための力源に利用し，ケーブルを介して，専用の継手，手先具を操作する機造の義手の総称である．

文 献

1) 国際生活機能分類―国際障害分類改訂版―〈日本語版〉，厚生労働省ホームページ http://www.mhlw.go.jp/houdou/2002/08/h0805-1.html
2) 障害者福祉研究会編，ICF 国際生活機能分類 国際障害分類改定版，中央法規出版，2002．
3) (財) テクノエイド協会，福祉用具の分類コード（CCTA95）福祉用具情報システム（TAIS），http://www.techno-aids.or.jp/system/index.shtml
4) 千野直一．リハビリテーション工学と福祉機器（リハビリテーションMOOK No.15），金原出版，2006．
5) Braddom RL. Physical medicine and rehabilitation. 4th ed. Philadelphia: Elsevier Saunders; 2011.
6) 日本整形外科学会，日本リハビリテーション医学会．義肢装具のチェックポイント 7版．医学書院；2010
7) 中邑研究室，東京大学・学際バリアフリー研究プロジェクト（AT2ED プロジェクト）による福祉機器情報，メーカー情報，研究者情報を閲覧できる．http://at2ed.jp/pro/categoryList1.php
8) エレトーン Ⅱ 株式会社電制 http://www.dencom.co.jp/product/yourtone/yt2.html
9) 環境制御装置 E-528S1，人協ビル福祉サービス（株）http://www.1.s3.starcat.ne.jp/fukushi/125s.htm
10) Tanaka T, Hukube T, Sugihara S, et al. A case study of new assessment and training of unilateral spatial neglect in stroke patients ; Effect of visual image transformation and visual stimulation by using a head mounted display unit (HMD). J Neuroeng Rehabil 2010; 7: 20
11) 本田技術研究所，ホリエ，ATR，島津製作所が共同で，考えるだけでロボットを制御する BMI 技術を開発" http://www.honda.co.jp/news/2009/c090331.html

（田中　敏明）

問題に対する解答

1章
1.1　E
1.2　A, C
1.3　B, E
1.4　E
1.5　B

2章
2.1　D
2.2　C, D
2.3　4
2.4　A
2.5　E

3章
3.1　E
3.2　D
3.3　B, E
3.4　A
3.5　E

4章
4.1　B
4.2　A
4.3　B
4.4　C
4.5　C

5章
5.1　A
5.2　D, E
5.3　D
5.4　C
5.5　C

6章
6.1　C
6.2　B
6.3　D
6.4　D

7章
7.1　C
7.2　E
7.3　D
7.4　E
7.5　A

8章
8.1　E
8.2　E
8.3　A
8.4　A, D
8.5　B, C
8.6　E

9章
9.1　C
9.2　A, E
9.3　C
9.4　C
9.5　E
9.6　B, C

10章
10.1　C
10.2　E
10.3　D
10.4　C
10.5　C
10.6　E

11章
11.1　A
11.2　D
11.3　C
11.4　A

12章
12.1　C
12.2　C
12.3　E
12.4　B
12.5　E
12.6　E
12.7　C
12.8　E
12.9　D
12.10　C
12.11　A
12.12　C
12.13　C
12.14　B

13章
13.1　D
13.2　B
13.3　E
13.4　E
13.5　D

14章
14.1　B, E
14.2　C, D
14.3　A, C
14.4　C, D
14.5　A, D

15章
15.1　B
15.2　D
15.3　B
15.4　D
15.5　C

索 引

〔索引使用上の注意〕
1. 本文中には外国語（アルファベット）のままで示した語および外国語で始まる語の索引は日本語索引とは別にしてある．
2. （→）は矢印で示された語を参照してほしいことを示す．

あ

アイシングマシン　112
アイスパック　112
亜急性期リハビリテーション　6
悪液質　137
悪性腫瘍　134, 135
アシュワース・スケール　83, 84
アスパラギン酸アミノトランスフェラーゼ　180
アテトーゼ　16
アプリーテスト　118
アルカリホスファターゼ　84
アルツハイマー病　192, 193
αニューロン　16

い

医学的リハビリテーション　6
胃がん　146
息切れ　21
いざり動作　80
医師　44, 63
意識　13
維持期　6, 32, 38, 53, 63, 182
意識消失　83
移乗動作　79, 80, 127
異常歩行　120
移植片対宿主病　148
異所性骨化　84
位置覚　18
一次運動野　124
一次性股関節症　116
溢流性尿失禁　22
遺伝子の情報　106
遺伝性運動感覚性ニューロパチー　96, 98
遺伝性筋疾患　99
遺伝性脊髄小脳変性症　92, 99, 101
遺伝性末梢神経障害　99
移動機器　204
移動補助具　205
医療関係職種　44
医療機関　60
医療受給者証　95
医療ソーシャルワーカー　50
医療の場　51
医療保険　4, 59

イレウス　136
胃瘻設置　92
インセンティブ・スパイロメトリー　146
インターディシプリナリー・モデル　52
咽頭がん　145

う

ウェクスラー成人知能検査　19
ウェルニッケ・マン肢位　131
ウェルニッケ野　20
ウォームアップ　182
うつ状態　130
腕立て　79
運動器疾患　108, 114, 120
運動器症候群　36, 197
運動機能訓練　191
運動器の10年　196
運動器不安定症　197
運動強度　15
運動系障害　162
運動失調　17
運動時低酸素血症　175
運動性失語　20
運動耐容能　174, 175, 180
運動単位　16
運動ニューロン　16
運動能力低下　140
運動発達評価　18
運動負荷試験　15, 180
運動療法　108, 196

え

栄養サポートチーム　35, 53
臍帯ヘルニア　147
エビデンスに基づく医学　187
遠隔臓器への転移　136
嚥下訓練　109
嚥下障害　22, 36, 92
嚥下造影検査　22
嚥下補助食品　92
嚥下リハビリテーション　130
炎症性サイトカイン　137
延髄外側症候群　18

お

横断型損傷　72
嘔吐　139
応用行動分析　161
応用動作　121
起き上がり訓練　127
悪心　139
オニオンバルブ　98
折りたたみナイフ現象　16
音楽療法　195
音声入力技術　86
温熱療法　81, 112

か

カーテン徴候　19
カーンズ・セイヤー症候群　101
絵画療法　196
開胸術　146
介護医療型医療施設　63
介護サービス　64, 65
介護支援専門員　64, 65
外骨格型歩行支援スーツ　85
介護認定審査会　64
介護保険関連機関　61
介護保険制度　58, 63
介護保険法　60, 64, 66
介護予防　61, 62
介護老人保健施設　63
咳嗽　173
回想法　195
外側脊髄視床路　72
改訂水飲みテスト　128
匙状爪　79
回復期　6, 32, 34, 53, 63, 79, 128, 129, 130, 182
開腹術　146
解剖学的肢位　14
開放性二分脊椎症　102
開放的運動連鎖運動　108
外来回復期　34
外来リハビリテーション　38
改良フランケル分類　73
化学療法　138, 148
踵膝試験　17
家具・建具　207
学習障害　160, 161

喀痰排出　97
核下性神経因性膀胱　81
下肢装具　203
下肢の運動器疾患　114
荷重側肺障害　146
家事用具　207
過伸展テスト　118
下垂足歩行　120
画像診断　119
下側肺障害　146
家族歴　13
可塑性　124
下腿義足　203
下腿浮腫　21
肩関節　121
肩関節亜脱臼　131
活動　6, 28
活動制限　28
活動性低下　140
カテーテル留置　81
寡動　16
過負荷の原則　108
カヘキシア　137
仮の要介護状態　40
カルボーネンの式　182
加齢　192
加齢性筋肉減少症　197
がん　134, 135
　──のリハビリテーション　140
がん悪液質　137
がん関連倦怠感　148
がん告知　145
がん対策基本法　134
がん治療　138, 139
簡易知能検査　19
感覚機能障害　18
間隔尺度　19
感覚性失語　20
換気性作業閾値　16
環境因子　28
環境改善機器　207
環境制御装置　207
環境要因　13
管腔臓器　135
間欠性跛行　120, 179
間欠導尿　81
看護師　45, 63
患肢温存術後　147
間質性肺炎　138, 172
患者教育　121, 177
患者の選択　187
関節可動域　14
関節可動域訓練　78, 90
関節可動域制限　109
関節拘縮　33, 125
関節痛　139
間接的嚥下訓練　130

間接的評価法　174
関節内注射　83
関節の遊び運動　110
関節包内運動　110
関節モビライゼーション　110
完全麻痺　73, 77
冠動脈バイパス術　178
観念運動失行　20
観念失行　21
管理栄養士　63
寒冷療法　112

き
キアリ奇形　163
機会の均等　62
機器開発　209
起居動作　34
危険因子　194
義肢　202
義手　202
義足　202
気道食道分離　92
気道の狭小化　78
気道分泌物の増加　78
機能障害　5, 6, 28
機能的再構築　124
機能的自立度評価法　6, 74, 176
機能的チームケア　51
機能的電気刺激　35, 85
機能発現の異常　136
基本肢位　14
吸気筋訓練　92
急性期　6, 32, 53, 63, 125, 126, 182
球脊髄性筋萎縮症　96, 97, 98
球麻痺　97
教育的リハビリテーション　6
胸水　150
胸髄　71
強制呼出曲線　21
強直　14
協働モデル　52
胸膜播種　136
極超短波　112
虚血性心疾患　178
ギラン・バレー症候群　92, 104
起立訓練　80
起立性低血圧　78, 83, 125
キリップ分類　180
筋萎縮　96, 97, 101, 125
筋萎縮性側索硬化症　8, 92, 96
筋強直性ジストロフィー　100
筋緊張症（重症）　101
筋固縮　188
筋収縮　108
筋トーヌス　16
筋肉痛　139
筋力　181

筋力増強訓練　104, 108, 127
筋力低下　14, 101, 125
筋力トレーニング　177

く
腔内播種　136
くも膜下出血　124
グラスゴー昏睡尺度　13, 126
クリティカルパス　39
グループホーム　194
車いす　205
車いす移乗動作　127
車いす駆動訓練　79
クレアチンキナーゼ　180

け
ケアプラン　65
ケアマネージャー　64, 65
ケアモデル　53
経管栄養　92
経口摂取　92
形式的チームケア　51
痙縮　83, 84, 131
頸髄　71
頸髄損傷　77
頸髄損傷高位評価　74, 77
痙性　16
痙性歩行　17
経腸栄養剤　92
頸椎牽引　113
経頭蓋磁気刺激　8, 35
経頭蓋直流電気刺激　132
軽度認知障害　193
経尿道留置　81
経皮的冠動脈インターベンション
　　178
経鼻的持続的陽圧呼吸療法　102
経皮的電気刺激療法　113
経皮内視鏡の胃瘻　92
経鼻法　92
頸部郭清術　146
経瘻孔法　92
ケースワーカー　50
外科手術　179
結晶性知能　192
血清アルブミン　173
血栓　149
ゲルストマン症候群　21
牽引療法　113
嫌気性呼吸代謝閾値　15
健康寿命　36
言語聴覚士　35, 49, 78, 92, 103, 209
言語発達　155
言語療法　130, 190
現実見当識療法　195
肩手症候群　131
建築設備　207

見当識　19
原発巣　145
腱反射　16

こ

行為計画検査装置　19
更衣用具　204
構音障害　19
口腔がん　145
後索性失調　17
後索路障害　18
交叉伸展反射　18
高次脳機能障害　19, 132, 207
後十字靱帯　117
拘縮　14, 78, 83
口唇反射　18
構成失行　21
向精神薬　165
拘束性障害　21
巧緻性　110
巧緻性運動障害　93
巧緻動作　17, 154
巧緻動作訓練　129
公的扶助　4
喉頭がん　146
喉頭気管分離　92
公認心理師法　50
広汎性発達障害　160, 161
高齢者　187
高齢者保健福祉推進十か年戦略　64
誤嚥性肺炎　33
ゴールドプラン　64
股関節　121
呼気ガス分析　15
股義足　202
呼吸感染　85
呼吸器疾患　172, 173
呼吸機能検査　173
呼吸機能障害　21
呼吸訓練　190
呼吸ケアチーム　53
呼吸困難　136, 173, 174, 179, 180
国際疾病分類　5, 26
国際障害者同盟　4
国際障害分類　5, 26
国際生活機能分類　5, 6, 26, 200, 201
国際労働機関　7
黒質障害　16
国民健康保険法　59
国連宣言　4
骨格筋　127
国家公務員等共済組合法　59
骨化性筋炎　84
骨関連事象　150
骨形成不全症　162
骨腫瘍術後　147
骨髄抑制　139, 148

骨粗鬆症　84, 106, 107
骨転移　110

コミュニケーション　157
──の障害　93
コミュニケーション関連用具　207
固有受容性神経筋促通法　102
根拠に基づく医学　187
コンディショニング　176
コンピュータ　207

さ

サービス等利用計画案　67
座位訓練　78, 79, 127
座位肢位　34
最小侵襲手術　118
最新機器　207
最大強制吸気量　93
在宅サービス　65
サイボーグ型ロボット　8
作業用具　207
作業療法　90, 129
作業療法士　8, 33, 35, 47, 63, 78, 121, 209
索路　71
左室駆出率　180
座薬挿入　81
サルコペニア　197
参加　6, 28
参加制約　28
ザンコリーの分類　74
酸素消費量　15
酸素飽和度　21
酸素療法　173
残存機能　77
残存筋力　80
酸素分圧　21

し

肢位　162
支援工学　200
視覚障がい者用（移動支援）機器　207
視覚的アナログ尺度　18
自覚的運動強度　15, 16, 174, 180
視覚的評価尺度　174
時間性　10
弛緩性麻痺　10
持久力訓練　80
糖負荷低下　11
触索　48
自己決定権　5
自己免疫関与の疾患群　88
四肢切断術後　147
視床下部障害　16
自助具　81
視診　173
ジストニア　16

ジストロフィン　99
姿勢　17, 188
姿勢矯正　189
持続的他動運動　110
自尊心　5
膝関節　121
膝関節靱帯損傷　116
失行　20
失行症　132
失語症　19, 124, 132
失算　21
失書　21
質的データ　19
失認　20
失便性排便　81
失名詞失語　20
自転車エルゴメータ　15, 174
自動関節可動域　14
自動車補助装置　204
児童福祉法　59
シャイ・ドレーガー症候群　101
社会的スキルトレーニング　161
社会的統合　62
社会的入院　64
社会的不利　5, 26
社会的リハビリテーション　6, 7
社会福祉　4
社会福祉施設　61
若年性関節リウマチ　162
シャトル・ウォーキング試験　175
シャラード　164
シャルコー・マリー・トゥース病　96, 98, 120
周術期　144
（重症）筋緊張症　101
重症筋無力症　92, 105
住宅改造　82
集中的発語訓練プログラム　191
柔軟性　181
重複歩　17
手術療法　138
主訴の聴取　13
手段的日常生活動作　130
腫瘍縮小効果　139
シュワン細胞　98
循環器疾患　179
循環機能　21
順序尺度　19
俊敏性　110
睫吐　83
紹介率　74
障害　13, 26
障害支援区分　67
障害者基本法　59
障害者権利条約　4
障害者自立支援法　5, 67
障害者総合支援法　5, 60

索引

障害程度区分　67
傷害予防　110
症候性てんかん　130
上肢装具　203
上肢の運動器疾患　114
初期接地　17
小児　159
小脳　17
小脳失調　18
少量水飲み試験　22
上腕骨顆上骨折　114
上腕骨近位端骨折　114
上腕骨骨幹部骨折　114
ショートステイ　66
職業的リハビリテーション　6, 7
触診　173
褥瘡　33, 78, 82, 90, 115, 125
褥瘡対策チーム　53
褥瘡予防用クッション　79, 83
食道がん　146
書字用具　207
触覚　18
徐脈　78
自立困難　192
自立支援給付　67
新・高齢者保健福祉推進10カ年戦略　64
心機能障害　138
腎機能障害　81, 138
　　自己免疫による——　104
　　自己免疫の関与する——　94
心筋梗塞　180
神経筋疾患　88, 89
神経筋接合部　16
神経根　71
神経難病　89, 98
神経変性疾患　88, 89
神経免疫疾患　89, 92, 93, 94, 104
神経免疫性神経筋疾患　88, 89
進行がん　145
人工喉頭　209
人工股関節全置換術　118
人工呼吸器　93
人工膝関節全置換術　118
進行性筋ジストロフィー　162
新ゴールドプラン　64
診察による評価　13
心収縮機能低下を伴わない拡張機能障害　180
浸潤　135
心身機能　6, 28
振戦　16, 188
心臓リハビリテーション　181
身体運動機能　6
身体活動量　181
身体機能評価　140
身体構造　6, 28

身体失認　20
身体重心　111
身体障害者福祉法　4, 5, 59
身体所見　13
心電図　21, 180
振動覚　18
心肺運動負荷試験　15
心肺機能低下　125
深部覚入力　17
深部静脈血栓症　33, 78, 90, 91, 149
心不全　178
深部脳刺激療法　188
心房性ナトリウム利尿ペプチド　180
心理社会的療法　166
診療の補助　46
診療報酬　61
診療報酬改定　37

す

随意運動　95
髄腔内バクロフェン療法　84
遂行機能障害　19
水腎症　136
髄節　71
髄節高位　77
錐体外路系　16
錐体外路系変性疾患　103
錐体交叉　16
錐体路　71
垂直トランスファー　80
水頭症　163
髄膜播種　145
すくみ現象　190
スタティックストレッチ　110
スティグマ　26, 189
ステージ別の課題　53
ストーマ用具　204
ストレッチ　110
ストロークユニット　125
スポーツリハビリテーション　46
スポットリハビリテーション　40
スマートフォン　81, 85

せ

生活環境　13
生活機能　6, 29
生活支援アプローチ　34
生活指導　121
生活指導員　50
生活保護法　59
制御用機器　207
正常化　→ ノーマライゼーション
星状神経節　81
精神・発達障害　154
精神系障害　160
精神疾患　165
精神障害　165

精神障がい者　167
精神心理的問題　145
精神遅滞　160
精神保健及び精神障害者福祉に関する法律　59
精神保健福祉士　50
精神保健福祉法　59
生体力学的アプローチ　32
静的バランス運動　111
脊髄円錐部　70
脊髄後索路　17
脊髄腫瘍　145
脊髄障害　70, 77, 78
脊髄障害亜急性期　78
脊髄障害急性期　78
脊髄小脳失調症6型　103
脊髄小脳変性症　96, 101
脊髄小脳路（後索）　72
脊髄ショック　74
脊髄性筋萎縮症　96, 98
脊髄性失調　17
脊髄前角細胞　16
脊髄損傷　70
脊髄転移　145
脊髄の構築的破綻　71
脊髄の電気的破綻　70
脊損　70
脊椎関節　121
脊椎転移　145
摂食障害　22
摂食嚥下機能評価　22
切迫骨折　149
線維性収（攣）縮　16
前運動野　124
全頸部郭清術　146
潜在性二分脊椎症　163
全失語　20
前十字靱帯　116
全身持久力トレーニング　176
仙髄　71
前脊髄視床路　72
前脊髄動脈症候群　18, 72
選択的頸部郭清術　146
先天性多発性関節拘縮症　162
前方引き出しテスト　117
専門看護師　45
専門作業療法士　49
専門職連携教育　55
専門理学療法士　47

そ

装具　91, 203
造血幹細胞移植　147
操作用具　207
相談員　50
総タンパク量　173
装着型ロボット　85

相貌失認　20
ソーシャルスキルズトレーニング　161
ソーシャルワーカー　50
足圧中心　111
塞栓症　149
促通　126, 127
足面接地　17
粗大運動能力分類システム　162
粗大運動発達　154
粗大筋力テスト　14

た
第1号被保険者　64
体位変換　33
体幹伸展運動　119
体幹装具　203
体幹の運動器疾患　118
代謝当量　15
代償的アプローチ　32
大腿義足　203
大腿脛骨角　118
大腿骨近位部骨折　114
大腿骨頸部骨折　36
大腸がん　146
大殿筋歩行　120
大動脈解離　179
大動脈疾患　178
ダイドロネル®　84
ダイナミックストレッチ　111
第2号被保険者　64
大脳基底核群　16
大脳基底核病変　18
タイプライター　207
多系統萎縮症　92, 93, 102
多職種チーム　52, 125
打診　174
多層包帯法　147
タッチパネル式デバイス　81, 85
他動的関節運動　34
他動的関節可動域　14, 126
他動的ROM訓練　127
多発性筋炎　104
多発性硬化症　90, 105
タブレット　81, 85
多目的ソフトウェア　207
痰　173
短下肢装具　80, 129
短期記憶　15
短期入所サービス　66
単光子放出コンピュータ断層撮影　8
弾性ストッキング　79
弾性着衣　147

ち
地域完結型医療　40
地域生活支援事業　67

地域包括ケア　66
地域包括支援センター　63
地域リハビリテーション　6, 7, 38, 62
地域リハビリテーション支援活動マニュアル　39
地域連携クリティカルパス　39, 61, 62
地域連携パス　61
チーム　51, 53
チームアプローチ　54
地誌的失認　20
知的機能障害　192
知的障害　160
知的障害者福祉法　59
知能指数　160
地方公務員等共済組合法　59
チャーグ・ストラウス症候群　104
着衣失行　20
注意欠如多動障害　160
中心型損傷　72
中心管　71
中心性損傷　72
中枢性疼痛　130
中殿筋歩行　17, 120
長下肢装具　80, 129
聴診　174
調整モデル　52
超皮質性運動性失語　20
超皮質性感覚失語　20
腸閉塞　136
直接的アプローチ　35
直接的嚥下訓練　130
直接的評価法　174
直腸膀胱障害　93
治療訓練用具　202

つ
椎間板ヘルニア　118
椎体圧迫骨折　118
痛覚　18
通所介護　66
通所リハビリテーション　38, 63, 66
杖　204
吊り下げ式トレッドミル　80

て
低活動性膀胱　22
低緊張性膀胱　22
低血圧症状　83
デイサービス　66
低周波刺激療法　113
低周波治療　81
低出力レーザー治療　81
摘便　81
デコンディショニング　181
デュシェンヌ型筋ジストロフィー　99
電気けいれん療法　165
電気光学的補助具　207

電気刺激療法　113
電卓用入出力装置　207
転倒骨折　196, 197
伝導障害　70
伝導性失語　20

と
トイレ用具　204
トウ・クリアランス　129
頭頸部がん　145
統合モデル　52
動作緩徐　188
等尺性運動　108
等速性運動　108
等張性運動　108
疼痛緩和　110
動的バランス運動　111
動脈血ガス分析　173, 180
特異性の原則　109
特定疾患治療研究事業　94, 95
特発性間質性肺炎　172
特発性肺線維症　172
徒手筋力テスト　14
トランスディシプリナリー・モデル　52
トランスファー　79, 80
トリプレットリピート　98
努力肺活量　173
トレッドミル　174
トレンデレンブルグ歩行　17

な
内部障害　172
長崎大学呼吸器日常生活動作評価表　176
難病　60, 67
軟部腫瘍術後　147

に
二次性股関節症　116
二次的な運動野　124
日常生活動作　6, 13, 72, 121, 155
二分脊椎　163
二分脊椎症　162, 163
日本看護協会　45
日本言語聴覚士協会　49
日本語版西部失語症バッテリー　120
日本昏睡尺度　19, 190
日本作業療法士協会　47
日本理学療法士協会　47
日本リハビリテーション医学会　44
入院回復期リハビリテーション　61
乳がん　146
ニューヨーク心臓協会　21
ニューヨーク心臓協会心機能分類　180
尿閉　22

に

尿流動態検査　22
尿路造影検査　22
人間発達　154
認知　13
認知機能　192
認知症　192
認知的アプローチ　32
認知発達　155
認定看護師　45
認定言語聴覚士　49
認定作業療法士　49
認定理学療法士　47

の

脳血管障害　36
脳血管障害性認知症　193
脳梗塞　124
脳挫傷　19
脳腫瘍　145
脳循環自動調節能　126
脳深部刺激療法　104
脳性ナトリウム利尿ペプチド　180
脳性麻痺　162
脳卒中　70, 124
脳卒中ガイドライン　32
脳卒中ユニット　32
脳卒中用発作症候群　101
脳卒中リハビリテーション看護　46
脳卒中リハビリテーションユニット　32
脳転移　145
脳内出血　124
脳の可塑性と機能的再構築　124
脳の障害　192
脳病変　188
能力　6
能力低下　5, 26
ノーマライゼーション　3, 58, 62
ノーリア・スティーブンソンの分類　180

は

パーキンソン病　16, 96, 188, 189
把握反射　18
バーセルインデックス　6
バーセル指数　176
パーソナルケア関連用具　204
肺炎　78, 115, 173
肺活量　173
肺がん　146
肺気腫患者用 ADL 評価表　176
肺血栓塞栓症　91, 149
肺水腫　21
排泄訓練　190
肺塞栓症　91
排尿・排泄機能評価　22
排尿管理　81

排尿障害　131
排便管理　81
廃用症候群　6, 32, 89, 90, 115, 125, 140, 187
廃用性筋萎縮　33
白質　72
歯車様筋固縮　16
バクロフェン　83
長谷川式簡易知能評価スケール　19
長谷川式簡易知能評価スケール改訂版　193
白血球数　173
発達学的アプローチ　32
発達検査　158
発達支援　159, 160
発達障害　159
発達障害者支援法　60
発達評価　155
発病以前の機能レベル　13
馬尾　70
バビンスキー反射　16, 18
バランス　181
バランス運動　111
バリアフリー　13
バリスティックストレッチ　110
バリズム　16, 104
半月板損傷　117
半側空間失認　20
半側空間無視　132
ハンチントン病　104
ハンディキャップ　26
反復性経頭蓋磁気刺激　131
反復唾液嚥下テスト　22
反復唾液水飲みテスト　128

ひ

ピアジェ　155
被殻障害　16
光イメージング　8
非観血的関節授動術　83
非光学式読書補助具　207
膝くずれ　117
皮質脊髄路　16, 71
比尺度　19
尾状核障害　16
非侵襲的陽圧換気　85, 177
ビスホスフォネート製剤　84
ピボットシフト　79
ピボットシフトテスト　117
びまん性軸索損傷　19
評価尺度　19
評価スケール　193
描画用具　207
標準失語症検査　20, 130
病態失認　132
病歴聴取　13

ふ

フィジカルアセスメント　173, 180
フィックの原理　176
フィッシャー症候群　104
複合的理学療法　147
フォレスター分類　180
負荷装置　174
腹圧性尿失禁　22
副運動　110
複合性局所疼痛症候群　114
福祉機関　60
福祉機器　91, 201
福祉工学　200
福祉用具　66, 201
副腎皮質ホルモン　94
腹水　150
腹帯　79
腹部圧迫帯　79
腹膜播種　136
浮腫　90, 179
不随意運動　16
不全麻痺　73
プッシュアップ　79, 83
物理療法　81, 112
舞踏運動　16
舞踏病　96, 104
太柄の用具　82
部分荷重歩行訓練　120
ブラウン・セカール　18
ブラウン・セカール症候群　72
フランケル分類　74
ブルンストローム・リカバリー・ステージ　126, 127
ブレイン・マシン・インタフェース　207
フレンケル運動　102
ブローカ野　20
分娩麻痺　162

へ

ペアレントトレーニング　161
米国脊髄損傷協会　73
閉鎖的な運動連鎖運動　108
閉塞性動脈硬化症　179
閉塞性肺疾患　21
ベーラー体操　118
ベーラー法　118
ベタ足　17
ベッカー型筋ジストロフィー　100
ベッドアップ　78
ベッドアップ訓練　127
ペット療法　194
変形性関節症　115
変形性股関節症　116
変形性膝関節症　116
変性疾患　95

ベントン視覚記銘検査　19
片麻痺　124

は
膀胱尿管逆流　81
膀胱瘻　81, 94
放射線　148
放射線治療　139
訪問介護　63, 66
訪問サービス　65
訪問入浴介護　66
訪問リハビリテーション　38, 63, 66
ポータブルスプリングバランサー　82, 91
ホーマンズ徴候　149
ホームプログラム　38
ホームヘルプサービス　66
歩隔　17
保健機関　60
保健師　63
歩行　17
歩行解析　17
歩行訓練　80, 120, 189
歩行周期　17
歩行障害　120, 188
歩行補助具　120
ポジショニング　33, 78
補装具　81
補足運動野　124
保存的頸部郭清術　146
ホットパック　112
ボツリヌス毒素（ボツリヌストキシン）　84, 132
ボバース法　127
歩幅　17
ホフマン反射　16
ボルグ・スケール　15, 15, 174, 175

ま
マイクロ波　112
前乗り移乗動作　80
マクマレー試験　118
末期がん　145, 148
マッケンジー法　119
末梢神経障害　18, 130
末梢動脈疾患　174
マニピュレーション　83
麻痺の重症度と局在　79
パートナーシップ・モデル　52
マン・マシン・インターフェース

207
慢性炎症性脱髄性多発神経炎　98, 104
慢性期　6, 79
慢性閉塞性肺疾患　172

み
ミオクローヌスてんかん　101
ミオトニー症候群　101
ミトコンドリア脳筋症　101
ミトコンドリアミオパチー　101
ミニメンタルテスト　193
三好型ミオパチー　100

む
無気肺　78
無酸素作業閾値　175
無動　188

め
名義尺度　19

も
モビライゼーション　119
モロー反射　18

ゆ
有害事象評価　139
遊脚期　17
有酸素運動　182
遊離脂肪酸　15
床反力計　17
癒着性関節包炎　147
指鼻試験　17

よ
要介護　64
要介護状態区分　64
要支援　64
腰髄　71
腰椎牽引　113
陽電子放射断層撮影　8, 149
予防因子　194

ら
裂肛　46
ラックマンテスト　117

り
リアリティオリエンテーション　195

理学所見による評価　13
理学療法士　8, 33, 35, 46, 63, 78, 120, 127, 209
リスク管理　148, 183
リズム運動　190
立脚期　17
リハビリテーション　2, 6, 8
リハビリテーション医学　2
　　──の対象になる障害　12
リハビリテーション科専門医　44
リハビリテーション関係法規　4
リハビリテーション看護　46
リハビリテーション工学　200
リハビリテーション阻害因子　82
リハビリテーションチーム　54
リハビリテーション的介入　131
リハビリテーションプログラム　144
リハビリテーション・マインド　39
リフト　205
流動性知能　192
良肢位保持　33
両側支持期　17
量的データ　19
療養上の世話　46
リラクゼーション　110
臨床心理士　49, 194
リンパ浮腫　147

れ
レクリエーション用具　207
レジスタンストレーニング　182
連携モデル　52
連絡モデル　52

ろ
瘻孔　92
老化予防　187
老人福祉法　59
老人保健法　59
老年期障害　186
老年期の身体・精神的特徴　187
ロコモ　36
ロコモティブシンドローム　8, 36, 197
ロボット　207
ロンベルグ試験　17

わ
ワレンベルグ症候群　10

数字

1秒率　173
1秒量　173
6分間歩行試験（6MWT）　175

A

ABA　161
ability　6
ACL　117
active ROM　14
activities　28
activities limitations　28
activities of daily living → ADL
activity　6
ADAS　193
ADHD　160, 161
ADL　6, 13, 72, 78, 80, 97, 121, 155, 175, 183
AFO　80
AIS　73
albumin　173
alkaline phosphatase（ALP）　84
ALS　8, 92, 96
Alzheimer's disease　192
Alzheimer's disease assessment scale → ADAS
AMC　162
American Spinal Injury Association → ASIA
amyotrophic lateral sclerosis → ALS
anaerobic threshold → AT
ankle foot orthosis → AFO
ankylosis　14
ANP　180
anterior cruciate ligament → ACL
anterior drawer test　117
aortic disease　178
aortic dissection　179
Apley test　117
applied behavior analysis → ABA
arteriosclerosis obliterans → ASO
arthrogryposis multiplex congenital → AMC
Ashworth scale　83
ASIA 機能障害尺度　73
ASIA　73
ASIA impairment scale → AIS
ASO　179
aspartate aminotransferase → AST
assistive engineering　200
AST　180
AT　175
atrial natriuretic peptide → ANP
attentiondeficit hyperactivity disorder → ADHD
auscultation　174
AWS　147
axillary web syndrome → AWS
axon　98

B

Babinski reflex　16
BAD　19
ballism　104
Barthel Index　6, 176
Becker muscular dystrophy　100
behavioral and psychological symptoms of dementia → BWSTT
behavioral assessment of the dysexecutive syndrome → BAD
Benton visual retention test　19
birth palsy　162
BMI　207
BNP　180
Böhler method　118
Bobath's method　127
body function and structure　6
body functions　28
body structures　28
body weight supported treadmill training → BWSTT
Borg scale　15, 174
BPSD　195
brain natriuretic peptide → BNP
brain-machine interface → BMI
Broca's area　20
Brown-Sequard　18, 72
Brunnstrom Recovery Stage National Institute of Health Stroke Scale → NIHSS
Brunnstrom's method　127
BWSTT　80, 132

C

C　71
C反応性タンパク　173
CABG　178
cachexia　137
cancer functional assessment set → cFAS
cancer-related fatigue → CRF
cardio pulmonary exercise tes → CPX
cauda equina　70
CBR　6, 62
center of gravity → COG
center of pressure → COP
cerebral palsy → CP
cerebral stroke　70
certified clinical psychologist　49
certified nurse → CN
certified nurse specialist　45
cervical spinal cord → C
cFAS　141
Charcot-Marie-Tooth disease → CMT
chorea　96
chronic inflammatory demyelinating-polyneuropathy → CIDP
chronic inflammatory demyelinating-polyneuropathy → CIDP
chronic obstructive pulmonary disease → COPD
Churg-Strauss syndrome　104
CIDP　98, 104
CIMT　8, 131
CK　180
CKC exercise　108
clinical psychologist　194
closed kinetic chain exercise　108
CMT　96, 98, 120
CN　45
COG　111
community based rehabilitation → CBR
complex physical therapy → CPT
complex regional pain syndrome → CRPS
constraint induced movement therapy → CIMT
continuous passive motion → CPM
contracture　14
conus　70
COP　111
COPD　172
coronary artery bypass grafting → CABG
cough　173
CP　162
CPAP　102
CPM　110
CPT　147
CPX　15
C-reactive protein → CRP
creatine kinase → CK　180
CRF　148
CRP　173
CRPS　114
CTGリピート　100

D

DBS　104, 188
deep brain stimulation → DBS
deep vein thrombosis → DVT
degenerative disease　95
dependent lung disease → DLD
disability　5, 26
disuse syndrome　6, 32, 90, 115, 125, 140
DLD　146
DMD　99
DVT　33, 78, 90, 149
dyspnea　173
dystrophin　99

E

Eastern Cooperative Oncology Group, USA → ECOG
EBM　　187
ECG　　180
ECOG　　140
ECS　　203
ECT　　165
edema　　179
educational rehabilitation　　6
electro convulsive therapy → ECT
electrocardiogram → ECG
environmental control systems → ECS
environmental factors　　28
equalization of opportunity　　62
evidence-based medicine → EBM
EXCITE　　131
exercise hypoxemia　　175
exercise tolerance　　174
extremity constraint-induced therapy evaluation → EXCITE

F

facilitation　　126
Femorotibial angle → FTA
FES　　35, 85, 132
FEV_1　　173
$FEV_1\%$　　173
FFA　　15
fibrillation　　16
Fick の原理　　176
FIM　　6, 74, 176
Fisher syndrome　　104
foot flat　　17
forced vital capacity → FVC
Forrester 分類　　180
free fatty acid → FFA　　15
freezing 現象　　190
Frenkel exercise　　102
FTA　　118
functional electrical stimulation → FES
functional independence measure → FIM
functional reorganization　　124
FVC　　173

G

GCS　　13, 126
Gerstmann syndrome　　21
giving way　　117
Glasgow coma scale → GCS
gluteus medius gait　　17
GMFCS　　162
graft versus host disease → GVHD
gross motor function classification system → GMFCS
Guillain-Barre syndrome　　92

GVHD　　148

H

IIAL®　　8, 85
handicap　　5, 26
HDS-R　　19, 193
heart failure　　178
heart failure with preserved ejection fraction → HFpEF
hereditary motor and sensory neuropathy → HMSN
HFpEF　　180
HMSN　　96, 98
Hoffmann reflex　　16
Homans' sign　　149
Huntington's disease　　104
hybrid assistive limb → HAL

I

Ia 線維　　16
IADL　　130
ICD　　5, 26
ICF　　5, 6, 26, 27, 28, 29, 200, 201
　──構成要素　　28
ICIDH　　5, 26
IDA　　4
ILO　　7
impairment　　5, 6, 28
IMT　　92
incentive spirometry → IS
initial contact　　17
inspection　　173
inspiratory muscle training　　92
instrumental ADL　　130
intellectual disabilities　　160
intelligence quotient → IQ
interdisciplinary model　　52
interdisciplinary team care　　51
intermittent claudication　　179
International Classification of Diseases → ICD
International Classification of Functioning, Disability and Health → ICF
International Classification of Impairments, Disabilities and Handicaps → ICIDH
International Disability Alliance → IDA
International Labour Organization → ILO
interstitial pneumonia → IP
intrathecal baclofen therapy　　84
Instrumental ADL → IADL
IP　　172
IQ　　160
IS　　146
ischemic heart disease　　178
isokinetic exercise　　108

isometric exercise　　108
isotonic exercise　　108
ITB® 療法　　84

J

Japan coma scale → JCS
Japan Nursing Association　　45
Japanese Association of Occupational Therapist　　47
Japanese Association of Rehabilitation Medicine　　44
Japanese Association of Speech-Language-Hearing Therapists　　49
Japanese Physical Therapist Association　　47
JCS　　13, 126
joint play　　110
JRA　　162
juvenile rheumatoid arthritis → JRA

K

KAFO　　80
Karnofsky Performance Scale → KPS
Kearns-Sayer syndrome → KSS
Killip 分類　　180
knee ankle orthosis → KAFO
KPS　　140
KSS　　101

L

L　　71
Lachman test　　117
LD　　160
learning disorders, learning disabilities → LD
Lee Silverman voice theatment → LSVT
left ventricular ejection fraction → LVEF
LLB　　129
locomotive syndrome　　8
long leg brace → LLB
LSVT　　191
lumbar spinal cord → L
LVEF　　180

M

manual muscle test → MMT
maximum insufflation capacity → MIC
MCI　　100
McKenzie approach　　119
McMurray test　　117
medical outcomes study short-form 36-Item health survey → SF-36
medical rehabilitation　　6
medical social worker → MSW
MELAS　　101
mental disease　　165
mental retardation → MR

metabolic equivalents → METs
METs　15
MI　180
MIC　93
mild cognitive impairment → MCI
mini mental state examination → MMSE
mitochondria myopathy, encephalopathy, lactic acidosis and stroke-like episodes → MELAS
mitochondrial encephalomyopathy　100
MMSE　19, 193
MMT　14
modified Frankel classification grading system　73
modified radical neck dissection → MRND
modified water swallow test → MWST
Moro reflex　18
motor unit　16
MR　160
MRND　146
MS　105
MSA　101
MSW　50
multidisciplinary model　52
multidisciplinary team　125
multidisciplinary team care　51
multiple sclerosis → MS
multiple system atrophy → MSA
MWST　128
myasthenia gravis　92
myocardial infarction → MI
myoclonic epilepsy　101
myotonic dystrophy　100

N

Nagasaki University respiratory activities of daily living questionnaire → NRADL
nasal continuous positive airway pressure → CPAP
neural zero starting position　14
New York Heart Association 心機能分類 → NYHA 心機能分類
New York Heart Association → NYHA
NIHSS　126
Nohria-Stevenson の分類　180
non-invasive positive pressure ventilation → NPPV
normalization　3
NPPV　85, 177
NRADL　176
NST　35, 53
nutrition support team → NST
NYHA 心機能分類　180
NYHA　21

O

occupational therapist → OT
OKC exercise　108
onion-bulb　98
open kinetic chain exercise　108
orthosis　203
osteoarthritis of the hip　116
osteoarthritis of the knee　116
osteogenesis imperfecta　162
OT　8, 33, 35, 47, 63, 78, 121, 209
overflow incontinence　22
overload の原則　108
oxygen therapy　173

P

P-ADL　176
Palliative Performance Scale → PPS
palpation　173
parent training　161
Parkinson's disease　188
participation　6, 28
participation restrictions　28
passive ROM　14
PCI　178
PCL　117
PDD　160
PE　91
PEG　92
percussion　174
percutaneous coronary intervention → PCI
percutaneous endoscopic gastrostomy → PEG
Performance Status Scale → PS
pervasive developmental disorders → PDD
PET　8, 149
physical assessment　173
physical examination　13
physical therapist → PT
Piajet　155
pivot shift test　117
pivot-shift　79
plasticity　124
PMD　162
pneumonia　173
PNF　102
portable spring balancer → PSB
positron emission tomography → PET
posterior cruciate ligament → PCL
posture　162
PPS　141
preference　187
progressive muscular dystrophy → PMD
proprioceptive neuromuscular facilitation → PNF

prosthesis　202
PS　140
PSB　82, 91
psychotropic drug　165
psycosocial therapy　166
PT　8, 33, 35, 46, 63, 78, 120, 127, 209
PTE　149
pulmonary embolism → PE
pulmonary emphysema-ADL → P-ADL
pulmonary thromboembolism → PTE

R

radical neck dissection → RND
range of motion → ROM
rating of perceived exertion → RPE
rehabilitation engineering　200
repetitive saliva swallowing test → RSST
repetitive transcranial magnetic stimulation → rTMS
respiratory quad　77
revised Hasegawa's dementia scale → HDS-R
right to self-determination　5
RND　146
ROM 訓練　78, 80, 90, 110
ROM 制限　83, 109
ROM　14, 126
Romberg's test　17
RPE　15, 174, 180
RSST　22, 128
rTMS　131

S

S（sacral spinal cord）　71
sacral spinal cord → S
sarcopenia　197
SBMA　96, 97, 98
SCA6　103
Schwann cell　98
SCU　125
selective radical neck dissection → SND
selfesteem　5
SF-36　176
short leg brace → SLB
shuttle walking test → SWT
Shy-Drager syndrome　101
single photon emission computed tomography → SPECT
six-minute walk test → 6MWT
skeletal related events → SRE
SLB　129
SLTA　20, 130
SMA　96, 98
SND　146
social integration　62
social rehabilitation　6
social skills training → SST

specificity の原則　109
SPECT　8
speech language hearing therapist → ST
spina bifida　162
spinal and bulbar muscular atrophy → SBMA
spinal injury　70
spinal muscular atrophy → SMA
spinal shock　73
spinocerebellar ataxia type 6 → SCA6
sputum　173
SRE　150
SST　161
ST　35, 49, 78, 92, 103, 209
standard language test of aphasia → SLTA
step length　17
stigma　189
stress incontinence　22
stride　17
stride width　17
stroke care unit → SCU
stroke unit → SU
SU　32, 125
SWT　175

T

T　71
tDCS　132
TEACCH　161
THA　118
thoracic spinal cord → T
TKA　118
TMS　8, 35
toe clearance　129
total hip arthroplasty → THA
total knee arthroplasty → TKA
total protein　173
transcranial direct current stimulation → tDCS
transcranial magnetic stimulation → TMS
transdisciplinary model　52
treatment and education of autistic and related communication handicapped children → TEACCH
Trendelenberg gait　17
triplet repeat　98

U

urodynamic study　22

V

VAP　85
VAS　18, 174
VC　173
ventilator associated pneumonia → VAP
ventilatory threshold → VT
vesicoureteral reflux → VUR
visual analogue scale → VAS
vital capacity → VC
vocational rehabilitation　6
VT　16
VUR　81

W

WAB　20, 130
WAIS-R　19
Wallenberg syndrome　18
Wechsler adult intelligence scale revised → WAIS-R
welfare engineering　200
Wernicke's area　20
Wernicke-Mann posture　131
Western aphasia battery → WAB
wheelchair　205

Z

Zancolli classification　74

監修者・編集者 略歴

柳澤　信夫
- 1960年　東京大学医学部卒業
- 1969年　ハーバード大学医学部留学
- 1980年　信州大学医学部内科学教授
- 1993年　信州大学医学部附属病院長
- 1996年　信州大学医学部長（現：信州大学名誉教授）
- 1997年　国立療養所中部病院・長寿医療研究センター院長（現：名誉院長）
- 2001年　労働福祉事業団関東労災病院長（現：名誉院長）
- 2008年　東京工科大学教授・片柳研究所長・医療保健学部長（現：名誉教授）
- 2015年　一般財団法人全日本労働福祉協会会長

小松　泰喜
- 1989年　岩手リハビリテーション学院理学療法学科卒業（理学療法士免許取得）
- 2007年　信州大学大学院工学系研究科博士課程後期生物機能工学修了（学術博士）
- 1993年　東京厚生年金病院リハビリテーション室
- 2006年　東京大学大学院教育学研究科身体教育学講座特任研究員
- 2010年　東京工科大学医療保健学部理学療法学科教授
- 2011年　東京大学先端科学技術研究センター客員研究員

イラストレーション
- 岡本　泰子　文化学園大学造形学部　准教授
- 伊藤　丙雄　東京工科大学デザイン学部　教授

7章：図7.1 (p.70)，図7.6 (p.78)，図7.9 (p.79)

9章：図9.1 左 (p.109)，図9.2 (p.109)，図9.5 (p.111)，図9.9 (p.114)，図9.10 (p.115)，図9.12-c, d (p.116)，図9.13 (p.116)，図9.14 (p.117)，図9.15 (p.117)，図9.17-b, c (p.118)，図9.18 (p.119)，図9.19 (p.120)，問題9.5の図 (p.122)

13章：表13.6 (p.178)

見て知るリハビリテーション医学

　　　　　　　平成28年1月25日　発　　　行
　　　　　　　令和元年5月15日　第2刷発行

監修者　柳　澤　信　夫

編集者　小　松　泰　喜

発行者　池　田　和　博

発行所　丸善出版株式会社
　　　　〒101-0051　東京都千代田区神田神保町二丁目17番
　　　　編集：電話(03)3512-3266／FAX(03)3512-3272
　　　　営業：電話(03)3512-3256／FAX(03)3512-3270
　　　　http://pub.maruzen.co.jp/

© Nobuo Yanagisawa, Taiki Komatsu, 2016

組版印刷　株式会社 日本制作センター／製本・株式会社 星共社
ISBN 978-4-621-08682-7　C 3047　　　　Printed in Japan

JCOPY 〈(一社)出版者著作権管理機構 委託出版物〉
本書の無断複写は著作権法上での例外を除き禁じられています。複写される場合は、そのつど事前に、(一社)出版者著作権管理機構（電話03-5244-5088、FAX 03-5244-5089、e-mail：info@jcopy.or.jp）の許諾を得てください。